*Österreichische Gesellschaft für Psychoonkologie (Hrsg.)*

# *Jahrbuch der Psychoonkologie 1997*

*Springer Wien New York*

Österreichische Gesellschaft
für Psychoonkologie
Berggasse 20/25
A-1090 Wien

Gedruckt mit Unterstützung des
Bundesministeriums für Wissenschaft und Verkehr


Reprint of the original edition 1997



Satz: H. Meszarics · Satz & Layout · A-1200 Wien

Gedruckt auf säurefreiem, chlorfrei gebleichtem Papier – TCF
SPIN: 10655881

Mit 7 Abbildungen

ISBN-13:978-3-211-83068-0 e-ISBN-13:978-3-7091-6883-7
DOI:10.1007/978-3-7091-6883-7

ISSN 0949-0213
ISBN 978-3-211-83068-0 Springer-Verlag Wien New York

## Inhaltsverzeichnis

**Autorenverzeichnis** ........................................ VII

*Wissenschaftlicher Teil*

**Block, K. I.**: Die Rolle des Selbst beim gesunden Überleben einer Krebserkrankung: Die Perspektive aus der vordersten Front der Krebsbehandlung ........................................ 1

*Kommentare zum Beitrag von Block*

**Bland, J. S., Levin, B.**: Ernährungswissenschaftliche Unterstützung für einen biopsychologischen Ansatz zur Krebstherapie ........... 49

**Buchholz, W. M.**: Die Rolle des Arztes im gesunden Überleben von Krebs ........................................ 59

**Goodare, H.**: Kommentar einer englischen Krebsüberlebenden ... 67

**Gullion, D. S.**: Ein anderer Blickwinkel aus den vordersten Reihen der Onkologie ........................................ 75

**Hebert, J. R.**: Standpunkt eines Epidemiologen zu Blocks Herausforderung ........................................ 82

**Renneker, M.**: Ein kühner Schritt in Richtung Integration von „Psyche" und „Körper" in die Krebsbehandlung ........................ 93

**Siegel, B. S.**: Was die Ärzte verstehen müssen ........................ 95

**Spiegel, D.**: Block sollte seine Ziele angeben und seine Auswirkungen dokumentieren ........................................ 104

**Stolbach, L. L., Holmes, C. L.**: Ein Blickpunkt aus der Perspektive geleiteter Betreuung ........................................ 109

**Hathaway, B. M.**: Ernährung und die Behandlung von Krebs ...... 112

**Temoshok, L. R.**: Wir müssen die psychosozialen Auswirkungen medizinischer Interventionen untersuchen ........................ 114

**Block, K. I.**: Antwort ........................................ 121

**Bilek, H. P.:** Das Ich, der Hunger und die Aggression .................. 149

**Beitel, E.:** Bochumer Gesundheitstraining (BGT) – ein ganzheitliches Übungsprogramm ........................................................ 159

## *Vortrag der Jahrestagung 1996*

**Bahnson, C. B.:** Im Spannungsfeld der Aggression: der Tumor – der Patient – der Therapeut .................................................. 181

**Hribar, W.:** Mein Leben mit Krebs ................................................ 199

## *Vortrag der Jahrestagung 1997*

**Hellinger, B.:** Psychotherapie und Religion .................................. 213

Hinweise für Autoren des wissenschaftlichen Teils ......................... 227

## Autorenverzeichnis

*Bahne Bahnson Claus,* Dr. phil., Professor em. University of California, San Francisco, Medical School, und Jefferson Medical College, Philadelphia. Psychoanalytiker und psychosomatischer Forscher. Ehrenpräsident der ÖGPO. Roonstraße 3, D-24105 Kiel, Bundesrepublik Deutschland

*Beitel Eduard,* Dipl. Psych., klinischer Psychologe, BDP Familientherapeut, Spinozastraße 14, D-45279 Essen, Bundesrepublik Deutschland

*Bilek Hans Peter,* Dr. med., Facharzt für Psychiatrie und Neurologie, Psychotherapeut, Obmann der Österreichischen Gesellschaft für Psychoonkologie, Berggasse 20/25, A-1090 Wien

*Bland Jeffrey S.,* Dr., Begründer und leitendes Vorstandsmitglied der Health Comm. International, Inc., in Big Harbor, Washington. *Levin Buck,* Dr., Direktor von Educational Outreach bei Health Comm. und beigeordneter außerordentlicher Professor für Ernährung an der Bastyr University in Bothell, Washington

*Block Keith I.,* Dr. med., Direktor des Block Medical Center in Evanston, Illinois, medizinischer Leiter des Krebsinstituts im Edgewater Medical Center in Chicago und Forschungsassistenzprofessor der Medizinischen Diäten und Ernährung an der University of Illinois in Chicago

*Buchholz William M.,* Dr. med., Onkologe in Mountain View, Kalifornien. Er ist Facharzt für das Commonweal Cancer Help Program und Mitbegründer des Cancer Support and Education Center in Menlo Park, Kalifornien

*Goodare Heather,* eine Krebsberaterin, gab kürzlich das Buch *Fighting Spirit: The Stories of Women in the Bristol Breast Cancer Survey* heraus (publiziert in England). Sie schrieb *Counseling People With Cancer: Questions and Possibilities* in der Frühlingsausgabe 1994 (Band 10, Nummer 2)

*Gullion David S.,* Dr. med., außerordentlicher klinischer Professor der Medizin an der University of California, San Francisco School of Medicine, und praktiziert derzeit Onkologie und Hämatologie in Marin County, Kalifornien

*Hathaway Bonita M.,* M.S., R.D., klinische Diätassistentin am Saint Vincent Spital

*Hebert James R.,* M.S.P.H., Sc.D., Professor der Medizin und Epidemiologie und Mitdirektor der Abteilung für Präventiv- und Verhaltensmedizin am Institut für Medizin der University of Massachusetts Medical School (55 Lake Avenue North, Worcester, MA 01655)

*Hellinger Bert,* Studium der Philosophie, Theologie und Pädagogik; sechzehn Jahre lang als Mitglied eines katholischen Missionsordens unter den Zulus in Südafrika. Danach Psychoanalytiker; kam über die Gruppendynamik, die Primärtherapie, die Transaktionsanalyse und verschiedene hypnotherapeutische Verfahren zu der ihm eigenen System- und Familientherapie.

*Hribar W.,* Telfs

*Renneker Mark,* Dr. med., außerordentlicher klinischer Professor im Institut für Familien- und Gemeinschaftsmedizin an der University of California, San Francisco

*Siegel Bernie S.,* Dr. med., Autor von *Love, Medicine and Miracles* und *Peace, Love and Healing.* Sein jüngstes Buch heißt *How to Live Between Office Visits*

*Spiegel David,* Dr. med., Professor für Psychiatrie und Verhaltensforschung an der Stanford University School of Medicine

*Stolbach Leo L.,* Dr. med., und *Lorman Holmes Constance,* Ed.D., leiten gemeinsam das Geist/Körper/Krebs Unterstützungsprogramm am Saint Vincent Spital in Worcester, Massachusetts

*Temoshok Lydia R.,* Dr., arbeitet bei der Abteilung Mentale Gesundheit in der WHO in Genf. Sie arbeitet daran, psychologische, medizinische und Interventionen des Verhaltens für Menschen, die mit HIV/AIDS leben, zu integrieren. Sie berät sich mit dem Programm der Vereinten Nationen über AIDS betreffend der HIV Prävention in internationalen Friedenstruppen und Militären. Korrespondenz bitte an: ch. de l'Avanchet 20, CH-1216 Cointrin, Schweiz; E-mail an 101641.3404@compuserve.com.

# Die Rolle des Selbst beim gesunden Überleben einer Krebserkrankung: Die Perspektive aus der vordersten Front der Krebsbehandlung *

**K. I. Block**

Angesichts der Bedrohung, die es bedeutet an Krebs zu leiden, ist die erste Reaktion meist Schock und Bestürzung, gefolgt vom Bedürfnis, sich zu orientieren. Der emotionale Verlauf dieser Reaktion kann – je nach Schweregrad der Krankheit und Persönlichkeit – von begründeter Betroffenheit und Angst bis hin zu Panik reichen. Im folgenden beginnt der Einzelne Möglichkeiten und Wege der Bewältigung der Krankheit zu überlegen. Anfängliche Bewältigungsreaktionen wie Verzweiflung und Hilflosigkeit können neuroendokrinologische Prozesse auslösen, die genau jene Immunmechanismen schwächen, die der einzelne braucht, um bösartige Tumore und Mikrometastasen unter Kontrolle zu bekommen. Umgekehrt scheint positives Bewältigungsverhalten mitzuhelfen, das Immunsystem ständig aktiv zu autineoplastischen und zytotoxischen Aktivitäten anzuregen und so das Fortschreiten des Krebses nicht zu fördern.

Die Reaktion des Selbst ist von zentraler Bedeutung in der Begegnung mit Krebs. Ich betrachte das Selbst als Einheit des Organismus auf allen Ausdrucks- und Einflußebenen – biologisch, psychologisch, transzendental oder psychospirituell. „Selbst" repräsentiert in diesem Sinne die funktionale Einheit von Körper und seelischen Funktionen.

Biologisch definiert und verteidigt das Immunsystem das Selbst; bei ordentlicher Regulierung im homöodynamischen Zustand hält dieses System lebensbedrohliche Krankheiten davon ab, auszubrechen. Normalerweise erkennt es alles, was „Nicht-Selbst" oder fremd ist und entfernt es aus dem Körper. Fallweise allerdings kann das System auf fremde

---

* Übersetzung aus dem Englischen von C. Pawlowsky, Wien. Mit freundlicher Genehmigung der AutorInnen und des Verlages (aus: Advances 13/1, 1997)

Anteile oder sogar Anteile des Selbst hyperreagieren und eine Art biologische Selbstzerstörung ausüben, die allgemein „Autoimmunschwäche“ genannt wird.

Das Selbst, das auch als der einzigartige Genotyp einer Person, ihrer Physiologie und biochemischen Individualität beschrieben werden kann, ist eng mit dem psychodynamischen Selbst über das Nerven-, Immun- und Hormonsystem verbunden (daher stammt der Fachausdruck Psychoneuroimmunologie). Jedes dieser Systeme kann sowohl durch psychologische als auch durch Ernährungsfaktoren, die unter unserer bewußten Kontrolle stehen, biochemisch angepaßt werden.

Auf psychodynamischer Ebene findet das Selbst Ausdruck durch Emotionen, Wahrnehmung und zwischenmenschliche Beziehungen. Dieses multidimensionale Selbst kann als Angelpunkt gesehen werden, um das die Persönlichkeit gebildet, Anpassungsfähigkeiten entwickelt und das Leben erlebt werden. Es beinhaltet die gesamte Bandbreite von Überzeugungen und Werten, die ein Mensch in bezug auf seine innere Kraft und auf Beziehungen hat. Diese Überzeugungen und Werte sowie die sinnlichen und geistigen Wahrnehmungen, sind veränderbar, woraus sich der Wert von Psychotherapie, Selbsthilfegruppen und Selbstregulierung oder psychospirituellen Praktiken wie Meditation ergibt.[1]

Diese multidimensionale Definition des Selbst – biologisch, psychologisch, und psychospirituell – soll uns gegenwärtig sein, wenn wir einen Teil der epidemiologischen Forschung darüber untersuchen, wie Krebspatienten ihr Überleben beeinflussen können. Epidemiologie will in

---

[1] Lerner (1994) beschreibt Heilung als „einen Prozeß der Selbst-Entdeckung, einen Prozeß des Bewußtwerdens und des erwachenden Interesses in unseren eigenen Prozeß der Selbsterkenntnis“. Er stellt weiters fest, daß wir durch wachsendes Bewußtwerden der Bedingungen in der Aktualisierung des Selbst auf vielen verschiedenen Ebenen ganz werden. Ein Teil dieses persönlichen Entwicklungsprozesses besteht darin zu lernen, sich mit unseren zahlreichen Subpersönlichkeiten (wie zum Beispiel Unternehmer, Krebspatient, Sänger, Vater etc.) ebenso wie mit unserem „idealen Selbst“ zu identifizieren oder nicht zu identifizieren. Das ideale Selbst fügt der Psychodynamik der Selbstheit eine weitere Kompliziertheitsebene hinzu: was sich ein Mensch wünscht, erträumt oder anstrebt, kann als Impetus zu größerem persönlichen Wachstum und Bewußtsein wirken. Es ergeben sich jedoch Probleme, wenn zwischen dem gewünschten Selbst und dem tatsächlichen Selbst – das heißt wie man sich selbst sieht und wie man sich gerne sähe – eine große Inkongruenz besteht. Diese Diskrepanz kann zu Gefühlen von Degradierung und Depression führen (Higgins 1987). Glücklicherweise können Menschen die Inkongruenz zwischen idealem und tatsächlichem Selbst verändern. Zu den erfolgreicheren Mitteln in diesem Prozeß zählt Aufmerksamkeitsmeditation, wie sie von Jon Kabat Zinn von der University of Massachusetts Stress Reduction Clinic beschrieben wird

erster Linie die Wahrscheinlichkeit belegen, daß gewisse Gruppen von Menschen unter einem oder mehreren Umwelteinflüssen eine bestimmte Reaktion zeigen. Ich behaupte, daß manche der Umwelteinflüsse, die den Verlauf des Krebses beeinflussen, auf vom Selbst getroffenen Entscheidungen beruhen – Entscheidungen, die sowohl externe Ereignisse (beispielsweise die Entscheidung für eine bestimmte Behandlungsmethode) als auch inneres „Verhalten" betreffen.

Zwei Warnungen bevor wir beginnen: (1) Da das Selbst Einzigartigkeit impliziert, wäre eine authentische Studie des Selbst nachteilig für die Biostatistik und epidemiologische Forschung, die sich weniger auf einzelne als auf Gruppen oder Völker konzentriert. Eine solche Studie würde die Gültigkeit von anekdotenhaften Beweisen und ein Selbstversuchsmodell voraussetzen; die vorliegende Abhandlung nimmt an, daß eine solche Verschiebung des Paradigmas sich nicht so rasch einstellen wird.

Zweitens ein Widerruf: ich war nie selbst gezwungen, mich mit einer Krebsdiagnose auseinanderzusetzen. Da ich die erdrückende Wirklichkeit dieses bestimmten menschlichen Krankheitszustandes nie aus erster Hand erlebt habe, kann ich mir die inneren Vorgänge, die darin mitspielen, nur vorstellen: was es heißt, sich mit seiner eigenen Sterblichkeit zu konfrontieren und rund um die Uhr mit einer solch drückenden Angst und Ungewißheit zu leben; oder wie Krebs das eigene Selbstbild in Frage stellt, nicht nur durch Verlust eines Körperteils, einer Funktion, eines Berufs oder einer intimen Beziehung, sondern ebenso durch eine veränderte Selbstwahrnehmung, die für Außenstehende unsichtbar ist (Harpham 1995). Mediziner und Forscher wie ich können zwar die Erkenntnisse der Biophysik und Psychosomatik lehren, wir können jedoch nicht ausreichend die Kunst (den Sinn und die Psychodynamik) des Überlebens wahrnehmen, die nur den Überlebenden selbst durch ihre eigenen Erfahrungen bekannt ist.

Nichtsdestotrotz kann ich versichern, daß ich über die vergangenen zwanzig Jahre hinweg einen Großteil meiner Zeit der Betreuung von zahlreichen Patienten, die sich mit dieser lebensverändernden Krankheit konfrontierten, gewidmet und mich zu einer intensiven intimen Beschäftigung mit ihnen verpflichtet habe. Viele der Dinge, die ich in dieser Abhandlung weitergebe, basieren auf meinen Interaktionen mit Menschen, die der Herausforderung, die Krebs mit sich bringt, ins Auge geblickt haben, einschließlich der wichtigen Anzahl derer, die die Prognosen der Experten bei weitem überlebt haben.

## Einfühlende Betreuung und Emotionale Anpassung an den Krebs

Ich beginne mit generellen Bemerkungen dazu, wie Ärzte und Pflegepersonal Krebsleidenden entgegentreten sollten, da deren Verhalten die Art und Weise beeinflußt, wie Patienten die durch die Diagnose gestellte Herausforderung bewältigen. Ich bezeichne diese Bewältigung als „emotionale Anpassung an den Krebs".

Im Gesundheitswesen Tätige haben die einzigartige Chance, denen, die an Krebs erkranken, Einfühlungsvermögen und Hilfestellung entgegenzubringen, und zwar eine Hilfestellung, die menschliches Leben weit über die Heilungsebene hinaus berührt und verändert. Als Arzt weiß ich, daß ich eine Heilung nicht garantieren kann, ich bin aber dennoch dazu verpflichtet, meine inneren Ressourcen der tiefen Anteilnahme jedem einzelnen zu widmen, der in meiner Behandlung ist.

Solche Anteilnahme, die teils durch einen unbeugsamen, positiven Standpunkt ausgedrückt wird, ist weder ein „Extra", noch ein Mätzchen. Ganz im Gegenteil: meiner Meinung nach ist ein Modell, das sich ausschließlich auf Heilung konzentriert, dabei aber die Anteilnahme nicht in gleichem Maße adressiert, mindestens unvollständig. Anteilnahme bedeutet eine offene, empathische Haltung gegenüber allem, was den Menschen ausmacht. Es bedeutet der Heiligkeit jedes individuellen Lebens ehrliche, kontinuierliche Aufmerksamkeit und Achtung entgegenzubringen. Ich glaube, daß diese herzliche Haltung, die im Anteilnehmenden eine Art höheres Selbst widerspiegelt (im Gegensatz zum Ego oder niederen Selbst) der erste Schritt dabei ist, den an Krebs oder einer anderen lebensbedrohlichen Krankheit leidenden Patienten auf einen Weg zu führen, der in ihm die Energie und Bereitschaft erweckt, bewußt gegen den Krebs zu kämpfen. Der Heilungsprozeß beginnt mit einer optimistischen Einstellung. Selbst wenn es sich um eine lebensbedrohliche Krankheit handelt, fühlen sich die Menschen vollständiger, lebendiger, dem Leben manchmal näher als je zuvor. Sie fühlen sich ermutigt weiterzuleben und um ihr Leben von innen heraus zu kämpfen. Wie ich im folgenden erläutern werde, kann diese emotionale Anpassung an den Krebs wichtige biologische Folgen haben.

In der Klinik, die ich leite, konzentriert sich der Behandlungsansatz auf das Prinzip der medizinischen *Caritas* (das aus dem Lateinischen stammt und „Wohltätigkeit" bedeutet). Von diesem humanen Ausgangspunkt aus bemüht sich das Personal, alle inneren Ressourcen des Patienten im Kampf gegen die Krankheit zu unterstützen. Neben dem Anzapfen der biochemischen und physiologischen sowie der Ernährungsressourcen eines Menschen streben wir danach, jene Dinge zu identifizieren, die dem Patienten besonders wichtig oder bedeutungsvoll sind. Sobald wir diese Aspekte identifiziert haben, können wir die Therapien, die für den Einzelnen psychologisch, sozial und kulturell akzeptabel sind, leichter festlegen und so den größten Gewinn daraus schöpfen. Wir können Patienten effektiver in der Auswahl von produktiven Behandlungsmöglichkeiten beraten und sie zu einer aktiveren Teilnahme in der täglichen Selbstbetreuung anregen.

Der Grundsatz ist simpel: aktives Engagement im eigenen Heilungsprozeß kann den Unterschied zwischen Rückfall und Remission ausmachen. Als Krebsspezialist mit besonderer Betonung auf Ernährungs- und Verhaltensonkologie habe ich viele Fälle fortgeschrittenen Krebses beobachtet, bei denen die Patienten einem depressiven, trägen Geisteszustand erlegen sind, der ihre Chance auf Heilung hoffnungslos gering erscheinen ließ. Emotionen werden zum Zeitpunkt der Diagnose oft unterdrückt, abermals wahrscheinlich als Reaktion auf die Diagnose selbst (Kreitler et al. 1993, Greer und Morris 1979). In meiner Klinik haben die schwereren Fälle emotionaler Apathie generell Patienten betroffen, denen von ihrem ehemaligem Hausarzt mitgeteilt wurde, daß ihre Krankheit unheilbar oder unbehandelbar sei, und ihre Schmerzen unkontrollierbar wären. Solche Apathie kann biologische Konsequenzen haben, da die Unterdrückung von Gefühlen in Zusammenhang zu bringen ist mit dem Rückgang von Makrophagen und natürlicher Killerzelltätigkeit, die beide wesentliche Komponenten des Krebsabwehrsystems sind (Chiappelli et al. 1991, Aarstead et al. 1991).

An dieser Stelle möchte ich eine unbekannte, jedoch entscheidende Überlegung in bezug auf die Basis der emotionalen Anpassung an Krebs vorstellen. Die Unterschiede in einer solchen Anpassung können zumindest zur Hälfte den emotionalen Bewältigungsstrategien zugeschrieben werden (Glanz und Lerman 1992, Holland und Rowland 1987) – also in anderen Worten Manövern des Selbst. Das ist generell gemeint, wenn von „emotionaler Anpassung an den Krebs“ gesprochen wird. Grob gesprochen glaube ich aber, daß eine solche Anpassung nicht nur von der Psyche abhängt. Meiner Meinung nach steht ein großer Teil der Anpassungsvariablen in Zusammenhang mit biochemischen Faktoren, vermittelt in erster Linie durch Ernährung (Diät, Nährstoffe und Phytochemikalien [pflanzliche Modifikatoren biologischer Reaktionen wie zum Beispiel Karotenoide, Tokopherole, Retinoide, Flavone und Omega-3

Fettsäuren]) und Bewegung. Dieses Gebiet der „biologischen Bewältigung“ wurde bisher grob vernachlässigt, obwohl seine weitreichende Gültigkeit, wie ich sie hier kurz anschneiden und in einem späteren Aufsatz näher erläutern werde (dessen Publikation für die Sommerausgabe 1997 vorgesehen ist), für ein Denken über die Psychoonkologie hinaus spricht, wenn wir die umfassendere und integriertere Anschauung dessen, was ich Biopsychoonkologie nenne, erfassen wollen.

In dieser weiteren Sicht werden Geisteszustände als biochemische Veränderungen im Körper registriert, die umgekehrt die Fähigkeit, mit Streß fertigzuwerden, beeinflussen. Gleichzeitig können Ungleichgewichte in Hirnbiochemie und neuroendokriner Funktion durch spezifische Interventionen auf den Gebieten der Ernährung, Medizin, Botanik und des Verhaltens behoben werden, die einen begleitenden Einfluß auf immunologische und endokrinologische Funktionen ausüben. Die Interaktionen sind unendlich zweidimensional: die Psyche beeinflußt den Körper, der Körper beeinflußt die Psyche. Ernährung beeinflußt sowohl Körper als auch Psyche, während Körper und Psyche sowohl unsere Wahl der Nahrungsmittel beeinflußen als auch das Ausmaß, in dem wir Gegessenes aufnehmen.

## Persönliche Entscheidung und ein integrierter Ansatz zur Onkologie

Über die letzten zwanzig Jahre hinweg haben meine Kollegen und ich einen umfassenden, vielschichtigen Ansatz zur Krebsbehandlung entwickelt, der die besten Aspekte sowohl konventioneller als auch alternativer Therapien kombiniert. Dieser Ansatz, der systematisch durch mein Forschungsteam beurteilt wurde, umfaßt eine wohlüberlegte Anwendung bestimmter Modalitäten in Medizin und Ernährung, körperzentrierte Therapien (beispielsweise Akupunktur, Akupressur, Qi Gong, Therapeutische Berührung), Fitneßtraining, psychosoziale Unterstützung, kognitive Umstrukturierung, Selbstregulierungstraining, Biofeedback und Bewältigungsverfahren sowie Strategien zur Steigerung persönlichen Wachstums und Bewußtseins. Im allgemeinen sind verhaltensbezogene und therapeutische Strategien ineinander verwoben, sodaß sie gleichzeitig biologische und psychologische Veränderungen anregen und sich im Endeffekt als bessere Behandlungsmethode erweisen. Ohne das aktive Mitwirken des Patienten wird jedoch kein Aspekt des Ansatzes in die Praxis umgesetzt.

Dieser Ansatz zur Biopsychoonkologie beruht auf vier Grundsätzen:

### *1. Individualisierte Behandlung*

Wir entwerfen eine ganze Reihe von konventionellen und komplementären Therapien, unter Berücksichtigung von persönlichen Zielen und Werten, Prioritäten bezüglich der Lebensqualität, und Vorlieben der Patienten, um deren individuelle Persönlichkeit besser erfassen zu können. Patienten werden kurzbiographiert, um biologische und soziale Kernbedürfnisse sowie Stärken und Schwächen identifizieren zu können. Alle therapeutischen Möglichkeiten werden mit dem Patienten erforscht, der schließlich einen Plan auswählt, der mit den spezifischen Bedürfnissen (sowohl sozialen als auch anderen) und Wünschen übereinstimmt. Diese Vorgangsweise gibt dem einzelnen das Vertrauen und den Handlungsspielraum, Entscheidungen zu treffen, die nicht nur objektiv erfaßte physische Bedürfnisse befriedigen – verstärkte Abwehrkraft, zum Beispiel – sondern auch emotionale, soziale und geistige.

### *2. Psychodynamische/psychosoziale Intervention*

Im Zuge unserer ursprünglichen umfassenden Einschätzung identifizieren wir die Bedürfnisse des inneren Selbst (im Unterschied zur äußeren Gestalt, der externen Präsentation des Patienten) und orientieren gesundheitsverneinende Bewältigungstechniken in positivere, lebensbejahendere um. Dazu gehört beispielsweise die Bestätigung des Bedürfnisses, emotionale Traumen zu verarbeiten, und das Einsetzen von Selbstregulierungstechniken wie Meditation und Qi Gong einzusetzen. Alle diese Techniken müssen abermals vom Patienten gewählt und auf das Individuum zugeschnitten sein. Der Hauptschwerpunkt dieses Aspekts unseres Ansatzes ist, auf ein aktives Mitwirken des Patienten zu drängen, um das Gefühl der Bemächtigung und Selbstwirksamkeit zu steigern.

### *3. Medizinische Abstimmung*

Wo angemessen, implementieren wir ein abstufendes Schema für die medizinische Behandlung, das mit der am geringsten eingreifenden Methode beginnt und die eingreifenderen Behandlungen nur einschließt, wenn sie tatsächlich vonnöten sind, aber selbst da nur so, wie sie vom informierten Patienten, nicht vom Arzt, diktiert werden. Die

Therapien inkludieren nicht nur konventionelle, sondern auch alternative und komplementäre Behandlungsmethoden, die sich als wirksam entweder in klinischer Anwendung, Labortests, oder Versuchen an Menschen oder Tieren erwiesen haben. Therapien, die sicher scheinen, aber nur durch anekdotenhafte Beweise unterstützt werden, können überlegt werden; wir bezeichnen sie aber als „eventuelle Alternativen".

## *4. Biopsychologische Interventionen*

Um ein umfassendes biologisches Profil zu erhalten, benützen wir eine ganze Reihe von Labortests, unter anderem Routineuntersuchungen der Blutzusammensetzung, Krebsindikatoren, Leberentgiftungswerten, DNA Oxydation, DNA Erneuerungsenzymen, Antioxydationsstatus und die Höhe der verschiedenen biologischen Reaktionsmodifikatoren (zum Beispiel essentielle Fettsäuren, Phytonährsubstanzen, Melatonin, und DHEA). Mit dieser Information wird das biologisch erstellte Krebsbehandlungsprogramm bestimmt. Ein vorläufiges Programm, basierend auf den ursprünglichen Bewertungen, wird entwickelt, das dann modifiziert wird, wenn die diagnostischen Testergebnisse zur Verfügung stehen. Wir schließen biologische Strategien ein – welche wir biologische Reaktionsmodifikatoren nennen –, die das Krebsabwehrsystem des Körpers regulieren und unterstützen, einschließlich der Immunfunktion, DNA Erneuerung, des Antioxydationsstatus, der Antiangiogenese, Leberentgiftung, und neuroendokrinologischen Funktion. Manche biologische Reaktionsmodifikatoren zielen direkt auf Krebszellen (beispielsweise Limonen, Berberin, Emodin, Indirubin); andere verändern das biochemische Umfeld, das das Wachstum des Tumors und der Metastasen unterstützt (wie zum Beispiel Vitamin E, Selen, Coenzym Q10, Genistein, eikosapentaenoische Säure); und wieder andere beeinflussen die Chemie des Gehirns und die Streßbewältigungsmechanismen und üben so einen biopsychologischen Einfluß aus (so zum Beispiel Cholin, Glutamin, Vitamin C, Zink, Omega-3 Fettsäuren). Unter diesen und anderen biologischen Reaktionsmodifikatoren, die aus Nährstoffen genommen und auch als „nutraceuticals" bezeichnet werden, gibt es viele Aktionsmechanismen, die sich überschneiden.

Neben der Einschätzung der Überzeugungen und Einstellung unserer Patienten, bilden wir sie auch fort über die diversen Themen der Krebsbetreuung und Gesundheitsvorsorge. Dieser Prozeß bedeutet ein vollständiges Informieren des einzelnen über seine Krankheit und deren

Behandlungsmöglichkeiten, welche sowohl konventionelle als auch komplementäre Behandlungsoptionen beinhalten. Die Patienten werden auch mit Möglichkeiten zur Veränderung ihres Lebensstils ausgestattet, die für den erfolgreichen Kampf gegen die Krankheit als geeignet angesehen werden. Zusätzlich streben wir danach, den Patienten zu einem Verständnis der Auswirkungen einer solch schweren Krankheit und Behandlung auf ihre Emotionen, sozialen Interaktionen, ihr Seinsgefühl und die Art, wie sie sich Hilfe holen und Entscheidungen treffen, zu verhelfen. Grundlegendes Wissen über Behandlungsmethoden und ihre möglichen Effekte, sowohl positive als auch negative, kann helfen, Besorgnis und Angst zu verhindern oder zu mildern. Unser Schwerpunkt auf der Komponente des lehrenden Trainings bereitet die Patienten nicht nur psychologisch vor, sondern ermöglicht es ihnen gleichzeitig, aus einer Reihe von geeigneten Strategien zu wählen, die sowohl persönlich als auch wissenschaftlich sinnvoll sind.

Ein Beispiel: manchen Krebspatienten scheint es besser zu gehen in Selbsthilfegruppen oder Gruppentherapien; für andere ist eine Einzeltherapie geeigneter. Hitch et al. (1994) stellt fest, daß es unklug ist, von den zuträglichen Konsequenzen einer Unterstützung durch eine Gruppe von Menschen, die sich in der gleichen Situation befinden, auf die Empfehlbarkeit von Selbsthilfegruppen zu schließen. Der Kontext ist in beiden Fällen verschieden und der Erfolg hängt von unterschiedlichen Variablen ab (Borne et al. 1986).

Nicht jeder Patient zieht Gewinn aus Selbsthilfegruppen und manche können sogar Schaden daran leiden. Eine junge Frau mit metastatischem Brustkrebs kann sich in einer Gruppe älterer Brustkrebspatientinnen isoliert fühlen und daher depressionsanfälliger werden. Eine Patientin mit fortgeschrittenerem Brustkrebs, die an einer Gruppe von Frauen teilnimmt, deren Krankheit sich noch in einem früheren Stadium befindet, könnte sich ebenso befremdet fühlen. Selbsthilfegruppenmitglieder können sich aber auch mit anderen Gruppenmitgliedern anfreunden. Im Todesfalle dieser Mitglieder kann es zur Depression unter den Überlebenden kommen.

Was den Patienten betrifft, scheint die Suche nach dem geeignetsten Ansatz von einem gewissen Vertrauen in die eigene Person abzuhängen, dem Vertrauen in die eigene Weisheit, Wahrnehmung, oder Urteilskraft. Eine Kombination von Beratung und Aufklärung mag nötig sein, um Krebspatienten davon abzuhalten, ihre mitwirkende Rolle dem erstbesten Spezialisten gegenüber abzulegen. Selbstverantwortung ist eine

Sache dessen, auf seine eigenen vielfältigen Bedürfnisse zu reagieren. Eine solche Reaktion kann die einfache Frage nach diagnostischen Ergebnissen, oder das Praktizieren von Entspannungsübungen während den klinischen Untersuchungen und der diagnostischen Beurteilung sein. In einer neueren Studie von Peteet et al. (1992) zogen es 70% von 79 Krebspatienten, die CAT Scans (Computertomographie) brauchten, vor, das Ergebnis des Scans von ihrem Radiologen zu erfahren, statt von ihrem Hausarzt, was scheinbar auf den Wunsch, das Resultat sofort nach der Untersuchung zu erfahren, zurückzuführen ist. Die Patienten haben in dieser Studie selbst Wege angeboten, wie die Radiologen sie während der Beurteilung ihrer bösartigen Krankheit emotional stützen könnten. Fast die Hälfte der untersuchten Gruppe (44%) praktizierten Meditation und Visualisierung während der Scans, während weitere 42% beteten. Die meisten baten um eine Einführung in das Praktizieren von Entspannungsübungen während der Untersuchung.

Die überwältigende Mehrheit der Krebspatienten streben ein gesteigertes Gefühl der Kontrolle über ihr eigenes Leben an. Allein aus diesem Grund scheint ein Gefühl der Partnerschaft mit dem Behandelnden sowie eine Affinität zu dem Ansatz, den beide gemeinsam gewählt haben, ebenso elementar in der Bestimmung der exakten Therapiekombination zu sein, wie die Krebsdiagnose und das Urteil des Hausarztes. Die Art und Weise, wie Patienten Therapie und Behandlungsplan mit ihren Wünschen und Werten verbinden, hilft ihnen, sich geistig, emotional, und biologisch auf die jeweilige Behandlungsphase vorzubereiten.

## Selbst-Wirksamkeit und Lebensbejahende Überzeugungen und der Placeboeffekt

Um mein Hauptthema neuerlich zu formulieren, sei gesagt, daß meine Strategie zur Hilfeleistung an Krebspatienten ihre grundlegende Linie von dem eigenen (auftauchenden) Gefühl der Selbstwirksamkeit des Patienten nimmt. Aktives Engagement, totale Kontrolle über seine eigene Behandlung zu haben, wird sowohl durch Einzel- als auch Gruppentherapie ermutigt. Der Prozeß, Entscheidungen zu treffen und Kontrolle zu gewinnen, das heißt ein aktives Gefühl der Vorherrschaft über seine eigene Krebsbehandlung zu empfinden, ist von Wichtigkeit, wenn auch vielleicht nicht in gleichem Maße wie die jeweiligen Therapien, die der Patient erhält. Der genannte Prozeß erweckt das Vertrauen im Krebskranken, Einfluß auf das Ergebnis der Therapie zu haben. Die Patienten scheinen ein neues Selbstgefühl zu entwickeln während sie unser Programm durchlaufen. Viele derer, die ursprünglich passiv und pessimistisch waren, erkennen plötzlich ihre Rolle als aktive Mitgestalter, als effektive Aufbauende und Koordinierende ihrer eigenen klinischen Behandlung und im Endeffekt ihrer eigenen Heilung.

Der Wert der Selbstwirksamkeit leitet sich möglicherweise von jenem Faktum ab, das in engem Zusammenhang steht mit dem „wenn man ans Gesundwerden glaubt, wird man auch gesund" – Phänomen, das als Placeboeffekt bekannt ist. Ein Placebo (Latein für „ich werde gefallen") ist eine pharmakologisch inaktive Substanz, die häufig ebenso effektiv ist wie eine pharmakologisch aktive. Ein Placebo, beispielsweise, lindert postoperative Schmerzen in 50% der Fälle, während eine Standarddosis Morphium in nur 70% hilft (Beecher 1959). Das wohlbekannte Phänomen von nervöser Übelkeit – das heißt Patienten, denen übel wird, wenn sie an dem Spital vorbeifahren, wo sie ihre letzte Chemotherapie bekommen haben, oder wenn sie die Stimme ihres Arztes oder der Krankenschwester im Zuge eines ansonsten harmlosen Anrufes hören – bestärkt das zweischneidige Potential des Placeboeffekts. (Negative Placeboeffekte werden manchmal als Noceboeffekte bezeichnet.)

Während die Durchführung von Placebo-kontrollierten Studien vom Standpunkt des „Konsumentenschutzes" gut zu heißen ist, lenken diese doch von der klar demonstrierten Heilungskraft des Glaubens und der psychosozialen Unterstützung ab. Solche Studien mißbilligen die Effekte, die erzielt werden, wenn dem Patienten „entsprochen" wird, wodurch der Betroffene und das therapeutische Resultat positiv beeinflußt werden.

Eines der Merkmale eines Placeboeffekts ist reduzierte Besorgnis, die im Zuge der Verwendung einer komplementären Krebsbehandlung auftreten kann, aber nicht muß (Downer 1994). Meditation, Yoga, geleitete Phantasie, und andere Entspannungsübungen, gemeinsam mit einer Reduktion der Ängstlichkeit, scheinen das Vertrauen der Menschen in sich selbst zu steigern (Borysenko 1985). Das ist möglicherweise deshalb der Fall, weil Entspannung Menschen hilft, neuen Einflüssen oder Möglichkeiten gegenüber offener zu sein. Angst dagegen neigt eher dazu, Optimismus zu ersticken oder den Glauben an das Möglichsein einer Heilung einzuengen; zusätzlich strapaziert und erschöpft sie das Immunsystem mit der Zeit, speziell wenn emotionaler Ausdruck unterdrückt wird.

Die Möglichkeit, daß persönlicher Glaube klinische Resultate in der Krankheitsbehandlung beeinflussen kann, wird von Studien der „adjuvanten Placebobehandlung", bezogen auf eine ganze Reihe medizinischer Probleme, unterstützt (Oh 1994). Im Hinblick auf Krebs weist die meiste Forschung darauf hin, daß der Placeboeffekt indirekte, palliative Vorteile hat, wie beispielsweise Linderung starker Schmerzen und leichter Depression (Horvath 1988).

Ein kürzlich dokumentierter Fall einer unheilbaren Krebserkrankung der Lymphknoten deutet darauf hin, daß der Placeboeffekt in manchen Fällen tiefschürfende therapeutische Auswirkungen haben kann. Der Patient namens Herr Wright hatte nicht mehr auf konventionelle Therapien reagiert und mehrere orangengroße Tumore entwickelt. Nachdem er von einem Versuchsmedikament gelesen hatte, bekam Herr Wright eine Injektion dieser Substanz und sein Zustand besserte sich infolge derselben eindeutig. Als jedoch widersprüchliche Meldungen über die Wirksamkeit der Droge bekannt wurden, verschlechterte sich sein Zustand plötzlich.

Daraufhin erklärte Wrights Arzt ihm, daß er den Nachrichtenmeldungen keinerlei Beachtung schenken sollte und daß sein Rückfall auf die Tatsache zurückzuführen war, daß die ursprüngliche Medikation abgenommen hatte. Wright wurde eine Dosis Süßwasser injiziert und versichert, daß dieser neue Schub „extra potent" wäre. Wright reagierte mit einer noch dramatischeren Genesung und kehrte in bester Gesundheit nach Hause zurück. Als aber die American Medical Association die Meldung herausgab, daß die Droge wertlos war, erlitt der Patient fast sofort einen Rückfall; er wurde neuerlich im Spital aufgenommen und starb binnen weniger als zwei Tagen (Harrington 1995).

Überzeugungen, Präferenzen und Erwartungen gestalten Gesundheitsresultate und wahrscheinlich auch Überlebenschancen. Menschen, die ihren Krebs gut bewältigen, scheinen die Fähigkeit zu haben, starke Glaubenssysteme zu bilden und zu erhalten, die sie stützen und ihr Leben durchziehen. O'Connor (1986) berichtete, daß Patienten, die sich ihren Pflegern und einem erfüllten Leben verschrieben hatten, besser mit dem Krebs zurechtkamen und dem bevorstehenden Tod mit größerer Gelassenheit entgegen sahen. Indem wir den Patienten Rat und Informationen über gesunde Selbstbetreuungsstrategien zur Verfügung stellen, ermutigen wir sie, positive, hoffnungsvolle Erwartungen zu entwickeln, während wir ständig versuchen, uns mit Ehrlichkeit, Feinfühligkeit und Takt in sie einzufühlen. Holland und Rowland (1989) betonen in ihrer

Diskussion über Unterstützungsmethoden bei Krebspatienten den Wert eines persönlichen Kontakts mit dem Arzt und die Demonstration von Interesse und Empathie während der Betreuung.

Diese Qualität, sich in die Patienten einzufühlen, bedeutet den Willen, ihnen zu helfen, den Schmerz von emotionalem Verlust zu verarbeiten und eine positive, lebenshungrige Haltung zu pflegen. Viele Formen der Psychotherapie sind ausschließlich auf die Bewältigung von Verlusten fixiert, wobei sie die Wichtigkeit einer lebensbekräftigenden Haltung übersehen. Ich spreche mich hier für die LeShaniansche Strategie aus, bei der Fragen gestellt werden, die dem einzelnen helfen, neue Wege des Seins und des sich Einfühlens zu entdecken sowie Lebensformen, die Enthusiasmus und ein Gefühl der Involviertheit und Zugehörigkeit erzeugen. Ein unmittelbares Ziel besteht darin, die Hoffnung zu kultivieren, daß wir unser Leben positiv und authentisch bestreiten können – so daß es bedeutungsvoll für uns selbst ist.

Gleichzeitig ermutigen mein Personal und ich unsere Patienten auch, Wege zu finden, wie sie offen jene Gefühle ausdrücken können, die zuerst mit einem positiveren, zuversichtlicheren Denken in Konflikt zu stehen scheinen. Gefühle der Angst, Unsicherheit oder Verletzlichkeit sind potentiell viel destruktiver, wenn sie chronisch unterdrückt werden; solche Gefühle kommen meist nur dann zutage, wenn der Patient den Eindruck hat, daß es ungefährlich ist, sie herauszulassen. Einer Katharsis allein fehlt es jedoch an anhaltendem therapeutischen Wert, außer sie ist begleitet von einem Einblick in die Basis der passiven oder repressiven Bewältigungsform und in die Entwicklung dieser emotionalen Muster. Indem wir dazu beitragen, die Patienten gegen einen Pollyanna Effekt oder leichtfertigen Positivismus zu schützen, helfen wir ihnen, die Schuldgefühle abzulegen, die sie ansonsten empfinden könnten, wenn sie nicht ständig „positiv" denken.

Dementsprechend versuchen wir, sie von potentiell destruktiven Überzeugungen – wie beispielsweise der schuldgefühlerzeugenden Irrannahme, sie hätten ihren Krebs selbst verursacht – wegzulenken. Obwohl wir alle indirekt oder teilweise verantwortlich sind für das Essen, das wir zu uns nehmen, und für unsere verschmutzte Umwelt, sollten wir nicht versuchen, einen kausalen Faktor herauszuisolieren, oder glauben, daß wir die vielfachen Etiologien oder genetischen Polymorphismen, die Erkrankungen wie Krebs fördern, individuell kontrollieren könnten.

Gleichzeitig müssen schon existierende Überzeugungen respektiert werden, selbst wenn sie dem jähzornigsten Pessimisten gehören. Überzeugungen müssen für den einzelnen stimmen; sie müssen für ihn passen oder seine Gemütsverfassung direkt ansprechen.

## Wahlmöglichkeit, Kontrolle und Bemächtigung

Indem wir dem Wissen des informierten Patienten in Gedanken und Intuition folgen, versuchen wir dazu beizutragen, ihn an die Spitze seiner eigenen Behandlung zu setzen. Wir arbeiten daraufhin, in Patienten das Gefühl von Kontrolle zu erwecken, wobei wir sie ermutigen, sich als fähig anzusehen, die Krankheit rückgängig zu machen. Wir haben festgestellt, daß diese allgemeine Strategie effektiv den Eindruck der Selbstwirksamkeit erzeugt, der weiter unterstützt werden kann durch die Verwendung von Methoden wie Biofeedback, die ein direktes, ermächtigendes Erleben der Integration von Psyche und Soma erlauben.

Krebspatienten beschreiben vielfach einen Verlust persönlicher Kontrolle infolge ihrer Diagnose. Das Wiedergewinnen des Kontrollgefühls ist essentiell in der effektiven Krankheitsbewältigung. Die Beratung von fortgeschrittenen Krebspatienten, die darauf abzielt, Verdrängung zu vermindern und Hoffnung zu bestärken, hat zu einem erhöhten inneren Kontrollgefühl bei diesen Patienten geführt (Linn et al. 1982). Wir wissen ferner, daß Patienten, denen Mitsprache bei der Wahl der medizinischen Behandlung gelassen wurde, seltener Symptome der Depression zeigen, als solche, denen diese Wahlmöglichkeit nicht angeboten wurde (Fallowfield et al. 1990). Diese Mitsprache muß nicht unbedingt mit dem Bescheidwissen über die Präferenzen oder Vorbehalte des Arztes in bezug auf die verschiedenen Optionen kollidieren.

In unserem eigenen Programm, in dem die Betonung auf biologischen Strategien liegt, zeigt uns unsere klinische Erfahrung, daß wir das Kontroll- und Wirksamkeitsgefühl weiter steigern können, indem wir den Patienten praktische Beratung in spezifischen selbstbehandelnden diätischen Maßnahmen anbieten, die ihren Energiehaushalt steigern, natürliche Killerzelltätigkeit meßbar verstärken, Übelkeit und Haarausfall reduzieren und Stimmung und Konzentration verbessern. Die richtige Verwendung von nicht-toxischen Komplimentärmethoden, die botanische und neutrazeutische Bestandteile enthalten (Nährstoffe und nicht-Nährstoffe mit bestimmten pharmakologischen Aktivitäten), kann das Vertrauen des Patienten in die Behandlung und die Fähigkeit, sich ohne extreme Schmerzen und großes Leid zu erholen, bestärken .

Zu den profunderen Inspirationsquellen in der Wiedergewinnung zwischenmenschlicher Kontrolle durch den Einsatz von biologischen Reaktionsmodifikatoren zählt das Wissen, daß Nährstoffe und Phytochemikalien die genetische Aktivität regulieren können. Bis vor kurzem haben Wissenschafter angenommen, daß die DNA relativ unempfindlich gegenüber den Auswirkungen von Verhaltensveränderungen ist, außer in den nicht wünschenswerten Fällen von zufälligen Mutationen, die Krebs auslösen oder zu angeborenen Defekten führen können. Inzwischen wissen wir aber, daß verschiedene diätische biologische Reaktionsmodifikatoren mit der DNA in vielerlei Art interagieren.

Nehmen wir beispielsweise die chemopräventive Wirkung von Limonen, einem monozyklischen Monoterpen, das in den Ölen von Zitrusfrüchten, Gewürzen und Kräutern vorkommt. Wie Crowell und Gould (1994) kürzlich festgestellt haben, erzeugt Limonen sowohl Phase I als auch Phase II Enzyme, die eine hepatische (leberverwandter) Entgiftung von Karzinogenen, weniger DNA Addukte (Mutationen, die aus der Beifügung anderer Verbindungen resultieren) und eine gesteigerte Karzinogenbildung zur Folge hatten. Limonen kann ferner die Förderung und das Fortschreiten des Tumors blockieren, indem es die Produktion (Isoprenylation) der wachstumsbestimmenden kleinen G Proteine, wie zum Beispiel die p21 ras Onkogene, selektiv hemmt (Haag et al. 1992b).

Ein weiterer wichtiger diätischer biologischer Reaktionsmodifikator mit genotropischen Konsequenzen ist das Genistein, ein potentes Antioxydationsmittel, das in Hülsenfrüchten enthalten ist und das ebenfalls schon seit vielen Jahren als labortechnisches Werkzeug verwendet wird, um bestimmte Onkogene, wie c-src, zu blockieren. Genistein hat eine antioxydierende, anti-estrogene, anti-angiogene und anti-tumoröse Wirkung (Messina et al. 1994).

Wir haben erst begonnen, die vielen möglichen Anwendungen dieser und anderer biologischer Reaktionsmodifikatoren zu testen, sowohl allein als auch in Kombination. Während es möglicherweise zu früh ist, um sagen zu können, ob die klinischen Daten die Anwendung dieser nicht-toxischen Verbindungen direkt unterstützen, sind die Beweise aus dem Labor und der Epidemiologie zwingend genug, um ihre Anwendung zu ermutigen. Auf psychodynamischer Ebene jedoch wirkt die potentielle Kapazität, die biologische Kompetenz auf der Ebene der DNA – also der fundamentalsten Ebene aller Zellfunktion – zu beeinflussen, häufig als Auslöser eines intensiven Gefühls der Bemächtigung.

Hand in Hand mit diesem Bemächtigungs- und Selbstwirksamkeitsgefühl geht die Tendenz, sich rigoroser an das Behandlungsprogramm zu halten, das manchmal komplex und herausfordernd sein kann. Eine kürzlich fertiggestellte Pilotstudie von Langzeitkrebsüberlebenden, die unsere Klinik besucht hatten, besagt, daß die Befolgung auf allen Gebieten des individuell zugeschnittenen, facettenreichen Krebsbehandlungsprogramms hoch war (Block et al. 1995). Die Studie zielte darauf ab festzustellen, wie gut diese erfolgreichen Patienten imstande waren, unser Programm für sich selbst umzuformen und praktisch anzuwenden. (Siehe den folgenden Kommentar für eine vollständigere Beschreibung der Studie und ihrer Erkenntnisse.)

## Der Einfluß verschiedener Bewältigungsformen

Krebs ist eine psychologisch vernichtende Krankheit, die häufig starke Gefühle der Angst, Trauer, und Wut hervorruft. Zu den häufigsten Reaktionen im emotionalen Bereich zählen Ängstlichkeit, Depression, chronische Hilflosigkeit, emotionale Unterdrückung, sexuelle Funktionsstörung, ein niederes Selbstwertgefühl sowie die Behinderung von kognitiven Fähigkeiten, sozialen Beziehungen, und Arbeitskapazitäten. Viele Patienten mit fortgeschrittener Krankheit fühlen sich aufgrund dieser Emotionen isoliert, können aber nicht mit ihren medizinischen Betreuern über ihre Gefühle sprechen (Spiegel 1990). Verschiedene Studien legen nahe, daß dieses Gefühl der Isolation einen bedeutenden Einfluß auf den Verlauf ihrer Krankheit nehmen kann. In einer über 17 Jahre hinweg geführten Massenstudie über 154 Männer und 185 Frauen mit Krebs kamen Reynolds und Kaplan (1990) zu dem Schluß, daß jene Männer, die die wenigsten sozialen Kontakte hatten, deutlich kürzer lebten als die übrigen Männer, und daß die Frauen, die soziale Isolation angaben, ein größeres Krebsauftreten hatten als die, die nicht isoliert waren. Auch waren Frauen, die sich isoliert fühlten, einem besonders hohen Risiko ausgesetzt, an späteren Krebsformen zu erkranken, besonders an solchen, die mit Hormonen zusammenhängen. Eine jüngere Studie (Maunsell et al. 1995) bestätigte, daß ein soziales Unterstützungsnetz mit längerem Überleben bei Frauen mit fortgeschrittenem Brustkrebs in Verbindung zu bringen sei.

Es gibt auch Beweise dafür, daß Menschen, die ihren Gefühlen Luft machen, ihre Krankheit besser bewältigen (Greer 1991). Emotionaler Ausdruck wurde mit dem langsameren Fortschreiten von Brustkrebs und bösartigen Melanomen assoziiert (Temoshok et al. 1985, Greer 1991).

Es ist heutzutage beinahe selbstverständlich, daß die Wahrnehmung des einzelnen von potentiell beunruhigenden Situationen entscheidender ist, als die Streßfaktoren selbst. Das emotionale Leid, daß durch Krebs geweckt wird, hängt größtenteils davon ab, was die Krankheit für den einzelnen bedeutet. Bei krebsbedingten Schmerzen ist es beispielsweise nicht allein der Schmerz an sich, der das Ausmaß des Leides bestimmt, sondern vielmehr was die Schmerzen für den einzelnen bedeuten (Kahn und Steeves 1995). Die Bedeutung der Schmerzen, die während einer Geburt empfunden werden, sind offensichtlich weit von der Bedeutung entfernt, die den chronischen und lebensbedrohlichen Schmerzen eines Tumors zugemessen wird.

Manche der verstörenderen Aspekte der Krebserfahrung werden gelegentlich so interpretiert, daß sie in Leid resultieren; das ist aber nicht immer der Fall. Eine von Benedict (1989) durchgeführte Studie maß die Stärke des Leides, das von 30 Erwachsenen empfunden wurde, die intensive Chemotherapie und Bestrahlung gegen Lungenkrebs bekommen hatten; obwohl 40% ihrer Gruppe extremes Leid empfanden, litten 10% überhaupt nicht darunter.

Perzeptorische Reaktionen auf Krebs können auch in Details differieren. Patientin A sieht ihren Krebs als zufälligen Angriff durch ein Onkogen oder Toxin, und fühlt sich gewissermaßen als Opfer verschiedener unsichtbarer und unkontrollierbarer Kräfte. Patientin B dagegen forscht leidenschaftlich nach den möglichen Gründen für das Entstehen ihres Krebses und sieht ihre Diagnose letztendlich als dringenden Aufruf zur persönlichen Veränderung und Selbstentdeckung. Beide Patientinnen mögen glauben, daß sie – zumal sie in der Entwicklung ihres Krebses eine Rolle gespielt hatten – ebenso ihre Krankheit beeinflussen oder sogar ausrotten können. Während aber Patientin B sich durch diese Einsicht bestärkt fühlt, geht Patientin A an ihrer Angst und ihren Schuldgefühlen zugrunde, oder aber macht äußere Einflüsse – Eltern, Beziehungen, Gene, die Atomkraft und petrochemische Industrie – für ihren Zustand verantwortlich.

In manchen Fällen scheint die Bedeutung, die der Krebsdiagnose und -behandlung beigemessen wird, destruktiver zu wirken, als die Krankheit selbst. Einen Tumor kann man in wenigen Wochen ausrotten, aber der Prozeß der psychoemotionalen Genesung dauert oft Monate oder sogar Jahre und manchmal findet er gar nicht statt. Persönliche Wahrnehmungen sind häufig in belastende oder stigmatisierende subkulturelle Interpretationen gebettet. Man denke hierbei nur an den Glauben mancher religiöser Gruppen, die Krankheit generell als Strafe (Aufruf zur Buße) ansehen, der Psychologie, die Krebs als Resultat unterdrückter Emotionen betrachtet (Aufruf zur Psychotherapie), oder den New Age Machtspruch, Krebs sei ein „Wendepunkt“ (Aufruf zur Introspektion oder Selbstreflexion).

Wenn Bedeutungen so zugeordnet werden können und Interventionen als Reaktion auf diese Bedeutungen gesehen werden, werden Patienten dann nicht in eine Eigenschuldzuweisungssituation gebracht, wenn die Umkehr der Krankheit nicht stattfindet? Oder allgemeiner ausgedrückt: eine normale Reaktion, die in diesem Kontext häufig auftaucht, ist die Annahme, daß man persönlich gescheitert ist, wenn man eine aktive Rolle in der Behandlung spielt und sich dennoch keine Besserung der Krankheit einstellt.

Diese vereinfachte, aber sehr häufige Reaktion spricht ein wichtiges Thema in der Wissenschaft der Krebsbehandlung an, nämlich daß das Wissen um die essentiellen Faktoren und Prozesse, die das Fortschreiten des Krebses fördern, immer noch im Wachsen begriffen ist und viele der Schlüsselmechanismen erst teilweise beschrieben worden sind. Eine Behandlung kann in vielen Fällen dazu beitragen, den Erkrankungsprozeß zu verzögern; das ist jedoch manchmal nicht genug, um die allgemeine Verschlechterung aufzuhalten. Es können biologische Faktoren am Werk sein, die unsere derzeitigen therapeutischen Kapazitäten überlagern oder überflügeln. Wir sind nach wie vor weit von einem ganzheitlichen Verständnis dieser Faktoren entfernt. Nur 10 bis 20% der allopathischen Vorgangsweisen gegen Krebs haben sich in kontrollierten Versuchen wirksam gezeigt, eine Tatsache, die sich in den großen Unterschieden in der medizinischen Praxis in verschiedenen Teilen der USA widerspiegelt (OTA 1978). Ärzte sind dazu verpflichtet zu erläutern, daß man nicht genau weiß, wie oder warum manche Behandlungsmethoden bei manchen Patienten funktionieren und bei anderen nicht. Weiters sollten sie erklären, daß das Fehlen eines positiven Resultats nicht Schuld des Patienten ist und daß es das Fortschreiten der Krankheit nicht nachteilig beeinflussen muß.

## Erkenntnisse aus einer Studie an Langzeitüberlebenden

Eine kürzlich fertiggestellte Studie an zehn langzeitüberlebenden Krebspatienten, die an unserer Klinik behandelt wurden, deutet darauf hin, daß die Befolgung unseres vielseitigen Behandlungsprogramms möglich ist (Block et al. 1995). Da die Studie klein und retrospektiv ist und auf einer selbst gewählten Gruppe von Patienten beruht, müssen die

Ergebnisse als vorläufig und andeutend angesehen werden. Aus langen Gesprächen mit diesen Patienten ging jedoch hervor, daß ein hoher Einhaltungsgrad in allen Komponenten des Programms existierte: die therapeutische Diät, Körperpflege- und Fitneßstrategien, Streßverminderung, Selbstregulierung, kognitive Umstrukturierungspraktiken, und andere Teile des Programms.

Alle zehn Patienten waren von ihrem ersten Besuch an optimistisch und neun von zehn glaubten daran, daß ihre Gedanken und Gefühle ihre allgemeine Gesundheit und Wohlbefinden nachdrücklich beeinflußten. Sie berichteten außerdem über Besserung ihrer Lebensqualität infolge der Annahme unserer kombiniert konventionellen und komplementären Interventionen. Acht beschrieben ihren erhöhten Energiegehalt, drei gesteigerten Appetit, und zwei jeweils Linderung ihrer Schmerzen, sowie leichteres Erwachen, geringeren Schlafbedarf und mehr innere Ruhe. Einer nahm das durch den Krebs verlorene Gewicht wieder zu. Zwei fühlten sich sofort nach der Entscheidung für das Programm besser, vier einige Zeit später (die restlichen vier machten keine näheren Angaben zum Zeitpunkt ihres Besserfühlens).

Was die Diäteinhaltung betrifft, sind folgende Angaben von Interesse: Neun Patienten aßen Miso-Gemüsesuppe (Miso ist ein Sojaprodukt, das Genistein und andere biologische Reaktionsmodifikatoren enthält) mehr als zweimal pro Woche, und sieben aßen andere Sojaprodukte mehr als zweimal wöchentlich. Sieben aßen Früchte, fünf Meeresgemüse mehr als zweimal pro Woche. Fünf aßen Fisch einmal pro Woche, während andere überhaupt keinen Fisch aßen. Nur drei aßen gelegentlich Huhn, aber höchstens einmal pro Woche. Sechs Patienten gaben an, „Kraftgemüse" (dunkle Blattgemüse, kruzifere Gemüse, und orange-gelbe Gemüse) mehr als einmal pro Tag gegessen zu haben, zwei aßen diese Gemüse einmal täglich, und zwei weniger als einmal täglich.

Ebenfalls aufschlußreich war die Beobachtung, daß neun der zehn Patienten aktive Mitgestaltung ihrer eigenen Behandlung wünschten und sich häufig nach den medizinischen Möglichkeiten erkundigten, während sie wichtige medizinische Entscheidungen fällten.

Nur ein Patient gab an, es vorzuziehen, einfach das Urteil des Arztes zu akzeptieren. Einige der Patienten schrieben in Kommentaren, daß sie überzeugt waren, daß ihre optimistische Einstellung zu ihrem Erfolg im Kampf gegen die Krankheit beitrug.

Die Gruppe der Patienten, die alle mit metastatischem Krebs im Spätstadium diagnostiziert wurden, leben durchschnittlich bereits über acht Jahre über ihre erwartete Prognose hinaus. Sie führen ein aktives Leben, machen regelmäßig Bewegung, und befolgen therapeutisch auf sie zugeschnittene, jedoch abwechslungsreiche Diäten. Allen Anzeichen zufolge scheinen die Patienten nicht nur länger, sondern auch besser mit ihrem Krebs zu leben. Obwohl wir nicht mit Sicherheit sagen können, daß ihre Lebensqualität die Dauer ihres Überlebens beeinflußt hat, so scheint es doch zumindest eine direkte Verbindung zu ihrer Überlebensqualität zu geben. Gesundes Überleben ist meiner Meinung nach in erster Linie eine Widerspiegelung der Lebensqualität, die untrennbar vom biologischen, psychologischen und psychosozialen Umfeld in der Erhaltung guter Gesundheit ist.

Diese zehn Langzeitüberlebenden scheinen die Realität ihrer Krankheit gut in ihr Leben während und nach ihrer Behandlung integriert zu haben. Die Lähmung, die sie anfänglich durch ungezügelte Angst und Sorge verspürten, ist vorübergegangen. Sie scheinen, mit einem gewissen Gleichmut, die Unsicherheit ihres Zustandes akzeptiert zu haben. Sie dürften eine gewisse Sinnhaftigkeit und Freude in ihrem Leben wiedergefunden haben.

Es können Parallelen gezogen werden zwischen diesen Beobachtungen und jenen, die aus Rouds Studie (1985) über neun langzeitüberlebenende tödlich kranke Patienten gezogen werden können. Von allen neun Patienten heißt es, daß sie seit ihrer Diagnose ein erfüllteres, bedeutungsvolleres Leben führen; sie haben den intensiven Wunsch, am Leben zu bleiben, geäußert und „das Leben als Geschenk betrachtet, das viel zu kostbar ist, um es vorzeitig aufzugeben."

Ebenfalls wichtig ist es, den Patienten effektive Ventile zum emotionalen Ausdruck zu schaffen, um Schuldgefühle oder die Tendenz zur Selbstanschwärzung zu mildern. Hier können verschiedene Formen der Psychotherapie und psychosozialen Unterstützung extrem hilfreich sein. An dieser Stelle muß Patienten die Ansicht ausgeredet werden, daß sie schwach oder unfähig seien, ihre Situation zu bewältigen, nur weil sie Beratung brauchen.

Die Einstellung zur Bewältigung kann auch vom Resultat der Behandlung betroffen sein. Das Grundbedürfnis nach Selbsterhaltung treibt viele Menschen dazu, sich nach wirkungsvollen Krebsbehandlungsmethoden zu erkundigen und nach Alternativen zu suchen. Ist die erste Behandlung erfolgreich, so ist es wahrscheinlich, daß der Patient intakt und mit positiven Gefühlen zu seinem Erleben daraus hervorgeht. Ist die Behandlung aber kurzlebig oder erfolglos, ist der Patient wahrscheinlich ängstlicher, besorgter, wütender, verwirrter, und unsicherer als zuvor. Das scheint auf alle Menschen zuzutreffen, egal aus welchem Bildungshintergrund sie stammen: die Erfahrung mit der Krankheit Krebs ist eine emotionale Hochschaubahn, wenn sie durch Metastasen, einen nicht opererablen Tumor, unkontrollierbare Schmerzen oder häufige Nachbildung verstärkt ist, die selbst den widerstandsfähigsten menschlichen Geist aus der Bahn werfen kann (Schulz et al. 1995).

Die psychoonkologische Literatur beschreibt zwei grobe Reaktionsmuster des Patienten, die den Verlauf der Krankheit beeinflussen können:
1. das passive/unterwürfige/hoffnungslose Verhaltensmuster, und
2. das aktive/positive/optimistische Muster.

Diagnostische Stichworte zum passiven/unterwürfigen/hoffnungslosen Muster beinhalten verringerte Aktivität, ein fehlendes Mitteilen der eigenen Gefühle und Bedürfnisse, häufiges Seufzen, und Aussprüche, die Pessimismus und einen Mangel an Motivation zeigen. Passive/unterwürfige/hoffnungslose Menschen tendieren auch dazu, Augenkontakt zu vermeiden, als Antwort auf Fragen mit den Schultern zu zucken, an Appetitlosigkeit zu leiden, und düsteres oder melancholisches Verhalten an den Tag zu legen. Andere nonverbale Eigenschaften wie das Fehlen einer Zukunftsperspektive, das Gefühl der Inkompetenz, und wahrgenommener Kontrollverlust können ebenso auf Patienten mit einem solchen Verhaltensmuster zutreffen (Poncar 1994). Die Aura der emotionalen Schweigsamkeit oder Passivität kann einen Zustand innerer Aufruhr verhüllen, bei dem der Einzelne mit Sorge, Angst, Wut, und einer Vielzahl anderer intensiver Emotionen kämpft.

Im Gegensatz dazu weist die aktive/positive/optimistische Verhaltensreaktion auf eine Krebsdiagnose auf eine hoffnungsvollere, widerstandsfähigere und lebhaftere Art der Krankheitsbewältigung hin. Tatsächlich sieht es so aus, als wäre eine hoffnungsfrohe Begegnung der Krebsdiagnose beinahe synonym mit einer effektiven Bewältigung. Dufault und Martocchio (1985) haben, basierend auf einer Forschungsarbeit mit Patienten, die als todkrank beschrieben wurden, Hoffnung als „eine multidimensionale Lebenskraft" beschrieben, „die durch eine zuversichtliche, wenn auch ungewisse Erwartung, eine gute Zukunft zu schaffen, geprägt ist, die für den Hoffenden realistischerweise möglich und persönlich signifikant ist."

Dieses Muster manifestiert sich als intensive persönliche Willenskraft, die sich in der Bereitschaft ausdrückt, verschiedene Optionen in Erwägung zu ziehen, alle Ressourcen auszuschöpfen, geeignete Wege der Unterstützung zu erforschen (durch Freunde, Familie, Therapeuten, etc.), und aktiv die eigene Fähigkeit zu bestärken, bestimmte Ziele zu erreichen, einschließlich derer, die mit der Krankheit überhaupt nicht in Zusammenhang zu stehen scheinen. Cooper und Faragher (1993) haben beobachtet, daß von 2163 Frauen, die eine Brustkrebsklinik aufsuchten, bei jenen, bei denen das Verhaltensmuster des starken persönlichen Antriebs vorherrschte, eine geringere Bösartigkeit ihres Tumors festgestellt werden konnte.

Die aktive/positive/optimistische Reaktion auf Krebs ist stets von einer aktiven Inanspruchnahme solcher Selbstbetreuungsoptionen wie Diät, Bewegung, und Streßbewältigung begleitet. All diese Optionen können große Auswirkungen auf das Überleben und die Lebensqualität haben. Es bedeutet auch, alle möglichen Fragen zu stellen und zu versuchen, alle Aspekte des Behandlungsprozesses zu verstehen. Durch diesen Prozeß des Erfragens und durch die Kooperation des Arztes oder die Bereitschaft zu antworten, entwickeln Krebspatienten ein Gefühl der Zuversichtlichkeit und des Vertrauens in den Arzt und die gewählte Behandlung – selbst wenn die Entscheidung dahingehend gefallen ist, keinen aggressiven Ansatz oder Maßnahmen zu verfolgen. (Wir meinen, daß zumindest ein Teil eines individuell abgestimmten Programms immer eingesetzt werden soll; nichts zu tun ist, außer in äußerst seltenen Fällen, keine Alternative. Im mindesten ist es psychologisch nicht anzuraten.) Der Prozeß des Fragens schließt die Zusammenarbeit mit Patienten ein, die ihre Krankheit bezwungen haben; solche „Veteranen“ dienen sowohl als inspirierende Musterbeispiele als auch als Ressourcen. Nur Menschen, die selbst an Krebs gelitten haben, verstehen wirklich, wie man sich fühlt, wenn man 24 Stunden täglich mit der Krankheit konfrontiert ist.

Sofern diese Bewältigungseinstellungen die Lebensqualität nachhaltig beeinflussen, sind sie von klarer Bedeutung in der Krebsbehandlung. Sie scheinen aber, wie ich schon bemerkt habe, auch den Krankheitsverlauf selbst zu beeinflussen. Als ein Beispiel dafür haben Cooper und Faragher (1993) in einer großangelegten Untersuchung von Brustkrebspatientinnen festgestellt, daß das Verleugnen von existierenden zwischenmenschlichen Problemen mit einem erhöhten Krebsrisiko zu assoziieren sei. Verdrängung, die in der Fixierung auf positives Denken Ausdruck findet („tödlicher Optimismus“) oder fluchtvermeidende Bewältigungsformen können ebenso destruktiv sein; solche Verdrängung wurde mit erhöhter emotionaler Verstörung bei Krebspatienten in Verbindung gebracht (Dunkel-Schetter et al. 1992). (Ich sollte anmerken, daß das Thema der Verdrängung ein komplexes ist; wie Studien, die ich später besprechen werde, nahelegen, kann die Verdrängung eine kulturelle Tradition statt eine persönliche Einstellung zur Bewältigung reflektieren.)

Die biologische Erklärung für eine Verbindung zwischen passiver/hilfloser Bewältigung und schlechter Krebsprognose hängt mit den natürlichen morphiumartigen Präparaten des Gehirns, den Endorphinen, zusammen. Diese opioiden Peptide werden in Menschen, die regelmäßig ihre Emotionen unterdrücken, zu stark ausgeschüttet (Jamner et al. 1988). Da das Gehirn emotionalen Schmerz und physischen Schmerz gleich wahrnimmt, kann es scheinbar zu einer Überproduktion von Endorphinen bei chronischer emotionaler Unterdrückung kommen, wenn tiefgehende emotionale Konflikte mit negativen Emotionen wie Wut, Frustration, oder Schuldgefühl verbunden sind. Die Bedeutung dessen im Fall von Krebs ist, wie von mehreren Forschungsrichtungen bestätigt, daß ein Überschuß dieser endogenösen, opioiden Peptide die Tätigkeit natürlicher Killerzellen unterbindet (Levy et al. 1991, Chiappelli et al. 1991, Kastin et al. 1991).

Besonders relevant sind hier Tierversuche, die zeigen, daß unvermeidbarer Streß mit exzessiven Endorphinwerten assoziiert wird, die die Fähigkeit der natürlichen Killerzellen, den Tumor zu bekämpfen, dämpfen. Shavit et al. (1984) stellte fest, daß stoßweiser (unvorhersehbarer), aber nicht kontinuierlicher (relativ vorhersehbarer) Streß durch milde Fußschocks die Opiatwerte steigerte, natürliche Killerzelltätigkeit verringerte, und eine deutliche Zunahme in der Tumorentwicklung bedingte. Andere Studien bewiesen, daß unausweichliche elektrische Schocks bei Labortieren mit erhöhten Opiatwerten, immuner Unterdrückung, und erhöhter Tumorentwicklung zusammenhingen (Laudenslager et al. 1983, Shavit et al. 1984, Kraut und Greenberg 1986). (Eine Injektion Morphium hatte den gleichen physiologischen Effekt – erhöhte Opiatwerte und unterdrückte Immunaktivität – was erklären mag, warum opiatabhängige Menschen höhere Krebserkrankungsraten zeigen.)

Es wird angenommen, daß ein wahrgenommener Mangel an Kontrolle über die Quelle des Stresses einen Zustand der angelernten Hilflosigkeit hervorruft, eine passive Reaktion auf unvermeidbaren Streß. Auf den Menschen angewandt heißt das, daß das Erleben von unvermeidbarem Schmerz und Leid – beispielsweise durch den Verlust eines geliebten Menschen oder die Auflösung einer wichtigen Beziehung – zu einer Unterdrückung der Immunabwehr und ungebremstem Fortschreiten eines wachsenden Tumors führen kann. Bei Krebspatienten kann angelernte Hilflosigkeit aus der Konfrontation mit chronisch schmerzhaften Symptomen oder einer medizinisch „tödlichen" Prognose resultieren. Sie kann sich aber auch als allgemeine Folge des Eindrucks, mit der Zeit immer schwächer und kränker, statt stärker und gesunder zu werden, ergeben.

Es ist wichtig, Krebspatienten daran zu erinnern, daß die repressive oder hilflose Art der Bewältigung einer Krise weder absichtlich passiert, noch schändlich ist, sondern etwas, das wir vermutlich schon als Kinder gelernt haben. Temoshok und Dreher (1993) haben die These aufgestellt, daß Muster der Repression und/oder Hilflosigkeit in verschiedenen Ausprägungen über das ganze Leben hinweg entstehen und bestehen. Menschen lernen beispielsweise als eine Art Überlebensmechanismus, ihre Emotionen zu unterdrücken, um mit schmerzhaften Kindheitserfahrungen fertigzuwerden, oder als Weg, die Balance in einer fehlerhaften Familienstruktur zu halten. Wenn sie von der Jugend ins Erwachsenenstadium kommen und regelmäßig darauf verzichten, ihren intensiveren Emotionen Ausdruck zu verleihen, beginnen sie unwissentlich, durch das Erbe dieses Kindheitsmusters zu leiden. Auf diese Weise können Strategien, die in früheren Jahren erfolgreich waren, im Erwachsenenleben veraltet sein und fehlschlagen.

Diese Perspektive hilft uns dabei – wenn man die Rolle des Gehirns bei der Veränderung der Immunempfänglichkeit betrachtet – uns von der Annahme zu befreien, der Krebs sei selbstzugefügt. In diesem Licht betrachtet, ist eine repressive oder hilflose-hoffnungslose Art der Bewältigung nicht ein Zeichen von persönlicher oder geistiger Verarmung, sondern unser letzter Versuch, mit Schmerz und Streß fertigzuwerden. Zudem ist, wie Temoshok wiederholt betont, die emotionale Bewältigung nur einer von vielen Faktoren in der Genesung bei einer Krebserkrankung. Ich könnte hinzufügen, daß eine solche Bewältigung unsere Biologie in zweierlei Richtung beeinflußt, sowohl durch neuroendokrinologische als auch immunologische Veränderungen.

### Positive Alternativen zu Passiven Bewältigungsformen

Holland und Rowland (1989) weisen in ihrer umfassenden Diskussion der Bewältigungsforschung darauf hin, daß Bewältigungsstrategien von Menschen mit Krebs oder anderen chronischen Krankheiten von vielen Variablen abhängen, wie zum Beispiel der Persönlichkeit des einzelnen, seiner Krankheit (beispielsweise Lebermetastasen vs. Hautkrebs), dem Stadium der Erkrankung, und der momentanen Lebenssituation. Riehl-Emde et al. (1989) stellte eine enge Verbindung zwischen Bewältigungsstrategien und subjektiven Konzepten der Krebsetiologie fest, das heißt, Interpretationen, die zu aktiven oder passiven Reaktionen führten. Was wahrscheinlich am meisten ins Auge springt in bezug auf die Bewältigungsformen ist, daß eine solch große Menge derselben unter den Patienten existiert, und die Tatsache, daß ein Patient seine Bewältigungsstrategie mit der Zeit verändern kann. Auf dieser Linie stellt Buddeberg et al. (1991) fest, daß manche Patienten ein gleichbleibendes Konzept der Ursache ihres Krebses haben, während andere ihre Vorstellung mit Verlauf der Krankheit ändern. Bewältigungsstrategien können daher über längere Zeit eine beträchtliche Instabilität und Dehnbarkeit aufweisen.

Generell nimmt das Gegenstück zur passiven, kraftlosen Bewältigungsform im Fall von Krebs eine von zwei Gestalten an. Die eine der beiden Gestalten zeigt sich in einer kämpferischen, positiven Reaktion auf die Krankheit, oder einem absichtlichen Bemühen dahingehend, sich nicht von der Diagnose überwältigen zu lassen. In einem der ersten soliden klinischen Tests stellten Greer und Morris (1979) längeres Überleben unter jenen Brustkrebspatientinnen (hauptsächlich Stadium I und wenige des Stadium II) fest, die entweder einen kämpferischen Geist zeigten oder verdrängten, und kürzeres Überleben bei sowohl hilfloser-hoffnungsloser Haltung oder stoischer Akzeptanz. (Verdrängung hat in Großbritannien, wo diese Studie durchgeführt wurde, allerdings, wie ich im weiteren erläutern werde, eine andere Bedeutung als in den Vereinigten Staaten.) In einem 25 Jahre später verfaßten Aufsatz berichtete Greer (1994), daß acht von elf zukünftigen Studien eine bedeutende Verbindung zwischen passiven Bewältigungsformen – die extrem repressive oder hilflose-hoffnungslose Reaktion auf Diagnose und Behandlung – und schlechten Überlebenschancen aufweisen.[2]

Greer et al. (1992) bewies ebenso, daß der „kämpferische Geist“ oder die aktive/positive/optimistische Bewältigungsform nicht unbedingt angeboren oder eingeimpft ist, sondern durch Psychotherapie hervorgerufen und entwickelt werden kann. Greer und seine Kollegen berichteten, daß nach einer Zeitspanne von acht Wochen Krebspatienten, die Psychotherapie erhielten, bedeutend bessere Ergebnisse in bezug auf den kämpferischen Geist erzielten als Kontrollpatienten, und deutlich niedrigere Anfälligkeit für Hoffnungslosigkeit, Fatalismus, ängstliches Voreingenommensein, und andere Zeichen der psychologischen Unruhe zeigten. Das Programm umfaßte adjuvante Psychotherapie und ein kurzes, problemorientiertes Behandlungsprogramm des kognitiven Verhaltens, das speziell für die Bedürfnisse individueller Krebspatienten entworfen wurde.

Das andere Gegenstück zu emotionaler Passivität ist eine beschwingte, optimistische Einstellung. Levy berichtete, daß Patienten, die

[2] Von den drei Studien, die keine Verbindung zwischen passiver Bewältigung und schlechten Überlebenschancen verzeichneten, bezogen zwei – Cassileth et al. (1988) und Jamison et al. (1987) – Patienten mitein, deren Krebs fortgeschritten und bei denen daher eine Reaktion auf psychologische Intervention unwahrscheinlich war. Die dritte Studie, eine vorausblickende Untersuchung von Buddeberg et al. (1991), ging nur über drei Jahre, was vermutlich zu kurz war, um die Überlebensdifferenzen adäquat zu messen. Cassileth et al. stellte aber fest, daß Patienten mit engeren sozialen Bindungen länger lebten. Die gemischten Ergebnisse der Forscher könnten aber durch die Verwendung von Selbstbericht-Fragebögen bei fortgeschrittenen Krebspatienten, die hilflose-hoffnungslose Gefühlsregungen eher unterdrücken als andere Patienten und daher verdrängungsanfälliger sind, durcheinander gebracht worden sein. Die Jamison et al. Studie stellte nur dann ein Fehlen der Verbindung zwischen Überlebensdauer und psychogenen Faktoren fest, wenn das Überleben von Beginn der Chemotherapie (16 Monate) an gemessen wurde, bei Messungen ab dem Zeitpunkt der Diagnose, fanden die Forscher durchaus einen Zusammenhang mit der Überlebensdauer (36 Monate)! Das mag darauf hinweisen, daß die Chemotherapie selbst eine verwirrende Rolle spielte

Freude (froh, fröhlich, lebhaft) bei Standarduntersuchungen ausdrückten, eine weniger große Metastasenverbreitung hatten und zumeist länger lebten als Patienten mit nicht so positiven Gefühlen (Levy et al. 1988). Sie zitiert eine Studie über Brustkrebspatientinnen in Remission, die Humor auf regelmäßiger Basis als Bewältigungsstrategie einsetzten und höhere Durchschnittswerte bei natürlicher Killerzelltätigkeit zeigten als andere Krebspatienten (Wise 1987).

Levys Studie wirft etwas Licht auf den Zusammenhang, den Greer und Morris zwischen „Verdrängung“ und längerem Überleben feststellten. Es scheint möglich, daß Greers „Verdränger“, die einen Überlebensvorteil aufwiesen, Humor, im Sinne des trockenen britischen Humors, als Bewältigungsstrategie einsetzten. Eine andere britische Studie (Dean und Surtees 1989) stellte ähnlich fest, daß Krebspatienten, die Verdrängung in der Krankheitsbewältigung einsetzten, infolgedessen weniger rückfallgefährdet waren. Der springende Punkt dabei ist, daß bestimmte Reaktionen auf Krebs, die in der britischen Kultur als anwendbar gelten, in der derzeitigen amerikanischen Kultur aufgrund der sozio-kulturellen Faktoren unanwendbar sein könnten, Verdrängung, die als Reaktion auf übermannende Angst (vor Schmerz, Verlassenwerden, Abhängigkeit, oder Tod) geweckt wird, oder als stillschweigender Mangel an Akzeptanz der Krankheit, kann zerstörend wirken, speziell wenn sie Apathie und Passivität verstärkt. Im Gegensatz dazu ist Verdrängung, die den Zustand akzeptiert, aber dabei versucht, ihn auf heitere Weise zu übersehen oder den potentiellen Ernst der Diagnose abzuschwächen, durchaus zuträglich. Diese Form des Humors kann, statt einer Vermeidungsstrategie, als Weg angesehen werden, die eigene Perspektive jenseits der Krankheit zu erweitern.

Was die positive Korrelation zwischen Freude (auf der Affekt-Balance-Skala gemessen) und längerem Überleben betrifft, fußt dieser Zusammenhang „wahrscheinlich auf einem Zusammenspiel mehrerer biologischer Faktoren wie Widerstandsfähigkeit, Ausdauer, Energie, Vitalität etc. Ob das Ausdrücken der Stimmung durch die Biologie des Organismus bedingt ist, oder ob es einen Effekt in zwei Richtungen zwischen höherer Kortikalfunktion und wichtigen Gastregulierungssystemen gibt, wie die Forschungsliteratur nahelegt, es scheint jedenfalls der Fall zu sein, daß der Ausdruck von Frohsinn Widerstandskraft bezeichnet und auf das Ergebnis der Krankheit vorausdeutet“ (Levy et al. 1988). Ich würde hinzufügen, daß positive Stimmung nicht nur aus dem Erleben des einzelnen, seiner Persönlichkeit, und seinen Beziehungen resultiert, sondern auch aus seiner physischen Gesundheit. Das Gefühl, krank und müde zu sein, ist natürlich der Zufriedenheit und Heiterkeit nicht zuträglich.

Eine abschließende Bemerkung zur Untersuchung von Bewältigungsformen: die häufige Vertauschung von bestimmten Bewältigungsformen bedingt, daß es extrem schwierig sein kann, solch kontrollierte klinische Versuche auszuführen wie sie nötig sind, um Programme, die darauf abzielen, Bewältigungsstrategien zu verbessern, zu bestätigen. Unsere Ansichten ähneln denen Buddebergs et al. (1991), der bestätigt, daß Studien von Einzelfällen bezüglich Bewältigungsstrategien unter besonderer Berücksichtigung von psychoimmunologischen Auswirkungen ausgeführt werden sollten: „Vielleicht ergibt es sich dann, daß psychoimmunologische Reaktionen sich nicht in gleicher Weise für alle Menschen abspielen... Vielleicht herrscht größere individuelle Variabilität in der Beziehung zwischen Körper und Psyche, als wir uns aufgrund unseres tatsächlichen Wissens vorstellen können."

## Lebensqualität über Quantität

Zu den stärkeren Tendenzen in der heutigen Onkologieforschung zählt ein wachsendes Interesse an der systematischen Miteinbeziehung von Ergebnissen bezüglich der Lebensqualität in wahllosen klinischen Tests. Obwohl die primären Endergebnisse von Reaktions- und Überlebensraten klar von größter Bedeutung sind, zeigen Ärzte wachsendes Interesse an solch sekundären Ergebnissen wie physische Funktion, Stimmung, und Einstellung. De Haes (1988) definierte Lebensqualität als „die subjektive Wertschätzung des Lebens als Ganzes." Cella und Cherin (1988) erweiterten diese Definition um die Zufriedenheit der Patienten mit ihrem Funktionszustand im Unterschied zu ihrem idealen Zustand. Beide Definitionen betonen das subjektive Erleben des einzelnen; letztere streicht die Rolle von persönlichen Werten oder Vorlieben heraus.

Lebensqualität kann weiter zerlegt werden in die verschiedenen Lebensbereiche, die potentiell durch die medizinische Behandlung beeinflußt werden können, eine Richtung, die auch als gesundheitsverwandte Lebensqualität bezeichnet wird. Dieser Fokus kann die Bewertung von Kombinationen aus den folgenden Bereichen beinhalten: (1) somatische Belange wie Schmerzen und Symptome; (2) funktionale Fähigkeiten; (3) emotionales Wohlbefinden; (4) familiäres Wohlbefinden; (5) Spiritualität (das ist das Gefühl der Sinnhaftigkeit oder der Verbundenheit mit einem größeren Ganzen); (6) Zufriedenheit mit der Behandlung; (7) Zukunftsorientierung (Pessimismus vs. Optimismus); (8) Sexualität, Intimität, und Körperbild; (9) soziales Funktionieren; und (10) berufliches Funktionieren (Eisenberg 1995). Jedes dieser gesundheitsverwandten Lebensqualitätsmerkmale sollte als wesentlich in der allgemeinen Lebensqualität eines Menschen angesehen werden.

Die klinische Priorität in der Förderung von Lebensqualitätsmerkmalen liegt in der Beratung mit den Patienten und im Herausfinden ihrer Präferenzen. Es sollte erwähnt werden, daß das eine Vorgangsweise ist, die jene Entscheidungsprozesse erschweren kann, die die Behandlungsprotokolle leiten und nähren. In unserer Klinik verwenden wir, wie ich bereits erwähnt habe, viel Energie darauf, die allgemeinen Prioritäten im Leben unserer Patienten festzustellen. Im Fall eines fortschreitenden Prostatakrebses, zum Beispiel, wo eine Hodenentfernung (chemische oder operative Kastration) empfohlen wurde, die die Konsequenz der Impotenz nach sich ziehen würde, kann sich der Patient, dessen Priorität in der Libido und nicht in der Langlebigkeit liegt, statt dessen für ein „Zuwarten unter Beobachtung" entscheiden. Erst in der letzten Zeit haben die Ärzte die biologische Weisheit, die im Zuwarten unter Beobachtung liegt, zu entdecken begonnen. Heute wird dieses Zuwarten als angemessene Maßnahme betrachtet, bei Männern, die nur an leichtem Prostatakrebs leiden, der allein durch die Untersuchung oder eine Veränderung im prostataspezifischen Antigen (wobei hohe Werte desselben das Bestehen des Krebses indizieren können) festgestellt wurde, und deren Lebenserwartung weniger als zehn Jahre beträgt. Das Zuwarten unter Beobachtung hatte bei an prostatakrebsleidenden Männern mit lokaler Erkrankung eine reduzierte Sterberate zur Folge, wodurch sich die Frage ergibt, inwiefern eine Behandlung aller Männer mit lokalen Erkrankungen notwendig ist (Catalona 1994).

Aber selbst bei Patienten mit fortgeschrittener Krankheit können die biologischen Vorteile einer aggressiveren Behandlung von deren jeweiligen Konsequenzen, die den Patienten schwächen und desillusionieren können, verringert werden. Zumindest scheint es dem Arzt zu obliegen, dem Patienten gegenüber die möglichen Folgen einer Behandlung vor Beginn derselben zu beschreiben, zu beurteilen und ihn so darauf vorzubereiten, speziell wenn die Behandlung mit den Lebensprioritäten des Patienten in Widerspruch stehen könnte.

Ebenso können Frauen, für die ihr Körperbild größeren Wert besitzt als ein langes Leben, eine aggressive Behandlung von Knoten in der Brust ablehnen. Die Resektion des Knotens kann für jene Frauen eine angenehmere Entscheidung bedeuten, als die Durchführung einer radikaleren Brustamputation. Gleichzeitig ist es aber häufig der Fall, daß, während Patientinnen, die sich für die Brusterhaltung entschieden haben, weniger Probleme mit ihrem Körperbild haben, sie der intensiveren psychotherapeutischen und biopsychologischen Intervention in der postoperativen Phase bedürfen, da sie zusätzlichem Streß durch die häufige Notwendigkeit von primärer Bestrahlung als Ergänzung zur Resektion ausgesetzt sind (Kiebert et al. 1991).

Wird eine Brustamputation jedoch medizinisch bevorzugt oder sogar als entscheidend gewertet, so kann die Frau immer noch ihre persönliche Priorität des Erscheinungsbildes mittels des Einsatzes einer sofortigen wiederherstellenden Operation aufrecht erhalten. Wir haben festgestellt, daß Frauen, die das wünschen, auch mit einer körperzentrierten Therapie und Psychotherapie geholfen werden kann. Gleichzeitig würde ich diesen Frauen raten, ihre Nachfolgeuntersuchungen genau einzuhalten, da ein Implantat über der vorher karzinomatösen Stelle ein Nachwachsen des Krebses verhüllen könnte und so die spätere Entdeckung schwierig und bedenklich macht. Wiederherstellende Operationen können außerdem das Immunsystem zusätzlich belasten und so das Risiko eines Wiederauftretens des Krebses erhöhen. Rigorose Beachtung von abwehrstärkender Ernährung und Bewegung werden in der Vorbereitung auf und der Zeit nach der Operation auf jeden Fall empfohlen.

Der springende Punkt bei diesen Beispielen ist, daß die Behandlungsdirektiven immer mit Überlegungen zur Lebensqualität in Zusammenhang stehen und so ebenso im Urteil des Patienten, wie in dem des Arztes und seinem Medizinkoffer liegen. Eine Frau mit fortgeschrittenem Eierstockkrebs zieht es möglicherweise vor, die Risiken und Gifte einer hochdosierten Chemotherapie um der Chance auf Genesung willen auf sich zu nehmen, vielleicht richtig annehmend, daß diese Intervention dokumentiertermaßen erfolgreicher ist als jeder andere Ansatz. Eine andere Frau mit der gleichen Diagnose mag es vorziehen, die toxischen Nebenwirkungen der hochdosierten Chemotherapie zu vermeiden, und sich für chinesische Homöopathie entscheiden, für deren Erfolg es zwar anekdotenhafte Beweise gibt, aber kaum klinische Versuche. Die Auffassung von einem akzeptablen Risiko und den sich auszahlenden Ausgleichen kann in den Fällen von zwei Frauen – und allgemeiner gesprochen von einem Menschen zum nächsten – sehr deutlich divergieren. Eine dritte Frau widerum kann sich, wie das in unserer Klinik häufig der Fall ist, für eine Kombination von konventionellen und komplementären Methoden entscheiden und so einen therapeutischen Mittelweg einschlagen.

Es gibt eine Vielzahl von psychotherapeutischen Ansätzen, die sich als durchgehend wirksam in der Verbesserung der Lebensqualität und der Steigerung der Fähigkeit medizinisch Kranker erwiesen haben, ihre Krankheit zu bewältigen, oder Angst, Verzweiflung, und sonstige mangelnde geistige Anpassung zu mildern (Spiegel 1994). Diese beigeordneten Programme schließen unter anderem Selbsthilfegruppen, das Training kognitiver Fähigkeiten, und einen unterstützenden, beratenden Ansatz auf Gruppen- oder Einzeltherapiebasis mit ein (Baltrusch et al. 1991, Spiegel 1990).

Im Modellprogramm von Spiegel diskutierten Patientinnen mit metastatischem Brustkrebs ihre Ängste vor dem Sterben und neue Wege, wie sie den Rest ihres Lebens verbringen könnten. Die Gruppe konzentrierte sich auf Themen, die von den Gruppenmitgliedern gewählt wurden. Viele der Diskussionen drehten sich um die Kommunikation zwischen Arzt und Patient, und wie man so mit medizinischen Fachleuten interagierte, daß sich die Qualität der Behandlung verbesserte – was offensichtlich sowohl einen Prozeß der Bemächtigung als auch der Erleuchtung bedeutete. Die Gruppenteilnehmer erforschten auch Wege, Familienbeziehungen zu stärken, ein starkes Gefühl der gegenseitigen Unterstützung aufzubauen, wirkungsvoller um die Verluste in der Gruppe zu trauern, und Hypnose als Mittel zur Kontrolle von Schmerzen und anderen somatischen Symptomen einzusetzen. Patienten, die für diese Intervention ausgewählt wurden, empfanden deutlich weniger Angst und andere Stimmungsstörungen, weniger phobische Reaktionen und nur halb so große Schmerzen im Vergleich mit der Kontrollgruppe (Spiegel et al. 1981).

Wie zu hoffen war, ergänzen und verstärken die Resultate der Lebensqualitätssteigerung das Ziel, die Krebsüberlebensdauer zu steigern und die Krankheitsresultate zu verbessern. Mehrere wahllose Studien haben festgestellt, daß die Faktoren von Stimmung und Lebensqualität bedeutsame, unabhängige Vorausdeuter auf die Überlebensdauer von Lungen- und Brustkrebspatienten sind (Ruckdeschel und Piantodsi 1989, Ganz et al. 1991, Ruckdeschel et al. 1991, Coates et al. 1993). Coates et al. (1992) untersuchte beispielsweise die Lebensqualität von Patientinnen mit fortgeschrittenem Brustkrebs, die Chemotherapie erhielten: je höher die Lebensqualität, desto höher die Chance auf längeres Überleben. Ähnliche Ergebnisse fanden sich in einer Untersuchung von Patienten mit fortgeschrittener Leukämie, bei denen eine Knochenmarkstransplantation durchgeführt wurde (Andrykowski et al. 1994): besorgte Voreingenommenheit und schlechte Lebensqualität hingen mit einer kürzeren Überlebensdauer zusammen.

In beiden dieser Studien stimmen die Daten mit der These überein, daß eine Beziehung zwischen psychosozialen Faktoren der Lebensqualität und dem Krankheitsverlauf existiert. Umgekehrt mag eine schlechtere Lebensqualität einfach das Bewußtsein des Patienten über seinen sich verschlechternden Zustand reflektieren, was logischerweise mit schlechteren Überlebenschancen zusammenhinge.

Rigorosere Belege für eine kausale Beziehung zwischen Überleben und Lebensqualität ergeben sich aus Studien über psychosoziale und psychopädagogische Interventionen. Patientinnen mit fortgeschrittenem Brustkrebs, die an Spiegels unterstützender/verwirklichender Gruppentherapie teilnahmen, lebten doppelt so lange wie wahllos zugeordnete Kontrollpatienten (Spiegel et al. 1989). Wie Spiegel (1990) feststellt, wurde den Patienten nie weisgemacht, daß die Therapie sich auf ihre Lebensdauer auswirken würde, da es keine Beweise gab, die einen solchen Effekt unterstützt hätten. Der primäre Schwerpunkt lag hingegen auf Betreffen der Lebensqualität und dem zur Verfügungstellen von intensiver Unterstützung.

Er schreibt:

> Die Patienten sind einander sehr nahe gekommen. Sie besuchten sich gegenseitig im Spital, schrieben Gedichte für- und übereinander, und trauerten, wenn ein Mitglied starb. Sie fühlten sich sozial integriert, selbst wenn sie ihre Gefühle bezüglich ihres eigenen Todes bearbeiteten.

Im Zuge einer anderen Untersuchung verordneten Fawzy und seine Kollegen (1993) Patienten mit bösartigen Melanomen wahllos eine Serie von sechs mal 90 Minuten dauernden Selbsthilfegruppen und fortbildenden Sitzungen; die Forscher stellten fest, daß die Patienten weniger ängstlich und deprimiert waren als Kontrollpatienten, und deutlich bessere Überlebensraten und niedrigere Rückfallsquoten über die nächsten sechs Jahre zeigten. Zusätzlich waren Patienten der Behandlungsgruppe nicht nur in einem deutlich besseren psychologischen und emotionalen Zustand, sondern wiesen auch eine wesentlich verbesserte Immunkompetenz auf. Bösartige Melanome zählen zu den für immunologische Vermittlung zugänglichsten Krebsformen, weshalb Fawzys PNI-begründeter Ansatz durchaus plausibel ist.

Obgleich die Häufigkeit der Todesfälle sowohl in Spiegels als auch Fawzys Studien nicht besonders hoch war, sprechen sich die Ergebnisse doch äußerst stark dafür aus, daß Interventionen, die für die Patienten psychologisch von Vorteil sind, ihre Überlebenschancen erhöhen. Fawzys Untersuchung an Melanompatienten beweist, daß selbst eine geringe Intervention (sechs $1^1/_2$stündige Sitzungen) große Auswirkungen haben kann. Spiegels Interventionsgruppe besaß von vornherein einen besseren Gesundheitszustand und stammte aus einer höheren sozialen Schicht, so daß das längere Überleben dieser Gruppe einer Kritik unterworfen werden könnte. Seine Erkenntnisse sind dennoch bemerkenswert, wenn man bedenkt, daß alle Patienten der Versuchsgruppe, selbst die, die keine Intervention erhielten, da sie die Sitzungen nicht besuchten, in das Endergebnis miteingeschlossen wurden (nach epidemiologisch korrekter Vorgangsweise[3]).

## Eine Höhere Ordnungsfunktion der Einhaltung?

Einhaltung einer Behandlung – man spricht heute nicht mehr so sehr von Befolgung, vielleicht weil der Terminus eine übermäßig fügsame oder unselbständige Einstellung zum eigenen Behandlungsprogramm bezeichnet – scheint auf fundamentale Weise mit dem Überleben von Krebs in Zusammenhang zu stehen: folgt der Patient dem Programm hingegen nicht, so würde man eine verminderte Überlebensdauer erwarten. Aber das Problem könnte etwas komplizierter sein.

Eine andere Interventionsstudie (Richardson et al. 1990) stellte fest, daß Patienten, die an einem Lymphom oder Leukämie litten und denen eine Kombination von Beratung und Hausbesuchen neben den üblichen Terminen an der Klinik angeboten wurde, länger lebten als Kontrollpatienten. Bei dieser Untersuchung war die Einhaltung der Eigenmedikation (mit Allopurinol) größer unter jenen, bei denen mit der Heimpädagogik gearbeitet wurde: 45% bei dieser Gruppe, im Vergleich zu 21% bei den Kontrollpatienten. Weiters hielten ca. 88% der Interven-

[3] In einer wahllosen Intervention ist es falsch, eine Analyse durchzuführen, die nur die Ergebnisse derer, die die Behandlung tatsächlich erhielten, mit denjenigen, die sie nicht erhielten, vergleicht. Spiegels Erkenntnisse legen nahe, daß der Zusammenhang zwischen der Behandlung und der verlängerten Überlebensdauer stark genug war, um eine allgemeine Differenz zwischen verschiedenen Gruppen zu erzeugen, sogar trotz der Tatsache, daß ein Teil der Interventionsgruppe – 14 von den ursprünglichen 50 – wenig oder keine Gruppenbehandlung erhielt

tionsgruppe ihre Termine an der Klinik ein, während es bei der Kontrollgruppe nur durchschnittlich 64 % waren.

Die gewissenhaftere Einhaltung des Behandlungsprotokolls spricht für sich, speziell da man erwarten würde, daß dadurch ein positiver Einfluß auf die Reaktion der Patienten in bezug auf pharmakologische Wirkstoffe genommen würde. Richardsons Team stellte jedoch fest, daß die Mitgliedschaft in der Interventionsgruppe auch im weiteren eine unabhängige und bedeutende Auswirkung auf das Überleben hatte, auch noch nachdem auf Behandlungseinhaltung kontrolliert wurde. Das Befolgen des Programms war nicht der einzige Faktor, der zu längerem Leben beitrug.

Verblüffenderweise kamen einige Studien zu dem Schluß, daß der Einhaltungseffekt auf die therapeutische Reaktion unabhängig davon war, ob der Patient die verschriebenen Medikamente oder ein Placebo nahm (Hogarty et al. 1973, CDPRG 1980, Fuller et al. 1983, Pizzo et al. 1983, Epstein et al. 1984). In diesen Studien können andere Faktoren, die in Zusammenhang mit der Einhaltung stehen, wie Glaube oder Selbstwirksamkeit, unabhängig gewirkt und so das erwünschte Resultat erzeugt haben. Ich schlage eine Hypothese vor, die der Untersuchung verdient – nämlich, daß die Verpflichtung des einzelnen zur Therapie und sein aktives Mitwirken daran sein Überleben beeinflussen können.

Richardson et al. (1991) schlägt eine weitere Möglichkeit vor, wenn er meint, daß das Einhalten von Eigenmedikationsprogrammen ein Stellvertreter für verbesserte Selbstpflege in mehrerer Hinsicht sein kann. Das könnte beispielsweise größere Beachtung der Ernährung und Bewegung sein. Natürlich können es diese Variablen statt der psychologischen Faktoren sein, die schuld an den Überlebensdifferenzen sind, wenn sie ein Gegenstück oder eine Folge der Einhaltung der Art der erhaltenen Behandlung sind. (Siehe die nächste Seite unter „Einige modifizierende Bemerkungen bezüglich der Interventionsstudien" für weitere Erläuterungen der Interventionsuntersuchungen.)

Laut eines kürzlich erschienenen Artikels (Commentary 1996) halten sich ca. 40% aller Krebspatienten nicht an ihre verschriebenen Behandlungsprogramme. Einer der Gründe, warum Heiminterventionspatienten eine höhere Einhaltung der Behandlung zeigen, mag sein, daß sie ausreichenden Spielraum finden, um ihre Bedenken auszusprechen und Fragen zu stellen. Richardsons Interventionspatienten wußten vermutlich mehr über ihre Krankheit, ihre Behandlungsroutine, und die benötigten Medikamente als die Gruppe der Kontrollpatienten, und dieses Wissen befreite sie von dem Gefühl, zu einer bestimmten Behandlung genötigt oder gezwungen zu sein. Sie fühlten sich vermutlich auch mehr in Kontrolle über ihre Krankheit, was in weniger Angst und Sorge und einer erhöhten Lebensqualität resultierte. Zukünftige Forschung auf dem Gebiet der Psychoonkologie sollte darauf achten, daß Behandlung, Einhaltung, und Selbstbetreuung alle vorsichtig als vernünftige Bestimmungsfaktoren im Krebsüberleben gemessen und berechnet werden.

## Einige modifizierende Bemerkungen bezüglich der Interventionsstudien

Alle drei der oben erwähnten Interventionsstudien – Spiegels Studie an Frauen mit metastatischem Brustkrebs, Fawzys Studie von Patienten mit bösartigen Melanomen, und Richardsons Untersuchung von Menschen mit Lymphomen oder Leukämie – leiden, auch wenn sie sehr ermutigend wirken, an methodologischen Unzulänglichkeiten (unzureichende Dokumentation somatischer Erkenntnisse, fehlende Nachfolgedaten psychologischer Variablen, Mangel an Einheitlichkeit in der Auswahl psychometrischer Werkzeuge, etc.). Die Studien versäumten es weiters, Daten über potentielle biologische Einflüsse auf das Überleben so wie Diät, Bewegung, und Zugang zu einer medizinischen Behandlung zu sammeln. Solche Daten hätten eventuell die Mechanismen, durch die Patienten sich scheinbar selbst helfen zu überleben, klarifiziert. Man kann beispielsweise berechtigt spekulieren, daß Patienten, die in psychopädagogische Programme eingebunden sind, dazu neigen, gesündere Diäten und Bewegungsroutinen zu haben.

Auch die soziale Schichtzugehörigkeit kann die Hintergründe verwischen. In einer von Cella und seinen Mitarbeitern (1991) durchgeführten Untersuchung von 1000 Krebspatienten ergab sich, daß diejenigen aus niedrigeren Einkommensschichten und mit schlechterer Ausbildung schlechtere Überlebenschancen hatten als ihre wohlhabenderen Kollegen, auch wenn sie ein identisches Behandlungsprogramm erhielten. Ein Bericht von Adler und Kollegen (1994) identifizierte ein stufenweises Gefälle nach sozialer Schichte, wobei die Sterberate inkremental mit jedem Abstieg in sozialer Schichte und Einkommensniveau stieg. Das scheint dafür zu sprechen, daß höhere Ordnungsfaktoren, wie zum Beispiel angelernte Hilflosigkeit und Umwelteinflüsse, für das Gefälle verantwortlich sind.

Es ist interessant, daß ein Teil von Fawzys psychopädagogischer Intervention bei Patienten mit bösartigen Melanomen ebenso den Ratschlag enthielt, eine niedrige Fett-, und hohe Ballaststoffdiät zu befolgen. Jedem Patienten wurden Broschüren und Informationsblätter über Ernährung und das Immunsystem gegeben und anschließend gemeinsam besprochen (Fawzy et al. 1995). Veränderungen in der Diät könnten daher eine verwirrende Rolle in Fawzys Intervention gespielt haben. Meine eigene Arbeit hat gezeigt, daß durch die Milderung der Toxizität einer Chemotherapie und Bestrahlungsbehandlung (d.h. Kardiotoxizität, Nephrotoxizität, und Hepatotoxizität) und die Reduktion anderer Nebenwirkungen einer konventionellen Behandlung eine geeignete ergänzende Ernährungsroutine zu zahlreichen Verbesserungen der Lebensqualität von Krebspatienten führen kann (Block 1993). Unserer klinischen Erfahrung nach scheinen Modalitäten in Diät und Ernährung sowie botanische und biologische Modalitäten in folgenden Punkten wirksam zu sein: (1) der Verminderung von Haarausfall, Schmerzen, und Übelkeit; (2) der Verbesserung von Durchhaltevermögen und physischem Funktionieren; (3) der erhöhten Fähigkeit, sich zu entspannen und zu schlafen; und (4) der Besserung von Stimmung, Einstellung, und allgemeinem Wohlbefinden.

Auch Spiegels Gruppe zeigte Reaktionen auf biologische Interventionen. Unserer Erfahrung nach werden, wenn sich eine Gruppe Krebskranker bildet – speziell, wenn es sich dabei um Frauen handelt – Betreffe der Diät und Fitneß diskutiert. Das kann zu bedeutenden Änderungen in der Ernährung und anderen mit der Gesundheit zusammenhängenden Verhaltensmustern führen.

Um noch einmal zu rekapitulieren: innovative Krebstherapien müssen sich von nun an über die Psychoonkologie hinaus entwickeln und die Biopsychoonkologie miterfassen. Durch die Verminderung der Nebenwirkungen einer Behandlung und der Verbesserung der Lebensqualität und des Wohlbefindens der Patienten sollten Interventionen der Ernährung und anderer biologischer Modalitäten nicht als weniger wertvoll angesehen werden als psychosoziale Interventionen. In unserer klinischen Arbeit haben wir festgestellt, daß diese komplementären Ansätze gemeinsam mit anderen, die sowohl die physische als auch die psychische Gesundheit stärken, am besten kombiniert eingesetzt werden – als Teil einer ganzheitlichen Intervention – und nicht als separate Option.

Es sollte erwähnt werden, daß eine vierte wahllose Studie, die die Auswirkungen von psychotherapeutischen Interventionen auf die Überlebensdauer untersuchte, kein erhöhtes Überleben als Folge von psychotherapeutischer Intervention feststellte (Ilnyckyj et al. 1994). In einer kürzlichen Kritik der Literatur zu dem Thema bemerkte Bernard Fox (1995), daß diese Studie an gewissen Entwurfsproblemen leide und die Interventionen darin nur unzureichend definiert wären. Darüber hinaus vermisse die Untersuchung, die sich hauptsächlich auf Beratung konzentrierte, die dynamischen, facettenreichen Formen psychotherapeutischer und pädagogischer Unterstützung, wie sie sich in den Programmen Fawzys und Spiegels findet. Diesbezüglich relevant ist auch die Erkenntnis von Reele (1994), daß Beratung allein nicht einmal die Maßnahmen zur Lebensqualitätssteigerung bei Krebspatienten bedeutend verbesserte.

## Hoffnung und die unbeschreibliche Heilungskraft des Selbst

Meiner Erfahrung nach kann der Wille, Geist oder die innere Antriebskraft eines Menschen größere Wirkung auf die Fähigkeit Leben zu verlängern haben, als generell anerkannt wird. Zu den bemerkenswerteren Zeugnissen dieser scheinbaren Kraft des Optimismus oder des Willens zum Überleben zählen die zahlreichen Fälle, in welchen Krebspatienten die Prognosen ihrer Ärzte überlebt haben, um ein persönliches Ziel zu erreichen oder noch an einem persönlichen oder familiären Ereignis teilzunehmen. Das Ziel mag heißen, ein Projekt, einen Roman, oder ein Geschäft abzuschließen, oder sich zu versichern, daß für den Ehepartner und die Kinder gesorgt ist. Andere Ziele können das Besuchen einer Familienhochzeit, das Erleben einer bestimmten Ferienreise, oder das Beisein beim Universitätsabschluß eines Kindes sein. Egal wie der zeitliche Rahmen aussieht, klammern sich diese Menschen jenseits aller

„berechtigter“ oder auf Statistiken beruhenden Erwartungen am Leben fest und halten, oft unter intensivsten medizinischen Bedingungen durch, bis sie ihr Ziel erreicht haben. Sie scheinen die nötigen Ressourcen aufzubringen, die sie brauchen, um sich bis zur Erledigung unvollendeter Angelegenheiten zu behaupten. Sobald sie diese eine vorletzte Tat erfüllt haben, lassen sie häufig schnell los und sterben, so als ob sie mit dieser einen zutiefst bedeutungsvollen Dimension ihres Lebens Vollendung erzielt hätten.

Für diese Menschen lag die Heilung nicht im Besiegen des Krebses, sondern in einem erfüllteren Leben während der Krankheit. Die Heilung fand statt, indem noch Unerledigtes getan wurde – jene Dinge, bei denen der einzelne fühlte, daß sie noch vor dem Tod erreicht oder vollendet werden mußten. Es kam zur Erfüllung durch das Erleben von Abschließung oder Vollendung in bezug auf bestimmte Schlüsselpersonen und -ereignisse.

Man könnte sich nun berechtigterweise fragen, welche Kernmechanismen in diesen Menschen tätig werden. Wenn wir diese Mechanismen identifizieren können, wird es möglich sein, sie nützen zu lernen und anderen ein Weiterleben zu ermöglichen, bis es zu einem medizinischen Durchbruch kommt. Wenn Menschen acht, zehn, oder zwölf Monate über die Vorhersagen der Ärzte leben können, um sagen wir den Universitätsabschluß ihres Kindes oder die Geburt eines Enkels mitzuerleben, könnten sie dann nicht auch noch länger leben? Sollten wir ihnen als Ärzte nicht helfen, sich neue Ziele zu setzen, für die es sich lohnt zu leben?

Ich bin durch die Beobachtung vieler solcher Fälle überzeugt, daß da eine Art von nicht greifbarer Kraft in uns herrscht, die einen rasenden Durst nach dem Leben nützen und uns über die künstlichen Grenzen, die durch unseren Glauben an medizinische Prognosen gesetzt werden, hinaus treiben kann. Woraus diese Kraft besteht und wie man sie erweckt und Menschen lehrt, sie zu nützen, ist ein ebenso gerechtfertigtes Untersuchungsziel für die Medizin wie die Entwicklung eines neuen chemotherapeutischen Wirkstoffes. Die Medizin hat aber unglücklicherweise weiterhin große Schwierigkeiten, über ihr momentanes Paradigma hinaus zu sehen, in dem für solch scheinbar mystisch klingende Vorstellungen wie Hoffnung oder Lebenswillen kein Platz ist. Und das obwohl offensichtlich keinerlei Schaden angerichtet werden kann, indem man Patienten mitteilt, daß es Beweise gibt für eine wahrscheinliche immunologische Verschlechterung bei Krebs, daß aber einige selbstregulierende

Techniken und psychotherapeutische Methoden positive immunologische Wirkungen gezeigt haben. Krebspatienten haben nichts dabei zu verlieren, an einem integrierten, psychoneuroimmunologischen Behandlungsprogramm teilzunehmen und gesagt zu bekommen, daß ihre aktive Verpflichtung zu dem Programm ihnen durchaus helfen kann.

In meinem klinischen Unterricht ermutige ich Ärzte, die mit Krebs zu tun haben, sich zu bemühen, ihren Patienten ein Gefühl der Hoffnung und des Enthusiasmus für das Leben beizubringen. Wir empfehlen, sich vom Rezitieren von Statistiken so als ob sie ein entscheidender Faktor wären, fernzuhalten, speziell wenn es sich um Statistiken handelt, die eine schlechte Erfolgsrate nahelegen. Menschen, die mit einem fortgeschrittenen oder metastatischen Krebs diagnostiziert wurden, braucht nicht gesagt zu werden, daß ihre Krankheit tödlich ist. Man muß Integrität bezüglich der klinischen Realität der Situation bewahren; es gibt jedoch immer Ausnahmen zu dem „tödlichen" Bild, das von den Statistiken gezeichnet wird.

Wie schon vorher bemerkt, behandeln wir jeden einzelnen Menschen taktvoll unter Berücksichtigung seiner Bedürfnisse während wir auf seine Fragen eingehen und uns voll dem zuwenden, was er wirklich wissen möchte. Sieht die Prognose eines Patienten schlecht aus, so bespreche ich das und die möglichen negativen Ergebnisse mit ihm; ich tue das aber immer auf konstruktive, hoffnungsorientierte Weise, mit der klaren Indikation, daß ich nicht vorhabe, den Patienten deshalb abzuschreiben, und der Aufforderung an den Patienten selbst, sich ebenso wenig aufzugeben. Ich versuche eine harte Prognose immer mit einem Ausdruck von Hoffnung in der Waage zu halten. Die Sprache der Empathie liegt darin, den Patienten auf die Möglichkeit eines nachteiligen Resultats vorzubereiten, während man ihm gleichzeitig dabei hilft, ein positives und flexibles Bewußtsein bezüglich der Unsicherheiten seiner Situation zu pflegen und ihn dazu ermutigt, nach positiven Ergebnissen zu streben.

Jede andere Vorgangsweise ist, als würde man behaupten, die Situation sei hoffnungslos. Die Arbeit hebräischer Gelehrter aus dem elften Jahrhundert beleuchtete dieses Prinzip, indem es Ärzten und Familie verboten war, sich so zu unterhalten, daß es die Angst oder das Unbehagen des Patienten verstärkt hätte. Der hebräische Ausdruck tiruf ha-da'at, was wörtlich übersetzt soviel heißt wie „das Zerreißen der Wahrnehmung eines Menschen", bezeichnete das Mandat des Arztes, jede Form der angsterzeugenden Interaktion mit dem Patienten zu vermeiden.

Ein interessanter „Midrash" (eine Geschichte, die die Bibel kommentiert) beschreibt Ärzte wie sie über dem Abgrund der Hölle hängen, aber mit einer direkten Aufstiegsmöglichkeit in den Himmel, und das nur aus dem einen Grund: wegen ihren Mündern und dem, was sie kommunizieren. Wir sind mit unserer streitsüchtigen Kultur heute sicher in den Abgrund abgerutscht, wir bewahren jedoch die Fähigkeit, von denen zu lernen, die uns vorangingen. Das menschliche Bedürfnis nach Hoffnung inspiriert uns ständig. Auch heute sollten Ärzte es vermeiden, so mit ihren Patienten zu sprechen, daß sie bei ihnen Verzweiflung auslösen oder die Aussicht auf eine mögliche Genesung auslöschen. Wir, die wir es gewählt haben, diesen Menschen eine Behandlung anzubieten, sollten alles uns Mögliche tun, um den Patienten im Kampf um ihr Leben zu helfen. Weiters sollten wir, sobald der Punkt, an dem es kein Umkehren mehr gibt (was zugegebenermaßen sehr schwer zu sagen ist) erreicht ist, keine Maßnahmen setzen, die den Sterbeprozeß verzögern oder stören, zumal das meist nur das Leid erhöht.

In den Endstadien der Krankheit braucht der Patient aufmerksame und zärtliche Fürsorge – es geht um menschliche Grundsätze wie die Hand zu halten, den Mund abzuwischen, Schmerz oder andere Beschwerden zu lindern, und einfach für den anderen da zu sein, einen heiligen Platz einzunehmen und Erinnerungen zu teilen. Es ist auch eine Zeit der letzten liebenden Verbindung und der Beseitigung von Beziehungsproblemen aus der Vergangenheit. Generell ist es nicht der geeignete Zeitpunkt, um nach dem Warum zu fragen, oder auf Interpretationen zu bestehen, sondern einfach für den Moment zu leben und voll und ganz im Kampf des Menschen präsent zu sein.

Manche Ärzte mögen behaupten, mein Ansatz erwecke „falsche Hoffnungen" im Patienten. Ich kann dem nicht zustimmen. Viel schlimmer als „falsche Hoffnungen" zu erwecken, ist es meiner Meinung nach, Hoffnungslosigkeit zu erzeugen, also den brutalen Raub der Hoffnung zu begehen, die heute eine so große Rolle in der Krebsbehandlung spielt. Manche Ärzte knüppeln ihre Patienten unwissentlich mit Worten und Gesten, die Raum für ein Gefühl der Sinnlosigkeit schaffen, nieder. Was dem Patienten zwischen den Zeilen während der Diagnose und Behandlungsverschreibung vermittelt wird, kann tiefschürfende Auswirkungen auf Emotionen und Stimmungen haben und so den Willen des Patienten zu leben und die Fähigkeit zur Genesung beeinflussen. Hoffnungslosigkeit ist häufig ein iatrogener (vom Arzt erzeugter) Zustand, der den Lebensgeist des Patienten zerbricht, das Immunsystem unterdrückt, und das Ableben des Krebskranken beschleunigt.

Die Bezeichnung „tödlicher Krebs", zum Beispiel, erzeugt den Glauben, daß durch den Krebs erzeugte Veränderungen sowohl unheilbar als auch unumkehrbar sind. Die logische Antwort des Patienten ist dann einfach: „Was hat es überhaupt für einen Sinn?" Unter dem Vorwand von strittigen Bedenken und Offenheit können wohlwollende Ärzte ihre Patienten belasten, indem sie ihnen jegliche Hoffnung durch selbstschützende, übertriebene Erwartungen stehlen. Statt dessen kann eine realistische, zurückhaltende, aber ermutigende Betonung der Möglichkeit, die Überlebenschance zu verbessern, wenn sie auch noch so gering ist, dem Patienten sowohl psychisch als auch biologisch helfen, und so hilfreich in der Verwirklichung einer solchen Möglichkeit sein. Selbst im Umgang mit einer noch so harten Prognose, obliegt es allen Ärzten, die Wahrheit taktvoll und zärtlich mitzuteilen, sodaß Hoffnung bewahrt und der Wille zu leben bestärkt wird.

Es gibt solide wissenschaftliche Gründe, die für ein Streichen von Worten wie „tödlich" aus dem medizinischen Vokabular sprechen. Jeder Arzt, der dogmatisch darauf besteht, daß ein Patient nur eine begrenzte Lebenserwartung hat, trübt das statistische Bild, indem er die immensen Unterschiede in der Resistenz individueller Menschen gegen eine Krankheit ignoriert. In den meisten Fällen ist es nicht nur unmenschlich, einem Patienten mitzuteilen, daß er nur mehr wenige Wochen oder Monate zu leben hat, sondern auch intellektuell trügerisch. Nicht einmal der beste Krebsbiostatiker kann den Krankheitsverlauf genau vorhersagen. Die Überlebensdauer kann von Monaten über Jahre bis zu Jahrzehnten hinweg reichen. Die unumstößliche und faszinierende Wahrheit ist, daß uns manche Krebspatienten überraschen, indem sie alle statistischen Erwartungen überleben.

Ein treffendes Beispiel: Patienten mit „tödlichen" Tumoren begeben sich oft, gegen alle Erwartungen der Experten, in spontane Remission. Dieses spektakuläre Phänomen ist, wenngleich niemand mit Sicherheit den Zeitpunkt solcher Ereignisse vorhersagen kann, die Verkörperung von Hoffnung. Es sollte den inspirierenden Ausschlag zur Erweiterung unserer Erwartungen statt deren Verengung angesichts unüberwindbarer Chancen bilden.

Vielleicht spiegelt der „Zauber" von spontanen Remissionen nur unseren Mangel an Vertrauen in die Krebsabwehrkräfte des Körpers wider, zumal die Mobilisierung des Immunüberwachungssystems zu den plausibleren Erklärungen für dieses Phänomen zählt. In ihrer kommentierten Bibliographie zu spontaner Remission listen O'Regan und Hirshberg (1993) Diät, pflanzliche Heilmittel, Meditation, Beten, und Fieber als häufige Faktoren in den über 1000 Fällen, die sie dokumentieren, auf.

In einer anderen Studie von 200 spontanen Remissionen verzeichneten 87% der Fälle wesentliche Diätveränderungen, hauptsächlich in Richtung einer vegetarischen Lebensweise (Foster 1988). Viele weitere durchliefen eine Form von Entgiftungsprogramm oder verwendeten Ernährungszusätze, um das krebsbekämpfende Potential ihres Körpers zu stärken. Obgleich man Probleme in bezug auf die Methodologie dieser Studien gefunden hat, legen die Erkenntnisse daraus doch nahe, daß zumindest einige, wenn nicht alle Fälle spontaner Remission aufgrund bestimmter biologischer Gründe auftreten.

Es ist aber natürlich ebenso möglich, daß psychosoziale oder psychotherapeutische Faktoren eine Rolle spielten, Faktoren, die schlichtweg nicht vom verantwortlichen Arzt oder Untersuchenden analysiert wurden. Umgeschulte Überzeugungen oder großartige Erwartungen können einen viel größeren Teil des Körperhirns kontrollieren, als man annehmen möge, ebenso wie eine winzige Veränderung im endokrinologischen Gleichgewicht den Genausdruck verschieben kann. Wir können aber in jedem Fall, statt solche Remissionen als „spontan" zu bezeichnen, was etwas Seltenes oder Zufälliges impliziert, das Auftreten derselben „freiwillig" oder „selbstinduziert" nennen, und so Patienten ermutigen, aktiv auf selbstinduzierte Krebsremissionen hinzuarbeiten. Rückfälle andererseits sollten vielleicht als „spontan" bezeichnet werden, um die Last der Schuld aufzuheben.

Die Hoffnung zu leben und zu überleben ist nicht falsch oder vergebens. Ärzte und Krankenpflegepersonal haben das Recht und die Pflicht, die Familienangehörigen und dem Kranken nahestehenden Menschen auf das Schlimmste vorzubereiten, sie sollten jedoch nicht dem Patienten die Türe zu seinem eigenen Erleben der Möglichkeit der Genesung vor der Nase zuschlagen, speziell dann, wenn dieses Erleben Teil des Genesungsmechanismus jenes Menschen wird. Hoffnung selbst, der Wille zum Gesundwerden, ist eines der wichtigsten Elemente einer erfolgreichen Therapie. Die Hoffnung, das eigene Leben zu verlängern, schafft viel eher ein positives emotionales Umfeld, das umgekehrt ein starkes Krebsabwehrsystem unterstützt. Hoffnung ist der Kern eines positiven, adaptiven Sicheinlassens mit dem Leben, bei dem erkannt wird, daß eine verbesserte emotionale Ausdrucksfähigkeit von Vorteil ist. Hoffnung stützt die Kraft, sich für ein gesundes Aussprechen von ehrlichen Gefühlen zu entscheiden, mit der stillen Bereitschaft zum Kontrollverlust, so peinlich und angsterzeugend derselbe manchmal auch sein kann.

Ärzte, die von „falschen Hoffnungen" sprechen, reagieren meist auf die Frustration und die schreckliche Wirklichkeit, so viele Krebspatienten sterben gesehen zu haben. Der Terminus „falsche Hoffnungen" ist auch ein Weg, um Themen der medizinisch-legalen Untersuchung anzusprechen. Diese Einstellung ist jedoch zunehmend veraltet. Wenn es so etwas wie falsche Hoffnung gibt, so ist es Hoffnung, die auf Angst und der Veräußerlichung der eigenen Kraft beruht, statt auf Selbstvertrauen und dem Vertrauen in unser angeborenes Selbstheilungspotential. Sie basiert auch auf einer verständlichen, aber nicht länger aufrechtzuerhaltenden Enttäuschung durch mangelnde medizinische Durchbrüche. Jüngste Forschung auf dem Gebiet der Genmanipulation, Immuntherapie, und einer ganzen Reihe an biologischen Reaktionsmodifikatoren wird sich im Laufe der nächsten zehn Jahre in potente klinische Anwendungen umsetzen lassen; es ist heute kein unberechtigtes Bestreben, Patienten zu ermutigen, ihr Überleben so lange hinauszuzögern, bis neue medizinische Durchbrüche erreicht sind.

Patienten müssen auch dazu ermutigt werden, alle mögliche positive Unterstützung auszunützen und negative Einflüsse aus ihrem privaten, öffentlichen und medizinischen Leben auszumerzen. Das kann heißen, sich aus Freundschaften zu lösen, die zu Unzufriedenheit oder Erschöpfung führen, und Beziehungen zu finden, die Gefühle der Freude, Ruhe und Erfüllung erwecken. Es kann auch bedeuten, aus einem Job auszusteigen, der zerstörend wirkt, oder einen Arbeitsplatz zu verlassen, an dem der Vorgesetzte oder die Kollegen nicht positiv bestärkend agieren. In manchen Fällen habe ich Rezepte geschrieben, auf denen einfach stand: „Feuern Sie Ihren Boß." Schließlich kann es auch heißen, eine Beziehung mit einem fürsorgenden Menschen zu beenden, wenn diese Beziehung die eigenen Grundbedürfnisse und Wünsche zerstört und negiert, die notwendig sind, damit ein Mensch konstruktiv seine persönliche/emotionale und medizinische/biologische Behandlung adressieren kann.

Menschen, die mit Krebs diagnostiziert werden, können es sich nicht leisten, mit einer verzweiflungserfüllten, tödlichen Geistesausrichtung zu leben. Das Hegen von Hoffnung, einem positiven Selbstbild, und einer positiven Zukunftsausrichtung kann die Lebensqualität nur verbessern und die Fähigkeit, die Krankheit zu bekämpfen, nur stärken. Hoffnung ist eine potente Medizin, und nach allem, was ich weiß, hat sie keinerlei negative Nebenwirkungen. Menschen, die sich für die Hoffnung und eine sinnhafte Existenz entscheiden, haben nichts zu verlieren außer den Tod.

## Ein abschließendes Wort

Krebs ist ein zutiefst paradoxer Lehrmeister. Es trifft das alte Sprichwort zu: er kann etwas aus uns machen oder uns fertigmachen. Entweder er konsumiert uns oder er erneuert uns, verblüfft uns oder erfüllt uns mit ungeahnter Klarheit, drängt uns zu extremen Verhaltensweisen, oder veranlaßt uns, unser Innerstes zu finden. Krebs lehrt uns wie wahrscheinlich keine andere Krankheit, unseren Körper in seiner Ganzheit zu respektieren, und zu erkennen, daß ein Körper, der schlecht behandelt wurde, mit Giftstoffen vollgepumpt oder schlecht ernährt wurde, nicht optimal reagieren wird, selbst auf die stärksten psychomolekularen Mitteilungen.

Krebs fordert uns auf, all unsere inneren Dämonen zu konfrontieren, im selben Prozeß, bei dem wir lernen, unsere Engel in uns aufzunehmen. Er zwingt uns, lange und intensiv all unsere Illusionen über unsere Unsterblichkeit zu bedenken, oder zumindest die Illusionen über ein problemfreies Leben – denn das Leben ist nie mehr so wie früher, wenn man einmal mit Krebs diagnostiziert wurde.

Die Krebsdiagnose kann uns die Rüstung rauben, in die wir uns manchmal im Leben in Sein und Taten kleiden. Sie kann die polsternden Kissen um uns herum fortreißen und uns plötzlich verletzbarer, aber potentiell auch ehrlicher, authentischer, und mit der Kapazität zu größerer Intimität als je zuvor zurücklassen. Zeit erhält höheren Wert, und Intimität wird voller geschätzt. Ein Mensch kann neue Lebensformen annehmen, an die er früher nicht einmal gedacht hätte. Deshalb hört man Menschen oft sagen: „Dieser Krebs war ein Geschenk; er hat mich sensibler gemacht; er hat mir die schützenden Hüllen und die Härte genommen, die mich von anderen Menschen entfernt haben. Er hat mir ein neues Leben geschenkt.“ Als Kultur haben wir erst damit begonnen, die aufnahmebereitere weibliche Seite der menschlichen Natur zu schätzen; und doch gewinnen wir in dieser Verletzlichkeit unsere persönliche Kraft wieder und sind imstande, unsere wichtigsten, wenn auch ungreifbarsten Heilungsakkorde anzuschlagen.

Das Geheimnis menschlichen Leidens und der Triumph der menschlichen Psyche liegt in der Verletzlichkeit, die durch die Erfahrung des Krebses auferlegt oder erzeugt wird, und in der die Patienten ihre wahre

Stärke entdecken, jene tiefer liegenden Seinstöne, die unser weiteres Selbst definieren und uns daran erinnern, daß das Leben nicht allein aus Leid besteht, sondern ein großer Segen ist, der immer wieder gehegt und gepflegt werden will. Wo solche Lektionen enthüllt wurden, können die letzten Tage und Stunden Momente der Liebe und des Teilens erzeugen, die so bedeutsam sind wie alle anderen leuchtenden Augenblicke des Lebens.

Wie das Selbst den Verlauf des Krebses beeinflußt, ist vielleicht weniger eindeutig als die Art und Weise, wie der Krebs das Selbst mit Myriaden von schweren Lasten beschwert. Und doch kann Krebs einen Prozeß des Wachsens und der Bewußtheit des Selbst anregen, denn er ist auf jeden Fall ein Weckruf, eine Chance, durch die Krankheit zu heilen und sich zu entwickeln. In diesem Sinne ist es möglich, daß jemand mittels aggressiver Behandlung von einem fortgeschrittenen Krebs geheilt wird, aber nie wirklich „heilt" oder sich ganz fühlt. Ebenso ist es möglich, daß eine Behandlung das Ziel zu „heilen" verfehlt, es jedoch zu einer vollkommenen „Heilung" auf der psychospirituellen Ebene, der Ebene der menschlichen Seele, kommt. Die Krise des Krebses ist im Endeffekt eine Krise des Selbst, eine potentielle Chance zur Verwandlung, ein Aufruf unserer Umwelt und Lebensweise, daß es einer Veränderung bedarf, und eine Botschaft des Kosmos, die nur das Selbst zu entziffern und dementsprechend zu handeln weiß.

## Literatur

Aarstead JH, et al (1991) The effect of stress in vivo on the function of mouse macrophages in vitro. Scand J Immunol 33: 673-81

Adler NE, et al (1994) Socioeconomic status and health: the challenge of the gradient. Am Psychol 49: 15–24

Andrykowsky MA, et al (1994) Psychosocial factors predictive of survival after allogeneic bone marrow transplantation for leukemia. Psychosom Med 56: 432-9

Baltrusch JJ, et al (1991) Stress, cancer and immunity: new developments in biopsychosocial and psychoneuroimmunologic research. Acta Neurol 13: 315-27

Beecher HK (1959) Measurement of subjective responses: quantitative effects of drugs. Oxford University Press, New York [cited in: Sterling P, Eyer J (1981) Biological basis of mortality. Soc Sci Med 15: 3–42]

Benedict S (1989) The suffering associated with lung cancer. Cancer Nurs 12: 34–40

Block KI (1993) Dietary impact on quality and quantity of life in cancer patients. In: Quillan P, Williams RM (eds) Adjuvant nutrition in cancer treatment. Cancer Treatment Research Foundation (American College of Nutrition), Arlington Heights, IL, pp 99–127

Block KI, Gyllenhaal C, Block P (1995) Living with cancer: a pilot study of long-term survivors. NOHA News (Nutrition for Optimal Health Association) 20 (1): 6–12
Borne HW, et al (1986) Self-help in cancer patients: a review of studies on the effects of contacts between fellow patients. Patient Education and Counseling 8: 367-85
Borysenko J (1985) Healing motives: an interview with David C. McClelland. Advances 2 (2): 29–41
Buddeberg C, et al (1991) Coping strategies and course of disease of breast cancer patients. Psychother Psychosom 55: 151-7
CDPRG (Coronary Drug Project Research Group) (1980) Influence of adherence to treatment and response of cholesterol on mortality in the coronary drug project. N Engl J Med 303: 1, 038-41
Cassileth BR, et al (1988) Psychosocial correlates of cancer survival: a subsequent report 3 to 8 years after cancer diagnosis. J Clin Oncol 6 (11): 1, 753-9
Catalona WJ (1994) Management of cancer of the prostate. N Engl J Med 331 (15): 996-1, 003
Cella DF, Cherin EA (1988) Quality of live during and after cancer treatment. Compr Ther 14: 69–75
Cella DF, et al (1991) Socioeconomic status and cancer survival. J Clin Oncol 9: 1, 500-9
Chiapelli F, et al (1991) Diffenrential effect of Betaendorphin on three human cytotoxic cell populations. Int J Immunopharmacol 13: 291-7
Coates A, et al (1992) The Australian New Zealand Breast Cancer Trials Group: prognostic value of quality-of-life scores during chemotherapy for advanced breast cancer. J Clin Oncol 10: 1, 833-8
Coates A, et al (1993) Prognostic value of quality of life scores in a trial of chemotherapy with or without interferon in patients with metastatic malignant melanoma. Eur J Cancer 29A: 1, 731-4
Commentary (1996) Many patients said to leave their MD's office without understanding what they've been told. Oncology 9 (11): 1, 134
Cooper CL, Faragher EB (1993) Psychosocial stress and breast cancer: the inter-relationship between stress events, coping strategies and personality. Psychol Med 23: 652-62
Crowell PL, Gould MN (1994) Chemoprevention and therapy of cancer by D-limonene. Crit Rev Oncogen 5 (1): 1–22
De Haes JCJM (1988) Quality of life: conceptual and theoretical considerations. In: Watson, et al (eds) Psychosocial oncology. Pergamon, Oxford, pp 61–70
Dean C, Surtees PG (1989) Do psychological factors predict survival in breast cancer? J Psychosom Res 33 (5): 561-9
Downer JM, et al (1994) Pursuit and practice of complementary therapies by cancer patients receiving conventional treatment. Br Med J 309: 86-9
Dufault K, Martocchio B (1985) Hope: its spheres and dimensions. Nurs Clin North Am 20 (2): 379-91
Dunkel-Schetter C, et al (1992) Patterns of coping in cancer. Health Psychol 11 (2): 79–87
Eisenberg JM (1995) Historical and methodological perspectives on cancer outcomes research. Oncology 9 [Suppl 11]: 23–32
Epstein LH (1984) The direct effect of compliance on health outcome. Health Psych: 385-93

Epstein M (1996) Thougts without a thinker. Harper Collins, New York
Fallowfield LJ, et al (1990) Psychological outcomes of different treatment policies in woman with early breast cancer outside a clinical trial. Br Med J 301: 575-80
Fawzy FI, et al (1993) Malignant melanoma: effects of an early structured psychiatric intervention, coping and affective state on recurrence and survival 6 years later. Arch Gen Psychiatry 50: 681-9
Fawzy FI, et al (1995) Critical review of psychosocial interventions in cancer care. Arch Gen Psychiatry 52: 100-13
Foster H (1988) Lifestyle changes and the spontaneous regression of cancer: an initial computer analysis. Int J Biosoc Res 10 (1): 17–33
Fox B (1995) The role of psychological factors in cancer incidence and prognosis. Oncology 9 (3): 245-53
Fuller R, et al (1983) Compliance with disulfiram treatment of alcoholism. J Chronic Dis 36: 161-70
Ganz PA, et al (1991) Quality of life assessment: an independent prognostic variable for survival in lung cancer. Cancer 67: 3, 131-5
Glanz K, Lerman C (1992) Psychological impact of breast cancer: a critical review. Ann Behav Med 14: 204-12
Greer S (1991) Psychological response to cancer and survival. Psychol Med 21: 43-9
Greer S (1994) Psycho-oncology: its aims, achievements, and future tasks. Psycho-Oncology 3: 87–101
Greer S, Morris T (1979) Psychological attributes of women who develop breast cancer: a controlled study. J Psychosom Res 19: 147-53
Greer S, et al (1992) Adjuvant psychological therapy for patients with cancer: a prospective, randomized trial. Br Med J 304: 675-80
Haag JD, et al (1992a) Enhanced inhibition of protein isoprenylation and tumor growth by perillyl alcohol, an hydroxylated analog of D-limonene. Proc Am Assoc Cancer Res 33: 524
Haag JD, et al (1992b) Limonene-induced regression of mammary carcinomas. Cancer Res 52: 4, 021
Harpham WS (1995) Psychosocial oncology: a view from the other end of the stethoscope. J Psychosoc Oncol 13 (3): 89–105
Harrington A (1995) Probing the secrets of placebos. Alternative & Complementary Therapies 9 (10): 299–304
Higgins ET (1987) Self-discrepancy: a theory relating self and affect. Psychol Rev 93: 319-40
Hitch PJ, et al (1994) Effectiveness of self-help and support groups for cancer patients: a review. Psychology and Health 9: 437-48
Hogarty GE, et al (1973) Drug and sociotherapy in the aftercare of schizophrenic patient: one year relapse rates. Arch Gen Psychiatry 28: 54–64
Holland JC, Rowland JH (1987) Psychological reactions to breast cancer and its treatment. In: Harris CL, Hellman S (eds) Breast disease. Lippincott, Philadelphia, pp 632-47
Holland JC, Rowland JH (eds) (1989) Handbook of Psycho-oncology. Oxford, New York
Horvath P (1988) Placebos and common factors in two decades of psychotherapeutic research. Psychol Bull 104: 214-25

Ilnyckyj A, et al (1994) A randomized controlled trial of psychotherapeutic intervention in cancer patients. Ann R Coll Phys Surg Canada 27: 93-6

Jamison RN, et al (1987) Psychogenic factors in predicting survival of breast cancer patients. J Clin Oncol 5: 768-72

Jamner L, et al (1988) The relationships between repressive and defensive coping styles and monocyte, eosinophil, and serum glucose levels: support for the opioid peptide hypothesis of repression. Psychosom Med 50: 567-75

Kahn DL, Steeves RH (1995) The significance of suffering in cancer care. Semin Oncol Nursing 11 (1): 9–16

Kastin A, et al (1991) Failure of met-enkephalin to enhance natural killer cell activity. Immunobiology 183: 55–68

Kiebert GM, et al (1991) The impact of breast-conserving treatment and mastectomy on the quality of life of early-stage breast cancer patients: a review. J Clin Oncol 9: 1, 059-70

Kraut R, Greenberg A (1986) Effects of endogenous and exogenous opioids on splenic natural killer cell activity. Nat Immun Cell Growth Regul 5: 28–40

Kreitler S, et al (1993) Repressiveness: cause or result of cancer? Psycho-oncology 2: 43–54

Laudenslager M, et al (1983) Coping and immunosuppression: inescapable but not escapable shock suppresses lymphocyte proliferation. Science 221: 568-70

Lerner M (1994) Choices in healing. MIT Press, Cambridge, MA

Levy S, et al (1988) Survival hazards in first recurrent breast cancer patients: seven-year follow-up. Psychosom Med 50: 520-8

Levy S, et al (1991) Persistently low natural killer cell activity and circulating levels of plasma beta endorphin risk factors for infectious disease. Life Sci 48: 107-16

Linn M, et al (1982) Effects of counseling for late-stage cancer patients. Cancer 49: 1, 048-55

Maunsell E, et al (1995) Social support and survival among women with breast cancer. Cancer 76: 631-7

Messina MJ, et al (1994) Soy intake and cancer risk: a review of the in vitro and in vivo data. Nutrition & Cancer 21 (2): 113-31

O'Connor SM (1986) Commitment in cancer patients: a phenomenological study. Diss Abstr Int Sci 46 (8): 2, 618

Office of Technology Assessment (1978) PB 286/929. U.S. Congress, Office of Technology Assessment

O'Regan B, Hirshberg C (1993) Spontaneous remmission. Institute for Noetic Sciences, Sausalito, CA

Oh VMS (1994) The placebo effect: can we use it better? Br Med J 309: 69–70

Peteet JR, et al (1992) Emotional support for patients with cancer who are undergoing CT: semistructured interviews of patients at a cancer institute. Radiology 182 (1): 99–101

Pizzo PA, et al (1983) Oral antibiotic prophylaxis in patients with cancer: a double-blind randomized placebo controlled trial. J Pediatr 102: 125-33

Poncar PJ (1994) Inspiring hope in the oncology patient. J Psychosoc Nurs 32 (1): 33-8

Reele BL (1994) Effect of counseling on quality of life for individuals with cancer and their families. Cancer Nursing 17 (2): 101-12

Reynolds P, Kaplan GA (1990) Social connections and risk of cancer: prospective evidence from the alameda county study. Behav Med 16: 101-10

Richardson JL, et al (1990) The effect of compliance with treatment on survival among patients with hematologic malignancies. J Clin Oncol 8: 356-64

Richardson JL, et al (1991) Does psychological status influence cancer patient survival? A case still in need of evidence. In: Lewis CE, O'Sullivan C, Barraclough J (eds) The psychoimmunology of cancer. Oxford University Press, New York, pp 228-45

Riel-Emde A, et al (1989) Ursachenatribution und Krankheitsbewältigung bei Patientinnen mit Mammakarzinom. Psychother Med Psychol 39: 232-38 [cited in: Buddeberg C, et al (1991)]

Roud PC (1985) Psychological variables associated with the exceptional survival of terminally ill cancer patients. Diss Abstr Int Sci 46 (6): 2, 051

Ruckdeschel JC, Piantodsi S (1989) Assessment of quality of life by the functional living index-cancer (FLI-C) is superior to performance status for prediction of survival in patients with lung cancer. Proc Am Soc Clin Oncol 8: 311 (Abstr)

Ruckdeschel JC, et al (1991) Quality of life assessment in lung surgery for bronchogenic carcinoma. J Thor Surg 6: 201-5

Schulz R, et al (1995) The psychological, social, and economic impact of illness among patients with recurrent cancer. J Psychosoc Oncol 13 (3): 21–45

Shavin Y, et al (1984) Opioid peptides mediate the suppressive effect of stress on natural killer cell cytotoxicity. Science 223: 188–223

Spiegel D (1990) Can psychotherapy prolong cancer survival? Psychosomatics 31 (4): 361-5

Spiegel D (1990) Facilitating emotional coping during treatment. Cancer 66: 1, 422-60

Spiegel D (1993) Living beyond limits: new help and hope for facing life-threatening illness. Random House, New York

Spiegel D (1994) Health caring: psychosocial support for patients with cancer. Cancer 74: 1, 453-7

Spiegel D (1996) The fox article reviewed. Oncology 9 (3): 253-4

Spiegel D, et al (1981) Group support for patients with metastatic breast cancer. Arch Gen Psychiatry 38: 527

Spiegel D, et al (1989) Effect of psychosocial treatment on survival of patients with metastatic breast cancer. Lancet: 888-91

Temoshok L, Dreher H (1993) The type C connection. Random House, New York

Temoshok L, et al (1985) Biopsychosocial studies on cutaneous malignant melanoma: psychosocial factors associated with prognostic indicators, progression, psychophysiology and tumor-host response. Soc Sci Med 20: 833-40

Wise B (1987) Comparison of immune response to mirth and distress in women at risk for recurrent breast cancer. Thesis, University of Pittsburgh [cited in: Levy, et al (1988)]

# Kommentare zum Beitrag von Block

## Ernährungswissenschaftliche Unterstützung für einen biopsychologischen Ansatz zur Krebstherapie

J. S. Bland und B. Levin

Keith Block beschreibt in seinem Artikel ausführlich seine integrierte Behandlung und Unterstützung von Krebspatienten (Block 1997). Sein Ansatz, die individuelle Behandlung, psychodynamische Intervention, medizinische Abstimmung, und biopsychologische Intervention vereint, repräsentiert eine rationale Methode der Krebsbehandlung, die die meisten Patienten verstehen und bei der sie als aktive Partner ihrer Ärzte mitwirken können.

Eine Krebsdiagnose hat historisch bisher drei *a priori* Annahmen sowohl auf Seiten des Patienten als auch des Arztes beinhaltet. Diese stillschweigend vorbestimmten Annahmen sind (1) daß Krebs auf schlechte Gene und, in geringerem Maße, auf eine schlechte Umwelt zurückzuführen sei (alles ist ein Karzinogen); (2) daß die einzig wirksame Behandlung ein Kampf mit aller Macht sei, indem jede einzelne Krebszelle abgetötet werden müsse (durch Operation, Chemotherapie, und Bestrahlung); und (3) daß Veränderungen in Ernährung, Lebensstil, Umwelt, und Verhalten/Einstellung von geringer oder gar keiner Konsequenz in der Bewältigung von Krebs seien.

Block stellt diese drei Annahmen in seiner Abhandlung in Frage und regt uns zu intensivem Nachdenken über Krebs als Krankheit mit einer einzigartigen psychodynamischen Beziehung zum einzelnen und dessen Beziehung zur Welt an.

Die Behandlungsmethode, die Block „Biopsychoonkologie" nennt, stellt ein spannendes Abweichen von der traditionellen Sichtweise der Krebsbehandlung dar. Block hat ein essentielles Verbindungsglied zwischen der wissenschaftlichen Auffassung von Krebs und dem Wohlbefinden des Patienten geschmiedet. Traditionellerweise nahmen Ärzte und

Patienten bisher an, daß die wissenschaftlichen Erklärungen für die meisten Krebspatienten zu schwer verständlich seien, und selbst wenn sie sie verstünden, die Erklärungen von geringem Interesse wären. Das heißt, daß Patienten einfach gar nichts über die Wirkung des von den Zitrusfrüchten stammenden Limonens auf die Isoprenylation kleiner G Proteine erfahren wollen.

Auch wenn diese beiden Annahmen über die Fähigkeiten und Einstellungen von Patienten wahr sind, erkennt Blocks Standpunkt eine dritte, tiefer sitzende Empfindung, die den ersten beiden widerspricht: Patienten sehnen sich nach einem Ausweg. Sie wollen den Fesseln der Krankheitserfahrung entkommen. Selbst wenn sie noch so unverständlich sind, erzeugen wissenschaftliche Erkenntnisse Bemächtigung. Wissenschaftliche Daten bedeuten verläßliche, vorhersehbare Verbindungen zwischen unserem Schmerz und Leid und der Welt um uns herum, und diese Verbindungen verknüpfen unsere Lebensart mit der vertrauten Molekularaktivität unserer Gene.

Block argumentiert gegen die Verwendung von Phrasen wie „falsche Hoffnungen“ und „tödliche Krankheit“. Wir stimmen ihm zu, nicht nur da diese Termini intellektuell von einem biopsychologischen Standpunkt ungültig sind, sondern auch weil sie von einem molekularen, intrazellularen Standpunkt keine Gültigkeit besitzen. Da onkogener Ausdruck zum Teil durch die Aufnahme von Pflanzenflavonoiden wie Apigenin geregelt wird, das mitogen-aktivierte Proteinkonase hemmen kann, kann die Induktion dieses Ausdrucks nicht als „tödlich“ bezeichnet werden. In Synthese, Transport und Bindung von tumorerhaltenden epidermischen Wachstums- und Nervenwachstumsfaktoren ist kein Platz für den Terminus „falsche Hoffnungen“, da diese Prozesse durch die Aufnahme von turbinarischer Säure und Chorella brauner und grüner Algen modifizierbar ist. Das heißt, selbst auf molekularer Ebene ist der Aufruf zur Hoffnung nicht verfehlt.

Eine Komponente von Blocks Programm – die biopsychologische, die Interventionen in der Diät und Ernährungstherapie enthält – versetzt sein Modell direkt auf die zellulare und biochemische Ebene. Eben diese Ebene ist es, auf die wir uns in unserer eigenen Krebs- und Ernährungsforschung konzentrieren.

Krebszellen unterscheiden sich von anderen Zellen in ihrer Gestalt, die de-differenziert (embryonisch) und angreifend (in das angrenzende gesunde Gewebe vordringend) ist, und darin, daß sie unreguliertem Wachstum und Metastase (dem Losbrechen und der Fortbewegung über das Blut, um in anderen Teilen des Körpers Krebs auszulösen) ausgesetzt sind. Ein entstehender Krebs durchläuft mehrere Phasen. Die Einleitungsphase findet, so glaubt man, dann statt, wenn ein Mensch einem Karzinogen ausgesetzt ist. In der Transformationsphase verändern Zellen ihren Charakter, der von normalem, differnziertem, reguliertem Wachstum geprägt ist, und verwandeln sich in unregulierte, embryonische Zelltypen. Im Fortpflanzungsstadium beginnen die Zellen sich zu vermehren und entwickeln ihre eigene Blutversorgung (Angiogenese). Judith Folkman, die an der Harvard Medical School und dem Kinderspital in Boston arbeitet, hat gezeigt, daß Tumore, die dieses neue kapillare Bett nicht erzeugen und sich nicht über die Gefäße ernähren können, kaum größer als ein bis zwei Millimeter im Durchmesser werden (Folkman 1990). Letztendlich treten dann Metastasen auf und es bilden sich sekundäre Tumore. Jüngste wissenschaftliche Forschungsergebnisse demonstrieren, daß jedes dieser Stadien zumindest teilweise auf bestimmte Diät- und Ernährungsfaktoren anspricht.

Das Human Genome Project, im Zuge dessen Wissenschafter aus Molekularbiologielabors auf der ganzen Welt, menschliche Gene identifizieren, hat festgelegt, daß viele genetische Eigenschaften den Weg für den Krebs ebnen können. Über die letzten zehn Jahre hinweg hat die Erforschung genetischer Veränderungen nahegelegt, daß es in den meisten Fällen zu multiplen genetischen Veränderungen kommen muß, damit Krebs entstehen kann. Manche Menschen besitzen genetisches Material, das empfänglicher für mutagene oder karzinogene Angriffe ist; sie haben also Gene, die krebsanfälliger sind. Es muß jedoch nicht sein, daß jemand, der die genetischen Eigenschaften besitzt, auch tatsächlich an Krebs erkrankt. Es können dabei viele modifizierende Faktoren im Lebensstil, der Umwelt und der Ernährung eines Menschen sowie seinen Denkungsweisen, Einstellungen und Überzeugungen Einfluß auf die Ausrichtung der Gene nehmen, indem sie bestimmte Eigenschaften nach unten oder oben regulieren.

Im weiteren wollen wir näher auf die Ernährungskomponenten in Blocks Theorie eingehen und diese bestärken.

## Forschung bezüglich Ernährung und Krebs

Die Forschung hat bewiesen, daß Diät und Ernährung eine wichtige Rolle in der Abänderung von Karzinogenese, Onkogenese, Transformation, Tumorfortschreiten, Angiogenese, und Metastasenbildung spielen können.

Ausführliche Studien haben beispielsweise gezeigt, daß Diäten, die einen niedrigen Gehalt an folischer Säure, Vitamin B12, und Vitamin B6 haben, mit erhöhtem Auftreten von Karzinogenese des Dickdarms, der Milchdrüse, Speiseröhre und der Bauchspeicheldrüse assoziiert werden. Ein Mangel dieser Nährstoffe spielt eine Rolle bezüglich eines erhöhten Krebsrisikos durch größeren Genschaden aufgrund verschiedener Karzinogene, die die Gene dazu veranlassen, sich als tumorfördernd oder als nicht tumorhemmend zu zeigen (Hirata 1996).

Natürlich auftretende Phenole in pflanzlichen Nahrungsmitteln, wie koffeinhaltige, ellagische, und ferulische Säuren, agieren als mächtige „Antikarzinogene" und helfen dabei, den auf Aussetzung durch mutagene oder karzinogene Wirkstoffe folgenden Schaden zu verhindern (Rogers 1995, Scott et al. 1993). Allgemeiner ausgedrückt sind Phytonährstoffe (pflanzliche Nährstoffe wie zum Beispiel Phenole), die in pflanzlichen Nahrungsmitteln wie Reis, Tee, Beeren, Weintrauben, Äpfeln, und Gewürzen vorkommen, oft wirkungsvolle Antioxidationsmittel, die beim Schutz vor schädlichen Oxidationsreaktionen behilflich sind, durch welche die genetische Substanz DNA nachteilig beeinflußt werden kann (Tanaka et al. 1993). Was die mutagenen oder karzinogenen Eigenschaften bestimmter Chemikalien angeht, ist der menschliche Körper durch ein hochentwickeltes Entgiftungssystem geschützt, das durch die Phase I und II Entgiftungsenzymsysteme der gastrointestinalen Schleimhaut, Leber, Hirn und Nieren vertreten wird. Zahlreiche Forscher haben festgestellt, daß die Tätigkeit dieser Entgiftungsenzymsysteme durch bestimmte Phytonährstoffe in der Diät beeinflußt wird.

Die kruziferen Gemüse (Kraut, Brokkoli, Karfiol und Kohlsprossen) enthalten Glukosinolate, die im Kau- und Verdauungsprozeß in die Phytonährstoffe Sulforaphan, Isothiocyanat, und Indole-3-Karbinol umgewandelt werden (Tiwari et al. 1994). Diese Phytonährstoffe begünstigen die Aktivität der Entgiftungsenzyme und mögen der Grund dafür sein, daß epidemiologische Studien durchgehend zu dem Schluß kamen, daß das Auftreten von Krebs in Kulturen, deren Mitglieder diese Gemüsesorten regelmäßig konsumieren, geringer ist. Erhöhte Fähigkeit, fremde Substanzen und endogene Chemikalien zu entgiften, kann diesen Menschen einen genetischen Schutz gegen mutagene/karzinogene Tätigkeit xenobiotischer Substanzen bieten. Vitamin A (Retinoid) und der Phytonährstoff Glukarat haben ebenfalls ihre stabilisierende Wirkung auf

Gene gegen karzinogene Angriffe bewiesen und Antikrebs- und Krebschemopräventivtätigkeit aufgewiesen (Webb et al. 1993).

Nachdem eine Zelle Karzinogenen ausgesetzt wurde und sich in eine potentielle Krebszelle verwandelt hat, muß sie transformiert werden. Abermals ist dabei die Ernährung ein Faktor, zumal die Forscher eine ganze Reihe von aus Nährstoffen abgeleiteten Substanzen identifiziert haben, die antitransformierend wirken. Das Pflanzenflavonoid Apigenin, zum Beispiel, kann zur Normalisierung intrazellularer Kommunikation beitragen sowie eventuell dazu, daß das Immunsystem anerkennt, daß Krebszellen fremd sind, und sich selektiver an einer tumorizidalen Aktivität beteiligt (Kno und Yang 1995). Wenngleich bisher eine ganze Reihe von nährstoffabgeleiteten, antitransformierenden Wirkstoffen *in vitro* identifiziert worden sind, so wurden die meisten bisher nicht in klinischen Versuchen bei menschlichem Krebs getestet. Nichtsdestotrotz legen auftauchende Beweise nahe, daß eine Diät Substanzen enthält, die so „zu den Genen sprechen", daß sie dazu beitragen, die normale intrazellulare Verständigung und Signalumformung wiederherzustellen.

Einige Pilze enthalten Phytonährstoffe, die als Beispiele für Substanzen mit der Fähigkeit, mit Genen zu kommunizieren, gelten können. Seit Jahrhunderten wurde in orientalen Kulturen Krebs mit Pilzen „behandelt". Phytochemiker, die diese Pilze *in vitro* untersuchten, stellten fest, daß die Pilze die Zellen dazu bringen konnten, sich von ihrer mißgebildeten, präkanzerösen Form in ihre normale Bauweise zurück zu verwandeln (Sugano et al. 1985).

Die Entwicklung von transformierten Zellen zu einem metastatischen Tumor hängt von einer fortlaufenden Veränderung der intrazellulären Verständigung und Signalumformung ab. Protein Tyrosin Kinase sind eine wichtige Gruppe von Enzymen, die dazu beitragen, diesen Prozeß unter Kontrolle zu halten. Wissenschafter haben spezielle „Krebsgene" identifiziert, die höchst anfällig für mutagene, karzinogene Angriffe sind, welche wiederum in der zu starken Aktivierung von Protein Tyrosin Kinasen enden (Levitzki und Gazit 1995). Ein bedeutender Teil der Forschung ist zur Zeit damit beschäftigt, Hemmdrogen zu entwickeln. Wir wissen jedoch bereits, daß es in der Ernährung natürliche Substanzen gibt, die Protein Tyrosin Kinasen stabilisiert. Zwei dieser Substanzen sind Genistein und sein 4-Methoxy Derivat Biochanin A, die beide in besonderem Überfluß in Sojaprodukten zu finden sind. *In vitro* Studien sind zu dem Ergebnis gekommen, daß diese beiden Isoflavone das Wachstum von Prostatakrebszellen hemmen und die Tätigkeit von Protein Tyrosin Kinasen regulieren (Peterson und Barnes 1993).

Endokrinologen, Krebsspezialisten, und Phytochemiker arbeiten derzeit gerade daran, den Mechanismus zu verstehen, mittels dessen Genistein und andere Soja Isoflavone als spezielle Hemmstoffe der Tyrosin-spezifischen Protein Kinasen agieren (Akiyama et al. 1987). Eine der spannendsten Anwendungen dieser Forschungsergebnisse ist eine kürzlich erschienene Publikation des Instituts für Therapeutische Radiologie und Onkologie an der University of Minnesota, die demonstriert, daß B-Zellvorläufer von Leukämie in tierischen Krebsmodellen wirkungsvoll behandelt werden können durch die Verordnung von Genistein in einer speziellen Form, in der es an weiße Blutkörperchen gebunden ist, die das Genistein zu dem Herd der Krebsaktivität transportieren und zur Wiederherstellung von normaler Signalumformung und zu Remission der Leukämie führen kann (Uckun et al. 1995). Die Autoren schließen daraus: „Die Immunverbindung von weißen Blutkörperchen und Genistein kann in der Ausrottung von Leukämiezellen bei Patienten, an denen eine konventionelle Therapie fehlgeschlagen ist, von Bedeutung sein."

Diese Forschung zur Anpassung von Signalumformung und der Regulierung nach oben hin von bestimmten Krebsgenen steht auch in Zusammenhang mit dem, was Wissenschafter das Redoxpotential von Zellen nennen. Redox bezieht sich auf das Gleichgewicht zwischen Oxidations- und Reduktionsreaktionen, bei denen es um die Verarbeitung biochemischer Energie innerhalb der Zellen geht. In den Transformations- und Entwicklungsstadien von Krebs kommt es zu einer exzessiven Produktion von Oxidanten, die als Modulatoren/Vermittler von Tyrosin Phosphorylation und intrazellulärer Verständigung dienen. Diese Überproduktion bedingt, daß die genetische Botschaft der Zelle als krebsproduzierender Mechanismus weitergegeben wird (Monteiro und Stern 1996).

Die Regulierung von Redox innerhalb der Zelle und die darauffolgende Kontrolle über den genetischen Inhalt der Botschaft ist mit dem Gleichgewicht von Oxidanten und Antioxidanten verbunden. Eine Anzahl von Antioxidanten, von denen Zellen bei der Kontrolle von Redox abhängen, sind essentielle, diätabgeleitete Nährstoffe, einschließlich Vitamin E (Tokopherol), Vitamin C (Askorbin), Karotenoide, und das Coenzym Q10 (Ubiquinon) (Sun und Oberley 1996). Störungen des Oxidant/Antioxidant Verhältnisses in Zellen kann die intrazelluläre

Verständigung beeinträchtigen und den Weg für Tumorveränderung und -fortschreiten ebnen.

Vitamin A, Karotin, Vitamin E, und Vitamin C schützen gegen den Krebserregungsprozeß und können weiters bei der Blockierung der Entwicklung einer iniziierten Zelle zum Krebs behilflich sein (Lupulescu 1993). *In vitro* Forschung zeigt, daß höhere Bestände von Askorbinsäure die Ansammlungen von menschlichen Myelomavorläuferstammzellen regulieren und das Wachstum und die Reproduktionsrate von Präleukämie-, Leukämie-, und Myelomavorläuferzellen reduzieren (Park und Kimler 1991). Der Vitamin C Spiegel, der nötig ist, um diesen zytostatischen (zellkontrollierten) Effekt zu erzielen, liegt viel höher als der empfohlene Tagesbedarf für Vitamin C. Ebenso kann der Antioxidant Coenzym Q10 zum Schutz gegen das Fortschreiten von Krebs beitragen, indem er den Energiemetabolismus und das Redoxpotential der Zellen beeinflußt und die intrazelluläre Kommunikation steigert (Lockwood et al. 1994). Ätherische Öle aus Kräutern und Gewürzen wurden ebenfalls als positive Wirkstoffe im Wiederherstellen des regulierenden Gleichgewichts in transformierten Zellen identifiziert. Eine dieser wiederherstellenden Substanzen ist Lavendelöl, das eine chemische Substanz enthält, die die intrazellulären Verständigungsmechanismen in Zellen, die eine *in vitro* Veränderung erfahren haben, wiederherstellt (Ziegler 1996).

Die meisten Patienten, die an Krebs sterben, sterben nicht an den Folgen des ursprünglichen Tumors, sondern an jenen der sekundären Metastasen. Das Verhindern einer Metastasenbildung ist daher von größter Wichtigkeit in jeder Krebstherapie.

Krebszellen entwickeln ihre eigene Blutversorgung durch einen Prozeß, den man Angiogenese nennt und der es den nicht reifenden Krebszellen ermöglicht sich abzulösen, durch den Blutkreislauf zu gehen und sich in anderen Körperteilen festzusetzen, wo sie sich nachbilden können (Folkman 1995). Das Immunsystem ist darauf ausgerichtet, umgewandelte menschliche Zellen, die imstande sind, sekundäre Tumore zu bilden, zu erkennen. Immunzellen heften sich wie natürliche Killerzellen an die Krebszellen und stoßen krebstötende Substanzen aus. Die Forschung hat ergeben, daß es spezielle Klebesubstanzen gibt, die diesen Vorgang ermöglichen (Ferrara 1996). Diese Klebesubstanzen scheinen mit der größeren Familie der angiogenen Faktoren verwandt zu sein, die das Erkennen der Blutversorgung krebskranken Gewebes durch die Immunzellen erleichtern. Es wurden aber gleichzeitig auch andere angiogene

Faktoren identifiziert, die als chemische Verwirrmittel zu fungieren scheinen und weiße Blutkörperchen davon *abhalten,* ihre zytotoxische Wirkung auf Tumore auszuüben (Melder et al. 1996).

Nun können eine Reihe von Substanzen in der Diät als „Übersetzer" der Botschaft dienen, die von den weißen Blutkörperchen an die angiogenen Schiffe der Tumorzellen gesandt werden. Diese „Botschaftsübersetzer" ermöglichen dem Körper ein Erkennen der metastatischen Tumore und setzen die zytotoxische Tätigkeit des Körpers in Gang. In einem tierischen Tumormodell eines Prostatakrebses verhinderte, zum Beispiel, eine Art modifiziertes Zitruspektin in der Wasserversorgung des Tieres die Metastasenbildung, indem es die Anhaftung der Tumorzellen an umliegende Zellen hemmte (Pienta et al. 1995).

In ihrer Ganzheit legen diese vorläufigen Erkenntnisse nahe, daß die Schritte, die der Krebs im Zuge seiner Identitätsentwicklung (Karzinogenese, Transformation, Angiogenese, Fortpflanzung, und Metastase) macht, Schritte sind, die der Patient in seiner Erfahrung mit einer erneuerten Konzentration auf seine persönliche Identität nachahmen muß. Je mehr der Patient den Eindruck gewinnt, daß seine Entscheidungen zählen, desto eher wird er sich so ernähren, daß ein Unterschied im Verlauf der Krankheit auf einer biochemischen und molekularen Ebene erzielt wird.

Es kann eine hervorragende Erstempfehlung sein, dem Patienten seine eigene Ernährung und die Kontrolle darüber ans Herz zu legen. Die alte Definition von Ernährung als Tätigkeit, die allein zur chemischen Sättigung dient, war falsch, beinhaltete jedoch eine wichtige Wahrheit: Sättigung ist tatsächlich wichtig, aber diese Sättigung ist in keinster Weise rein chemisch. Sie involviert ein Verlangen im Sinn des griechischen Wortes *orexis* (von dem unser heutiges Wort Anorexia stammt, das wörtlich „ohne Verlangen" bedeutet). Das Verlangen ist in diesem Fall ein Verlangen nach dem Leben, danach vital zu sein, ohne das Gefühl zu haben, von einer Krankheitserfahrung, wie sie bei Krebs gemacht wird, gefangen zu sein. Dieses Verlangen liegt aller Nahrungsaufnahme zugrunde und muß unseren Ansatz in bezug auf Ernährungsinterventionen leiten. Glücklicherweise ist die molekulare Hoffnung ebenfalls gleich zur Stelle, um das Gefühl des Patienten von Selbstfürsorge und sein Verlangen nach Nahrung zu unterstützen.

Was Block in seinem eloquenten Artikel bietet, ist ein Manifest für die ernsthafte Einschätzung und Einbindung der Rolle des Selbst in das Überleben von Krebs und für das Verständnis dessen, wie Psyche,

Umwelt und Ernährung als positive therapeutische Wirkstoffe in jedem Stadium der Krebsentwicklung interagieren.

## Literatur

Akiyama T, Ishida J, Nakagawa S, et al (1987) Genistein, a specific inhibitor of tyrosine-specific protein kinases. J Biol Chem 262 (12): 5, 592-5

Block KI (1997) The role of the self in healthy cancer survivorship: a view from the front lines of treating cancer. Advances 13 (1): 6–26

Ferrara N (1996) Natural killer cells, adhesion and tumor angiogenesis. Nature Med 2 (9): 971-2

Folkman J (1990) What is the evidence that tumors are angiogenesis dependent? J Cancer Inst 82: 2–4

Folkman J (1995) Angiogenesis in cancer, vascular rheumatoid and other disease. Nature Med 1 (1): 27–31

Hirata Y (1996) Two types of cancer cells and cytotoxic therapies. Med Hypotheses 46: 30-2

Kno MI, Yang NC (1995) Reversion of v-H-ras transformed HIH 3T3 cells by apigenin through inhibiting mitogen activated protein kinase and its downstream oncogenes. Biochem Biophys Res Commun 212 (3): 767-75

Levitzki A, Gazit A (1995) Tyrosine kinase inhibition: an approach to drug development. Science 267: 1, 782-8

Lockwood K, Moesgaard S, Hanioka T, Folkers K (1994) Apparent partial remission of breast cancer in high risk patients supplemented with nutritional antioxidants, essential fatty acids and coenzyme Q10. Mol Aspects Med 15 [Suppl]: s201-40

Lupulescu A (1993) The role of vitamin A, B-carotene, E and C in cancer cell biology. Int Vit Nutr Res 63: 3–14

Melder RJ, Koenig GC, Witer BP, Safabakhsh N, Munn LL, Jain RK (1996) During angiogenesis, vascular endothelial growth factor and basic fibroplast growth factor regulate natural killer cell adhesion to tumor endothelium. Nature Med 2 (9): 993-7

Monteiro HP, Stern A (1996) Redox modulation of tyrosine phosphorylation-dependant signal transduction pathways. Free Rad Biol Med 21 (3): 323-33

Park CH, Kimler BF (1991) Growth modulation of human leukemic, preleukemic, and myeloma progenitor cells by L-ascorbid acid. Am J Clin Nutr 54: 1, 214s-6s

Peterson G, Barnes D (1993) Genistein and Biochanin a inhibit the growth of human prostate cancer cells but not epidermal growth factor receptor tyrosine autophosphotylation. The Prostate 22: 335-45

Pienta KJ, Naik H, Akhtar A, et al (1995) Inhibition of spontaneous metastasis in a rat prostate cancer model by oral administration of modified citrus pectin. J Natl Cancer Inst 87 (5): 348-53

Rogers AE (1995) Methyl donors in the diet and responses to chemical carcinogens. Am J Clin Nutr 61 [Suppl]: 659s-65s

Scott BC, Butler J, Halliwell B, Aruoma OI (1993) Evaluation of the antioxidant actions of ferulic acid and catachins. Free Rad Res Comm 19 (4): 241-53

Sugano N, Choji Y, Hibino Y, et al (1985) Anticarcinogenic action of an alcoholinsoluble fraction (LAP1) from culture medium of lentinus edodes mycelia. Canc Lett 27: 1–6

Sun Y, Oberley LW (1996) Redox regulation of transcriptional activators. Free Rad Biol Med 21 (3): 335-48

Tanaka T, Kojima T, Kawamori T, et al (1993) Inhibition or 4-nitroquinoline-1-oxide-induced rat tongue carcinogenesis by the naturally occurring plant phenolics caffeic, ellagic, chlorogenic and ferulic acids. Carcinogenesis 14 (7): 1, 321-5

Tiwari RK, Guo L, Bradlow HL,, Teland NT, Osborne MP (1994) Selective responsiveness of human breast cancer cells to indole-3-carbinol, a chemopreventive agent. J Natl Cancer Inst 86 (2): 126-31

Uckun FM, Evans WE, Forsyth CJ, et al (1995) Biotherapy of B-cell precursor leukemia by targeting Genistein to CD 19-associated tyrosine kinases. Science 5199: 886-91

Webb TE, Abou-Issa H, Stromberg PC, Curley RC, Nguyen MH (1993) Mechanism of growth inhibition of mammary carcinomas by glucarate and the glucarate: retinoid combination. Anticancer Res 13: 2, 095–100

Ziegler J (1996) Raloxifene, retinoids, and lavender: me too tamoxifen alternatives under study. J Natl Cancer Inst 88 (16): 1, 100-2

## Die Rolle des Arztes im gesunden Überleben von Krebs

**W. M. Buchholz**

„Es ist wichtig, die Dinge so einfach als möglich zu machen... aber nicht einfacher."

*Albert Einstein*

Weder Krebs, noch die Menschen, die daran leiden, noch die Ärzte, die ihn behandeln, sind einfach.

Wir sind in unserer Erforschung von Krebs schon sehr weit gekommen. Die biologische Forschung ist inzwischen soweit, daß sie die Strukturen individueller Onkogene aufzeichnen kann. Psychoonkologische Studien haben gezeigt, wie Menschen auf Krebs reagieren, sowohl konstruktiv als auch destruktiv. Die Epidemiologie hat demonstriert, wie Faktoren der Ernährung das Auftreten von Krebs beeinflussen.

Nichtsdestotrotz steckt unser Verständnis von Krebs noch in den Kinderschuhen. Es gibt keinen Konsens darüber, wie sich Krebs entwickelt und wie man ihn am besten behandelt. Die verschiedenen Behandlungsansätze sind häufig gegensätzlich: konventionell vs. komplementär, biologisch vs. psychologisch, ernährungswissenschaftlich/metabolisch vs. pharmakologisch. Einem Arzt, der Krebskranke behandelt, ist jedoch eines klar: die ganze Person leidet an Krebs, und daher muß die ganze Person behandelt werden.

Dr. Blocks Abhandlung beschreibt den Versuch eines engagierten und aufmerksamen Arztes, die „totale Identität des Organismus (das „Selbst") durch die Integration mehrerer Therapien in einem umfassenden Betreuungsprogramm zu behandeln." Dieses Programm basiert auf der Kombination von konventioneller medizinischer, ernährungswissenschaftlich metabolischer, und psychospiritueller Behandlung mit großem Respekt für die Autonomie des Patienten. Dies kann als Modell für andere Ärzte gelten, die danach trachten, ihr eigenes Programm zu schaffen. Als medizinischer Onkologe mit ähnlichen Ansichten möchte ich auf folgende in Blocks Programm implizierte Annahmen näher eingehen: (1) die Modelle, wie Krebs funktioniert, (2) die Rolle des Arztes, und (3) die Ziele der Behandlung.

## Krebsmodelle

Den Ärzten ist derzeit noch nicht klar – und vielleicht wird es ihnen nie klar sein – wie Krebs funktioniert. Wir erschaffen Krebsmodelle, um den Prozeß verständlicher zu machen und die Entscheidungen bezüglich der Art der Behandlung zu erleichtern. So lange uns diese Modelle in dieser Form behilflich sind, sind sie sinnvoll. Man sollte sich jedoch an den Zen-Ausspruch erinnern, der lautet: „Der Mond im Brunnen ist nicht der Mond." Wenn wir das vergessen und das Modell mit der Realität verwechseln, gehen wir das Risiko ein zu versuchen, die Fakten so anzupassen, daß sie auf die Theorie passen. Andererseits kann das Modell die Auswahl einschränken und potentiell sinnvolle Behandlungsmethoden limitieren. Zur Stunde ist unser Verständnis des Immunsystems und des Nettoeffekts der Anpassung einzelner Teile desselben rudimentär. Die Auswirkungen psychologischer Interventionen ist nach wie vor im Untersuchungsstadium. Als Faktum zu akzeptieren, daß bestimmte immunologische oder psychologische Therapien Ergebnisse beeinflussen, ist verfrüht, wenn der klinische Beweis dafür nicht vorliegt.

In der Medizin war es jedoch immer notwendig, daß Ärzte Entscheidungen trotz Ungewißheiten trafen, mit unzulänglichen Informationen und sich ständig verändernden Modellen. Ist ein Krebsmodell robust, so wird es die Herausforderung annehmen und sich weiterentwickeln, sobald neue Information zur Verfügung steht. Der Erfolg eines Modells sollte nicht an der Forschungsarbeit, auf der es basiert, gemessen werden, sondern am Behandlungsergebnis, das sich daraus ergibt.

## Die Rolle des Arztes

An der von Block beschriebenen Klinik wird der Arzt zum „allgemeinen Unternehmer", der nicht nur technische Behandlung bietet, sondern auch psychologische und ernährungswissenschaftliche Beratung. Um sein Programm zu kopieren, müßten die anderen Ärzte all diese Ressourcen unter einen Hut bringen, oder sie zumindest alle supervidieren. Häufig stehen diese Ressourcen aber örtlich nicht zur Verfügung. Was kann man also realistischerweise von einem krebsbehandelnden Arzt erwarten?

In einer idealen Welt sollten die Ärzte sich durch dieselben Prinzipien leiten lassen, die das Verhalten eines *bodhisatva* bestimmen: *Prajna* (Weisheit), das heißt nicht Allwissenheit, aber die Kapazität, die Dinge so zu sehen wie sie sind; *Karuna* (Einfühlungsvermögen), also die Fähigkeit, den Standpunkt eines Patienten zu verstehen und zu achten und sich in eine „Ich-Du“ Beziehung mit dem Patienten einzulassen; und Seva (Service), das ist die Treue zum höchsten Gut des Patienten und der Wille, die eigenen Bedürfnisse dafür zu opfern.

In der Realität bleiben diese Ideale aber selbst für einen aufopfernden und ernsthaften Arzt Ziele, die nur selten erreicht werden. Das kann für Patienten, die sich einen „perfekten Arzt“ wünschen, enttäuschend sein. Aber den Erwartungen, die man an einen Arzt stellen kann, sind Grenzen gesetzt.

*Kein einzelner Arzt kann sich um alle kümmern.* Ärzte können nicht mit jedem ihrer Patienten eine einfühlende Beziehung unterhalten. Selbst an einem guten Tag wird es Patienten geben, mit denen man sich nicht auf einer Wellenlänge befindet. Es wird Differenzen in Persönlichkeiten, Erwartungen, oder Krebsmodellen geben, die man nicht überwinden kann. Ein kluger Arzt – und ein kluger Patient – wird das erkennen und es ablehnen, eine nicht funktionierende Beziehung einzugehen.

*Kein Arzt kann alles tun.* Kein Arzt kann alle Gebiete beherrschen, die zur Patientenbetreuung gehören. Um eine vollständige Betreuung anbieten zu können, ist ein medizinisches Team nötig. Patienten können einen Chirurgen mit geschickten Händen brauchen, einen Berater mit großem Einsehvermögen, und einen Onkologen, der gut im Umgang mit Kranken ist. Patienten, die sich zu viel von einem einzelnen Arzt erwarten, werden enttäuscht werden. Ärzte, die zu viel von sich selbst erwarten, werden ausbrennen.

*Ärzte sind nicht objektiv.* Ärzte haben, wie alle anderen Menschen, die durch frühere Erfahrungen und ihre Erziehung vorgeprägt sind, vorurteilsgeprägte Meinungen. Verschiedene Ärzte werden aus der gleichen Information verschiedenes schließen. Die Patienten werden vielleicht keinen kompletten Konsens erreichen, sondern nur die Zustimmung dazu, auf ein gemeinsames Ziel hinzuarbeiten.

*Es wird Konflikte zwischen Patienten und Ärzten geben.* Das wird besonders dann deutlich, wenn die ethischen Werte der Patientenautonomie mit denen der „Nonmalfeasance“ („keinen Schaden anrichten") und der Wohltätigkeit („Gutes tun") kollidieren. Ein Patient mag eine bestimmte Behandlung verlangen, die er für richtig hält. Der Arzt mag aber den Verdacht haben, daß die verlangte Behandlung schädlich oder unwirksam sein könnte. Statt der Sackgasse zwischen arroganter medizinischer Bevormundung („Tun Sie, was ich Ihnen sage, denn ich weiß es am besten") und absoluter Patientenautonomie („Es ist mein Körper und damit kann ich tun, was immer ich will") gibt es einen Mittelweg der gutwilligen „Mütterlichkeit" („Es ist mir nicht egal, was mit Ihnen passiert, lassen Sie mich einen Vorschlag machen"), der den Dialog aufrecht erhält und beide Standpunkte honoriert.

Was kann man, angesichts dieser Limitierungen der Wirklichkeit, realistischerweise von einem Arzt erwarten? Was sollten Ärzte von sich selbst erwarten? Ich möchte nur eine der vielen Antworten auf diese Fragen geben: Die Arzt-Patient Beziehung muß sowohl den Patienten als auch den Arzt honorieren.

*Die Arzt-Patient Beziehung ist ebenso wirksam wie eine technologische Behandlung.* Die Ärzte müssen diese Wirksamkeit erkennen und die Beziehung vorsichtig einsetzen. Die Beziehung kann als Quelle der Hoffnung (Buchholz 1996a) benützt werden, die die Wirksamkeit der Behandlung sowie die Bemächtigung des Patienten steigert. Durch die Versicherung des Arztes, seinen Patienten nicht im Stich zu lassen, kann die Beziehung eine Konstante in einem sich ständig verändernden Leben bieten. Die Beziehung ist der Punkt, um den herum die Behandlung ausbalanciert wird. Sie kann als Angelpunkt dienen, von dem aus die Hebelwirkung angewandt wird, um Patienten voranzuschieben, die auf der Strecke steckengeblieben sind.

Wie in jeder Beziehung ist auch hier die Kommunikation das zusammenhaltende Glied. Beide Seiten tragen die gleiche Verantwortung für den Erfolg oder das Scheitern der Kommunikation. Beide Seiten müssen die Sprache des anderen verstehen: sowohl wissenschaftliche Erklärungen als auch nonverbaler Ausdruck von Bedürfnissen müssen auf Deutsch übersetzt werden. Erwartungen sollten ausgesprochen werden. Es sollte Einigkeit herrschen über die Rechte und Pflichten beider Parteien.

Patienten sind verletzlich und müssen sanft behandelt werden. Gedankenlose Worte können so tief verletzen wie ein Skalpell: die richtigen Worte können hingegen eine Heilungsquelle sein. Es bedeutet eine große Ehre, eingeladen zu werden, so intim in das Leben eines Menschen zu treten, wie Patienten es ihren Ärzten zugestehen. Die Ärzte dürfen nicht vergessen, daß sie nur zu Gast sind, auch wenn sie den Patienten als „Wirt“ des Krebses bezeichnen.

Ärzte sind verletzlich und müssen sanft behandelt werden. Die Ärzte sind meist die letzten, die ihre Verletzlichkeit zugeben oder um sanfte Behandlung bitten würden. Trotz gelegentlich arrogantem Verhalten sind die meisten Ärzte ebenso menschlich und zerbrechlich wie ihre Patienten. Als „verwundete Heiler“ müssen die Ärzte ihre eigenen Bedürfnisse in den Behandlungsplan miteinbeziehen. Das ist besonders dann von Wichtigkeit, wenn die Befriedigungen der Arzt-Patient Beziehung durch die Kräfte des Marktes, die Barrieren zwischen Arzt und Patient errichten, aufs Spiel gesetzt werden.

Die Arzt-Patient Beziehung steht im Mittelpunkt aller medizinischer Praxis. Die Technologie sollte ihr dienen, statt sie zu dominieren. Die Kosten medizinischer Betreuung, wie wir sie betrieben haben, sind heute nicht mehr tragbar. Die Gründe dafür sind kompliziert und heiß umstritten. Es gibt keine ins Auge springende Lösung. Mit der Betonung der Debatte auf Wirtschaft und Technologie, wurde jedoch die Beziehung zwischen Patient und Arzt entehrt. Bis ihre Vorrangigkeit wiederhergestellt ist, kann auch die beste Krebsbehandlung nicht in ihrem vollen Potential genützt werden.

## Ziele der Behandlung

Blocks Behandlungsprogramm impliziert, daß das eigentliche Ziel der Krebsbehandlung nicht nur ein *längeres,* sondern ein *lebenswerteres* Leben ist. Das Leben ist nicht eindimensional und wird nicht nur entlang der Zeitachse gemessen. Es besitzt Breite und Tiefe ebenso wie es Länge besitzt. Dieses Modell, das die Bedeutung des Lebens eines Menschen zum Ziel der Behandlung macht, widmet der Qualität des Lebens Aufmerksamkeit. Das erlaubt ein bewußtes Gleichgewicht zwischen technologischen Behandlungen und den Werten des Lebens. Einfacher ausgedrückt: *die Bedeutung des Lebens eines Menschen ist die Summe dessen, wie lange er lebt, wie gut er lebt (Lebensqualität), und wie bedeutungsvoll das Leben ist* (Buchholz 1996b).

*Zeitspanne oder Lebensdauer* wird in Tagen oder Jahren gemessen, multipliziert damit, wie bewußt dem Menschen der Moment ist. Ein Tag, der in vollem Bewußtsein verlebt wird, ist länger als einer, an dem man betrunken vor dem Fernseher sitzt. Ärzte versuchen traditionellerweise, die Lebenserwartung durch die Behandlung von Krankheiten zu steigern. Die Auffassung, daß das Leben neben der Länge auch Breite und Tiefe besitzt, legt nahe, daß der Patient, wenn es nicht möglich ist, länger zu leben, meditative Methoden zur Erweiterung seines geistigen Rahmens erlernen kann (Kabat-Zinn 1991) und so imstande ist, die Zeit, die ihm bleibt, auszudehnen.

Die allgemeine *Lebensqualität* ist ein Aggregat der Qualität vieler verschiedener Bereiche des Lebens. Man kann, um die Lebensqualität zu erhöhen, negative physische Symptome wie Schmerzen, Übelkeit, oder Schwäche behandeln. Auch negative emotionale Symptome wie Angst oder Depression können behandelt werden. Umgekehrt kann die Lebensqualität verbessert werden, indem man dem Leben positive physische oder emotionale Erlebnisse hinzufügt. Diese können Massage, Bewegung, soziale Ereignisse, Momente der Intimität, etc. sein.

Ein weiteres wichtiges Gebiet in der Ermittlung der Lebensqualität liegt in befriedigten oder unbefriedigten Wünschen oder Zielen. Manche Menschen legen großen Wert auf ihre berufliche Rolle und sind durch eine Krankheit und die Behandlung derselben, die ihre Arbeitskapazitäten beeinflußt, stärker beeinträchtigt. Andere schätzen ihr Körperbild höher ein und würden Behandlungen, die dieses Bild mindern könnten, ablehnen. Wird solchen Wunschesäußerungen stattgegeben, empfinden die Menschen ihre Lebensqualität als höher; werden sie ignoriert, so verringert sich die Lebensqualität. Diese Wünsche können, im Kontext der übrigen Behandlungsziele (wie zum Beispiel einer maximalen Lebensdauer), berücksichtigt werden.

Auch erfüllte oder unerfüllte Bedürfnisse bestimmen die Lebensqualität. Bedürfnisse sind grundlegender als „Wünsche" und können die Basis für bestimmte Ziele bilden. Alle Menschen haben das Bedürfnis nach physischer Sicherheit: Nahrung, Unterkunft, Gewaltlosigkeit, etc. Ein ähnliches universales Bedürfnis herrscht nach Beziehung (Liebe). Unterscheiden können sich die Menschen in ihrem Bedürfnis nach einem Gefühl der Kontrolle, nach spiritueller Trostspendung, Autonomie, etc. Das Entsprechen fundamentaler Bedürfnisse kann die Lebensqualität bedeutend steigern, selbst wenn andere Faktoren, wie zum Beispiel physische Fähigkeiten, eingeschränkt sind. Ärzte sollten, statt bestimmte Dinge vorauszusetzen, die Patienten nach ihren Bedürfnissen fragen. Ihre Werte können sich von denen ihrer Familien oder Ärzte unterscheiden.

Ein Gefühl der Sinnhaftigkeit ist ein weiterer wichtiger Aspekt der

Lebensqualität. Der Theologe Paul Tillich (1948) beschreibt diese Sinnhaftigkeit als essentielles Element jedes Menschen. Der Psychiater Viktor Frankl beschreibt in seinem Buch *Die Suche nach dem Sinn* (1988) den zentralen Stellenwert, den der Lebenssinn im Überleben unter ungünstigen Bedingungen einnimmt. Eine Krebsbehandlung kann zermürbend sein. Ein Gefühl der Sinn- oder Zweckhaftigkeit des Lebens kann den Kampf in einen weiteren Kontext einbetten. Es verringert zwar nicht unbedingt die physischen Symptome, wirkt aber hilfreich dabei, den Anstrengungen Wert zu verleihen und sie lohnender erscheinen zu lassen. Ärzte sind in der einmaligen Lage, Patienten zur Suche nach einem übergeordneten oder spirituellen Sinn zu ermutigen. Das kann im schlechtesten Fall zumindest das erlebte Leid verringern. Im besten Fall kann es großen Frieden und Zufriedenheit erzeugen.

## Schlußbemerkung

Blocks Aufsatz bietet sowohl für Ärzte wie für Patienten eine Herausforderung. Ärzte, die danach streben, ein ganzheitliches Behandlungsprogramm zu entwickeln, müssen dieselben Themen adressieren wie Block das tut. Um in ihrem Unternehmen erfolgreich zu sein, müssen sie sich der Annahmen, die ihrem Programm zugrunde liegen, bewußt sein. Ihre Krebsmodelle müssen breitgefächert genug sein, um sinnvolle Behandlungen einzuschließen. Sie müssen aus kritischer Untersuchung von Forschungsergebnissen und ehrlicher Beurteilung klinischer Ergebnisse entwickelt werden. Die Erwartungen, die sie in den Patienten und ihnen selbst wecken, müssen realistisch sein. Und schließlich müssen sie sich der Behandlungsziele bewußt sein, die im Konsens mit dem Patienten entwickelt wurden.

Auch Patienten, die ein ganzheitliches Behandlungsprogramm anstreben, müssen sich ihrer Erwartungen und Voraussetzungen bewußt sein. Statt einen „perfekten Arzt" zu finden, müssen sie möglicherweise nach ihrem eigenen „Heilungsteam" suchen. Sie müssen ihre Bedürfnisse klar aussprechen und sich über die Ziele der Behandlung einigen. Sie müssen Ärzte finden, die sie respektieren und mit denen sie kooperativ zusammenarbeiten können. Wenn sich Patient und Arzt mit dieser Einstellung treffen, können sie die Möglichkeit der *tikkun* schaffen, was Hebräisch für Heilung und Verwandlung ist.

## Literatur

Buchholz WM (1996a) Hope. In: Canfield J, Hansen MV, Aubrey P, Mitchell N (eds) Chicken soup for the surviving soul. Health Communications, Deerfield Beach, FL
Buchholz WM (1996b) Assessment of quality of life. N Engl J Med 335: 520-1
Frankl V (1988) Man's search for meaning. Pocket Books, New York
Kabat-Zinn J (1991) Full catastrophe living. Delta, New York
Tillich P (1948) The shaking of the foundations. Charles Scribner and Sons, New York

## Kommentar einer englischen Krebsüberlebenden

**H. Goodare**

Keith Block beginnt mit einer kühnen Behauptung: „Anfängliche Bewältigungsreaktionen wie Verzweiflung und Hilflosigkeit können neuroendokrinologische Prozesse auslösen, die genau jene Immunmechanismen schwächen, die der einzelne braucht, um bösartige Tumore und Mikrometastasen unter Kontrolle zu bekommen. Umgekehrt scheint positives Bewältigungsverhalten mitzuhelfen, das Immunsystem ständig aktiv zu antineoplastischen und zytotoxischen Aktivitäten anzuregen und so das Fortschreiten des Krebses nicht zu fördern." Er erbringt keine wissenschaftlichen Beweise für seine Behauptung, die Seiten von *Advances* könnten aber mit zahlreichen Verweisen auf erhärtende Literatur aufwarten, und auch meine persönliche Erfahrung mit Krebs tendiert dazu, die Wahrheit der Behauptung Blocks zu bestätigen.

Als klassischer „Krebscharakter" zum Zeitpunkt der Diagnose hatte ich eine Phase schwerer Depression durchgemacht und mein Selbstwertgefühl war an einem Tiefstand angelangt. Die Diagnose von Brustkrebs war aber, obwohl sie ein großer Schock war, gleichzeitig auch eine Chance. Während meiner Depression entwickelte ich mich zu einem wirklich schrecklich langweiligen Menschen und konnte es meinen Nächsten und Liebsten nicht verübeln, daß sie nicht aus ganzem Herzen mit mir mitlitten. Im Gegensatz dazu war die Krebsdiagnose ein großartiges Mittel, Aufmerksamkeit geschenkt zu bekommen (der „sekundäre Gewinn" war klar): plötzlich war ich im Zentrum des Interesses, und die Menschen rund um mich wollten sich hilfreich erweisen. Das erlaubte mir, mein Leben in die Hand zu nehmen statt ein passives „Opfer" zu sein und mein „Selbst" – oder in Blocks Worten, die funktionale Einheit von Seele und Körper – zu finden.

In jedem Fall ermöglichte mir die Krebsdiagnose nach Jahren der spirituellen Wildnis, in denen mein Selbstwertgefühl so niedrig war, daß ich sterben wollte, in entgegengesetzter Richtung neu zu starten und zu beschließen, daß es doch besser war zu leben. Entscheidend war in diesem Prozeß die Entdeckung von etwas, wofür es sich lohnte zu leben: die Wiederentdeckung meines Selbst und das Finden meiner eigenen Lebensmelodie (um LeShans prägenden Ausdruck zu verwenden). In meinem Fall bewirkte das eine Berufsveränderung von der Lektorin zur Beraterin. Meine Erfahrungen als Lektorin erwiesen sich jedoch in meiner späteren Arbeit in der Welt der Krebs-Selbsthilfe als nützlich und erreichten ihren Höhepunkt in der Publikation von *Fighting Spirit* (Goodare 1996). Dieses Buch erzählt die Geschichte von elf Frauen aus der berüchtigten „Bristol Erhebung", die über die fälschlichen (und negativen) Zwischenergebnisse einer Studie über Frauen mit Brustkrebs, die das Bristol Cancer Help Centre besuchten, berichtete (Baganel et al. 1990).

Im Bristol Centre wird nach sehr ähnlichen Richtlinien gearbeitet wie sie von Block als Elemente des Krebsbehandlungsprogramms am Edgewater Medical Center beschrieben werden. Für mich war das Bristol Centre von unschätzbarem Wert, als ich es zum ersten Mal im Jänner 1987 besuchte. Ich hatte sogar schon vor meinem ersten Besuch begonnen, mich zu verändern, was einzig auf das Studium der relevanten Literatur zurückzuführen war.

Ich war seltsamerweise imstande, meinen Körper zu schätzen, wie ich das nie zuvor getan hatte. Ich hatte meine Brüste nicht gemocht, bis sie vom Messer des Chirurgen bedroht waren; dann wurden sie plötzlich sehr wertvoll für mich. Obwohl mein Tumor fünf Zentimeter im Durchmesser betrug und Grad III war, entschied ich mich für eine Exstirpation, die mir gewährt wurde. Auf diese folgte eine Röntgentherapie, aus der ich eine schmerzhafte Fibrose davontrug, aber immerhin hatte ich bis jetzt – zehn Jahre nach meiner ursprünglichen Diagnose – keine Wiederbildungen. Meine Ärzte sagen mir, ich habe mich „gut gehalten". Ich habe das Gefühl, daß ich mein Überleben ebenso dem Wiedergewinn meines Selbstwertgefühls, der Entdeckung eines Jobs, der mir Spaß macht und den ich sinnvoll finde, einer neuen Freude an Beziehungen zu Menschen, und Anpassungen in meiner Diät und meinem Lebensstil verdanke als meiner orthodoxen medizinischen Behandlung. Wie Block meint: „die Kunst des Überlebens" ist „nur den Überlebenden selbst durch ihre eigenen Erfahrungen bekannt". Aber Betreuer können dabei helfen: und deshalb bin ich selbst zur Betreuerin geworden.

Blocks Bericht über seine Arbeit bewegt mich, und meine Kopie seines Aufsatzes ist übersät mit Häkchen und Rufzeichen. „Die Anerkennung der Heiligkeit jedes einzelnen Lebens" liegt tatsächlich im Mittelpunkt der Arbeit derer von uns, die sich durch die Pioniere auf diesem Gebiet inspirieren ließen, die in Großbritannien am eindrucksvollsten durch das Bristol Cancer Help Centre repräsentiert sind. Im Erkennen dieser Heiligkeit und Einzigartigkeit habe ich festgestellt, daß es am wichtigsten ist, sich jede einzelne Geschichte mit äußerster Geduld anzuhören, der Verzweiflung, Wut und Trauer des Patienten freien Lauf zu lassen, bevor man zum nächsten Stadium übergeht, das das Einsetzen aller Heilungsressourcen – aus der Ernährung, der Psychologie, etc. – auf der Suche nach Ganzheit ist. Eine der Beitragenden zu *Fighting Spirit* drückte es so aus:

> Ja, es geht um... Akzeptanz und Unterstützung. Es geht aber auch um Zweifel, Wut, Schuldgefühl, und Verzweiflung. Wenn man mir half, diese Gefühle zu erkennen und auszuleben, habe ich manchmal große Freude und das Gefühl der Vollheit des Lebens verspürt.

Das heißt, bevor eine Psychosynthese stattfinden kann, muß das Chaos der Psyche erkannt werden. Wie Roger Dafter, in einem früheren Artikel in *Advances* argumentierte: „negative" Emotionen können manchmal positiv sein (Dafter 1996). Die Arbeit David Spiegels (1993) illustriert denselben Standpunkt, nämlich daß es notwendig ist, den realen Todesängsten ins Auge zu blicken, die alle Krebspatienten teilen, nicht nur die mit Metastasen. Block übergeht dies vorerst und streift die „Verarbeitung emotionaler Traumen" nur im Vorübergehen, wenngleich er auch später zugibt, daß „Gefühle der Angst, Unsicherheit, oder Verletzlichkeit destruktiver sind, wenn sie chronisch unterdrückt werden." Meiner Erfahrung nach ist es sinnlos vorzuschlagen, in die Richtung positiverer, lebensbejahenderer Bewältigungsformen zu gehen, bevor „negative" Emotionen nicht völlig bearbeitet wurden. Einer der ärgerlichsten Ratschläge, die Krebspatienten aushalten müssen, ist von wohlmeinenden Menschen zu hören, daß sie „positiv denken" sollen, während sie gerade völlig verzweifelt sind. Das ist nicht hilfreich.

Manchmal muß man legitimen Ärger über die Verzögerung oder Gefühllosigkeit der medizinischen Behandlung direkt ansprechen, und dem Patienten die Möglichkeit geben, das System in Frage zu stellen, ja selbst die betroffenen Ärzte zu konfrontieren, bevor der Patient den nächsten Schritt machen kann. Das kann eine positive Erfahrung sein, wenn beim Patienten dadurch das Gefühl der Kontrolle wiederhergestellt wird, und der Eindruck, als Mensch wichtig zu sein, zählende Ansichten zu haben, und Verbesserungen für nachfolgende Patienten erreichen zu können.

Aber Wut, Ressentiment, und Bitterkeit können ebenso ein Resultat persönlicher Angelegenheiten sein, deren Lösung es bedarf, bevor eine Heilung stattfinden kann. Ein Pflaster auf eine Wunde zu kleben, in der noch Gift ist, wird wenig wirksam sein. In meiner geringen Erfahrung als Beraterin habe ich einige Menschen mit Krebs getroffen, die zu unterschiedlichen Zeitpunkten in ihrem Leben mißbraucht wurden, als Kinder und manchmal erneut als Erwachsene (die Muster wiederholen sich). Dafter stellt fest, daß „schwere Krankheit häufig noch offene Punkte aktiviert.“ Es ist vielleicht nicht möglich, den Mißhandelnden im realen Leben zu konfrontieren, die Mißhandlungen können aber in einer Therapie bearbeitet werden, sodaß eine Heilung möglich ist. Mißhandelte Menschen fühlen sich oft schuldig: „Es muß meine Schuld gewesen sein.“ Diese Schuld abzustreifen, ist von enormer Wichtigkeit auf dem Weg zu Gesundheit. Der Krebspatient fühlt sich generell schuldig, selbstkritisch, minderwertig, und deprimiert (Bammer 1981, zitiert in Guex 1993). Bis die Patienten ihr Selbstwertgefühl nicht wiedergewonnen haben, werden sie nicht einmal zugeben, daß sie es *verdienen,* gesund zu werden. In der Tat befördern Schuldgefühle manche Patienten, trotz ernsthaftester Versuche, ins Grab. Ich erinnere mich an eine Klientin, die davon überzeugt war, daß ihr Krebs die Strafe für vergangene Missetaten war, und nichts in unserer Zusammenarbeit konnte diese Überzeugung erschüttern. Es ist aber gut möglich, daß *diese Überzeugung selbst* ein Faktor im Versagen des Immunsystems dieser Frau war.

Es ist nicht ein bestimmtes Ereignis, das uns beeinflußt, sondern die Bedeutung, die wir ihm zuschreiben. Es kann sehr wichtig sein, die Überzeugung anzuerkennen, daß der Krebs durch (sagen wir) eine Abfolge von stressigen Ereignissen ausgelöst wurde. Der Klient kann nicht vorwärts gehen, bis die Geschichte nicht erzählt und mit dem größten Respekt angehört wurde. (Mir war es sehr wichtig, meiner Onkologin mitzuteilen, daß mein eigener Krebs mit meiner Depression nach meiner ersten Scheidung zusammenhing. Es war mir nicht durch ihre abfällige Bemerkung geholfen: „Ach, viele Menschen lassen sich scheiden und erkranken nicht an Krebs.“) Nein, Krebs ist nicht durch einen selbst hervorgerufen, die Form der Bewältigung jedoch, die (in Blocks Worten) „unser ehrlichster Versuch, mit Schmerz und Streß fertig zu werden“ und ein Erbe aus unserer Kindheit ist, kann der Veränderung bedürfen.

Ich stimme Block darin zu, daß es beim individuellen Zuschneiden der Behandlung auf einen Patienten äußerst wichtig ist, nicht auf einer bestimmten Zutat zu bestehen, sondern eine große Auswahl an Möglichkeiten anzubieten. Manche Patienten blühen in Selbsthilfegruppen auf, andere verwelken dabei. Auch das Timing ist wichtig. Für manche ist Einzeltherapie nötig, um ihrem Ego genug Kraft zu verleihen, in einer Gruppe nicht unterzugehen: erst danach können sie mit Gruppentherapie weitermachen und davon profitieren. Ebenso kann ein Zeitpunkt erreicht werden, wo ein Patient mit immer wiederkehrenden Krankheitssymptomen zu krank ist, um eine Gruppe zu besuchen: dann muß der Therapeut Hausbesuche machen, wenn diese gewünscht werden.

Ein Problem bei solcher Arbeit stellt immer die Finanzierung. Jene, die auf freiwilliger Basis Unterstützung bieten, sind oft auch jene, die die Geldmittel auftreiben. Aber Energie und Zeit sind nur begrenzt. In Großbritannien haben die Spitäler selten genug Personal zur Verfügung, um die Unterstützung zu leisten, die so dringend gebraucht würde, daher schreiten freiwillige Gruppen ein, um das Loch zu füllen.

In der Gegend, wo ich arbeite und wo es beträchtliche soziale Mängel gibt, muß man praktisch agieren. Der Vorschlag, auf Akupunktur zurückzugreifen, würde nur ein hohles Lachen bei einem Menschen hervorrufen, der von der Sozialhilfe lebt und kaum für Nahrung und Heizungskosten im Winter aufkommen kann. Eine einzige Akupunktursitzung würde etwa die Hälfte des wöchentlichen Einkommens eines Pensionisten ausmachen. Manche Ärzte verschreiben ergänzende Vitamin- und Mineralpräparate über die Krankenkasse, andere aber lehnen das ab – und es gibt keine Verpflichtung dazu. Solch ergänzende Produkte sind teuer. Das „Essen auf Rädern" für Obdachlose kann auf spezielle Diäten keine Rücksicht nehmen. Wenn komplementäre Therapien auch manchmal durch den Hausarzt bezahlt werden, so stehen sie dennoch noch lange nicht minderbegüterten Menschen zur Verfügung. Entspannungsübungen können jedoch leicht erlernt werden und kosten nichts. Manche Krebsspitäler, wie zum Beispiel Mount Vernon Hospital, Middlesex, bieten ein Hilfe- und Informationszentrum an, wo einem gratis Beratung und komplementäre Therapien zur Verfügung stehen. Andere Spitäler haben jedoch keinerlei Ressourcen dieser Art. Sozialer und wirtschaftlicher Hintergrund können daher durchaus entscheidende Faktoren im Überleben sein.

Die Untersuchung der Wirksamkeit solcher Interventionen kann, speziell wenn das Programm vielfältig ist, sehr schwierig sein, wie die Bristol Studie erwiesen hat. Eines der Dinge, die die Frauen, deren Daten in dieser Studie verwendet wurden, so wütend machte, war die Tatsache, daß die Fragebögen, die sie einmal jährlich auszufüllen hatten und die wertvolle Informationen zur Lebensqualität der Frauen beinhalteten, nicht einmal von den Forschern analysiert wurden. Viele hatten den Eindruck, daß ihre Lebensqualität durch ihre Besuche in Bristol gesteigert wurde: eine Erfahrung, die sie nicht gemacht hätten, wären sie nicht mit Krebs diagnostiziert worden. Ich teile Blocks Ansicht, daß „das gesunde Überleben in erster Linie eine Spiegelung der Lebensqualität“ ist. Die Frauen der Bristol Studie fühlten sich doppelt hereingelegt, da die Forscher die versprochene Untersuchung der Lebensqualität nicht durchführten, sondern sich statt dessen (mittels inadequater Statistiken) einzig auf das Überleben konzentrierten.

Epidemiologische Forschung ist, wie Block feststellt, schädlich für die Akzeptanz anekdotenhafter Zeugnisse: jene Dinge, die Krebspatienten am wichtigsten sind, sind jedoch extrem persönlich und können nur anekdotenhaft beschrieben werden. Für die eine Frau wird der Verlust ihrer Stimmqualität oder -bandbreite als Folge von bestimmten Antikrebsmedikamenten nicht wichtig sein; für eine Sängerin wird diese Nebenwirkung vernichtend sein (so auch für mich damals). Weiters werden manche sich bestimmter Elemente des Behandlungsprogramms bedienen, während sie andere weglassen, und umgekehrt. Worin besteht das Schlüsselelement, das den großen Unterschied macht? Meiner Meinung nach ist das wirklich wichtige Element einer solchen Behandlung der Respekt gegenüber dem Kranken. Aber wie um Himmels willen kann man den messen? Und wie mißt man das Erleben von Freude, das „ein Erzeuger von Widerstandskraft und ein Vorausweiser auf den Krankheitsverlauf sein kann“ (Levy et al. 1988, zitiert von Block). Das liegt im Territorium des Dichters, nicht des Wissenschafters. In den Worten von Robert Bridges: „Wer hat schon die Freude geschaut, oder wird je die Sprache der Freude finden?“

Es ist ermutigend, daß Block die Bedeutung der „Zusammenarbeit“ frisch diagnostizierter Patienten mit Krebsüberlebenden erkennt: für manche Menschen ist das entscheidend. In der vergangenen Woche wurde ich zweimal aufgrund dessen als Beraterin ausgewählt, weil ich eine Überlebende bin: die Betroffenen hatten den Eindruck, daß jemand, der nicht selbst an diesem Punkt gewesen war, nicht zur Hilfeleistung qualifiziert war. Ich selbst glaube nicht, daß das stimmt: gute Berater sollten imstande sein, sich in die Lage des Klienten zu versetzen, wie immer sein Problem aussieht. Es kann aber inspirierend und bemächtigend sein, wenn Menschen mit „Veteranen" zusammentreffen.

Blocks Vermutung, daß ein (möglicherweise britischer) „schwarzer" Humor lebensverbessernd wirken kann, gefällt mir. Ein Buch namens *Journeys (with a Cancer)*, das dieses Thema illustriert, wurde erst kürzlich in Großbritannien publiziert (Cole 1995). Der Autor nimmt den Leser mit auf eine köstliche, selbst-spöttische Reise durch die Domänen aller möglichen komplementären und alternativen Therapien sowie orthodoxer Standardbehandlungen. Vielleicht wirkte das Verfassen des Buches therapeutisch: der Autor bearbeitete im Zuge des Schreibens auf jeden Fall einige emotionale Traumen. Die traditionelle „steife Unterlippe" der Briten mag in der Tat ein lakonisch humorvoller Bewältigungsstil sein und daher nicht ganz unbekömmlich.

Es kommt vor, daß Menschen es als peinlich empfinden, auf „wiedergeborene" Krebspatienten zu treffen, die meinen: „Ich bin froh, daß ich Krebs hatte." (Oder in Blocks Formulierung: „Dieser Krebs war ein Geschenk... Er hat mir ein neues Leben gegeben.") Ich gehe das Risiko ein, die Leser von *Advances* in Verlegenheit zu bringen, und bitte den Herausgeber der Zeitschrift meine Schlußbemerkung trotzdem zu drucken: ja, für mich war der Krebs „mit Sicherheit ein Weckruf, eine Chance zu heilen und mich durch die Krankheit zu entwickeln." Sir Thomas Browne sprach in *Religio Medici* von „den nötigen Herrenhäusern unseres wiederhergestellten Selbst", die „diese beiden gegensätzlichen und unvergleichlichen Orte sind, die wir *Himmel* und *Hölle* nennen." Browne, ein holistischer Arzt, wenn es je so etwas gab, erkannte, daß beide Enden des Erfahrungsspektrums, sowohl Himmel als auch Hölle, anerkannt werden mußten, um das Selbst wiederherstellen zu können. Für Menschen, die an Krebs leiden, kann der Abstieg in die Hölle nur das Vorspiel zur Auferstehung und Auffahrt in den Himmel sein.

## Literatur

Bagenal FS, Easton DF, Harris E, Chilvers CED, McElwain TJ (1990) Survival of patients with breast cancer attending Bristol Cancer Help Centre. Lancet 336: 606-10

Bammer K (1981) Krebs und Psychosomatik, Kohlhammer, Stuttgart

Cole J (1995) Journeys (with a cancer).Pawprints, London

Dafter RE (1996) Why negative emotions can sometimes be positive: the spectrum model of emotions and their role in mind-body healing. Advances 12 (2): 6–19

Goodare H (ed) (1996) Fighting spirit: the stories of women in the bristol breast cancer survey. Scarlett Press, London

Guex P (1993) An introduction to psycho-oncology. Goodare H, tr. Routledge, London
Levy S, et al (1988) Survival hazards in first recurrent breast cancer patients: seven year follow-up. Psychosom Med 50: 520-8
Spiegel D (1993) Living beyond limits: new hope and help for facing life-threatening illness. Random House, New York

## Ein anderer Blickwinkel aus den vordersten Reihen der Onkologie

**D. S. Gullion**

Die Betreuung von Krebspatienten bietet Ärzten einzigartige Chancen, über die übliche Konzentration auf den einzelnen hinauszuwachsen. Bei Krebs muß man auf ein breiteres, multidimensionales Verständnis des Selbst achtgeben – ein Selbst mit biologischen, psychologischen und psychospirituellen Dimensionen. Gleichzeitig stecken hinter der Krebsbetreuung Behandlungsprotokolle, die auf Gruppen oder Völkern von Patienten beruhen, und daher nicht unbedingt geschaffen sind, um individuellen Behandlungsbedürfnissen zu entsprechen. Es besteht daher eine dauernde Spannung zwischen der Wahl geeigneter Protokollbehandlungen und der Entwicklung eines individuellen Betreuungsprogramms. Blocks Betonung des Selbst als wichtiger Faktor ist ein bedeutender Beitrag zu unserem Verständnis des onkologischen Heilungsprozesses des Patienten und bietet eine Herausforderung für unsere Zukunft.

Onkologen stehen vielfältigen Dimensionen des Selbst in jedem Patienten gegenüber, der in ihre Praxis kommt. Die Kompliziertheit jedes einzelnen wird ihnen rasch bewußt. Da gibt es zum einen den Krankheitsverlauf, die biologischen Manifestierungen des Krebses. Dann gibt es die psychologische Reaktion auf die Krebsdiagnose und die komplexe und einmalige psychologische Zusammensetzung jedes einzelnen. Es gibt die offene Darlegung dieser psychologischen Zusammensetzung, aber auch die unterdrückten und weniger gut zugänglichen Aspekte des Reaktionsprozesses. Weiters ist da die Auswirkung der Diagnose auf der psychospirituellen Ebene, die für den Arzt häufig noch weniger zugänglich ist, als die verdeckten Elemente der psychologischen Zusammensetzung eines einzelnen.

Der Prozeß, eine Beziehung zum Patienten auf all diesen verschiedenen Ebenen aufzubauen, ist wichtig und oft extrem schwierig. Es gibt häufig Barrieren in der vollständigen Untersuchung der Individualität des Patienten. Manche dieser Barrieren sind der Kompliziertheit der Diagnose und den Manifestierungen des Krebses zuzuschreiben. Die Krankheit muß rasch behandelt werden. Die sehr reale Barriere, genügend Zeit zu finden, alle Dimensionen des Selbst mit adäquater Tiefe zu untersuchen, kommt ebenfalls hinzu. Block bietet uns aber nichtsdestotrotz ein Modell, das uns hilft, den Patienten und seine Individualität zu verstehen. Meine Bemerkungen stimmen in vieler Hinsicht damit überein.

## Einfühlungsvermögen

Blocks Vorschlag, das Einfühlungsvermögen an der Wurzel aller Interaktionen mit den Patienten anzusetzen, trifft genau ins Schwarze. Nur wenn der Arzt eine einfühlende und empathische Neigung zum Patienten hat, kann eine wahre Heilung stattfinden.

Ein wichtiger Aspekt des Einfühlungsvermögens ist die Voraussetzung, daß die medizinische Praxis eines Arztes von Herzen kommen muß. Eine tiefe Anteilnahme am Leid des Patienten während aller Interaktionen, Empfehlungen, und Ausführungen therapeutischer Interventionen führt dazu, daß man Patienten auf sehr einfühlende Art und Weise behandelt. Das ist speziell dann der Fall, wenn man dem Patienten „schlechte Nachrichten" mitteilt. Durch ein intensives Gefühl von Einfühlungsvermögen kann man diese Informationen auf möglichst menschliche Weise vermitteln und so die Chance reduzieren, sie auf vernichtende Art auszudrücken, und in diesem Sinn den anhaltenden Eindruck der Hoffnung erzeugen, der für Patienten so wichtig ist.

## Bewältigungsformen und Wut

Es ist mit Sicherheit richtig, daß Patienten, die nicht passiv oder unterwürfig sind, aktiver an Entscheidungen, ihre Behandlung und den Behandlungsprozeß selbst betreffend, teilnehmen können. Auch wenn Bemächtigung derzeit als Klischee gilt, ist es genau das, wonach sich Patienten sehnen. Werden Patienten bemächtigt, sind sie imstande, Informationen über ihre Krankheit aufzunehmen und beteiligen sich bewußter an den Entscheidungen, die auf dem Weg zur Heilung getroffen werden müssen.

Das erste Gefühl, das dem Onkologen beim ersten Besuch meist entgegengebracht wird, ist Wut, die einen Bestandteil der typischen Reaktion auf die Krebsdiagnose darstellt. Man sollte diese Wut als „gesunde" Emotion betrachten. Wut kann mobilisierend und dem Heilungsprozeß nützlich sein. Sicher, wenn Wut in die falsche Richtung geht, oder Patienten in ihrer Wut steckenbleiben, wird die Heilung sehr erschwert. Die „Vitalität" der Wut (Remen 1996) kann jedoch als Wille zum Leben übersetzt werden. Diese Transformation ist ein wichtiger Aspekt, wenn Patienten selbstaktualisiert werden.

Der Wille zu leben bedeutet natürlich nicht, daß der Patient überleben wird. Wie Block bemerkt, ist aber die Intention zu überleben extrem wichtig für die therapeutische Reaktion des Patienten.

## Der integrierte Ansatz zur Onkologie

Blocks Ansatz zur Biopsychoonkologie beruht auf vier Grundsätzen: individuelle Behandlung, psychodynamische und psychosoziale Intervention, medizinische Abstimmung, und biopsychoonkologische Interventionen.

*Individuelle Behandlung* ist sicherlich das Ideal beim Verschreiben eines Programms, das sowohl konventionelle als auch komplementäre[1] Therapien enthält und auf die bestimmten Präferenzen und Ziele des Patienten paßt. Ich habe jedoch schon vorher erwähnt, daß meiner Erfahrung nach zeitliche Barrieren und sofortiger medizinischer Handlungsbedarf häufig mit der praktischen Anwendung dieses Grundsatzes kollidieren.

*Psychodynamische und psychosoziale Interventionen* pflegen den Gedanken der Bemächtigung und Selbstwirksamkeit. Sobald die Bedürfnisse des inneren Selbst identifiziert wurden, kann ein speziell zugeschnittenes Programm für jeden einzelnen entwickelt werden. Beim Lesen von Blocks Abhandlung wünschte ich mir mehr Details zu seinem Programm und dessen Durchführung, auch wenn mir klar war, daß die Gemeinplätze seinen lebensbejahenden Prozeß und allgemeinen Ansatz beschreiben.

Der Grundsatz der *medizinischen Abstimmung* ist eine seltene Strategie in der Praxis der Onkologie. Ich vermute, daß die meisten Onkologen sich für eine intensivere, statt einer weniger intensiven oder eingreifenden

---

[1] Ich ziehe den Terminus „komplementär" gegenüber „alternativ" vor, um zu implizieren, daß komplementäre Therapien gemeinsam mit traditionellen allopathischen Therapien eingesetzt werden. „Alternativ" impliziert, daß Patienten sich entweder für eine traditionelle oder für eine nicht traditionelle Therapie entscheiden

Modalität in den Anfangsphasen der Krebsbetreuung entscheiden würden.

Ich habe Bedenken über Blocks Einsatz von Abstimmung in Fällen, wo es Chancen auf Heilung gibt. In Situationen, wie sie sich beispielsweise bei einem metastatischen Hodenkarzinom oder fortgeschrittener Hodgkin'scher Krankheit ergeben, ist man zeitlich aufgrund des großen Heilungspotentials sehr gedrängt. In solchen und anderen Fällen ist der sofortige Beginn einer aggressiven Therapie extrem wichtig, sowohl für den allgemeinen Heilungsprozeß, als auch für das Heilen des Patienten. Das soll nicht heißen, daß es nicht patienten-orientierte Therapien oder Mitsprache und Bemächtigung des Patienten geben soll. In bestimmten Situationen jedoch würde es mit den Zielen des Patienten übereinstimmen, die richtige Information darzulegen und ein intensives Protokoll anzufertigen.

Als Bestandteil der Diskussion zur medizinischen Abstimmung nennt Block den Einsatz jener alternativer und komplementärer Therapien, die sich als wirksam erwiesen haben. Nun ist es aber schwierig, die Wirksamkeit komplementärer Therapien zu demonstrieren, speziell wenn man dabei die gegenwärtige wissenschaftliche Methode wahlloser klinischer Versuche verwendet. Die Schwierigkeit, Variablen unter Kontrolle zu bekommen und ähnliche Patientengruppen zu untersuchen, hat die Forscher auf dem Gebiet der Betreuung häufig frustriert. Glücklicherweise stehen uns, wie Block angibt, im Falle von Krebs bereits einige erfolgreiche Experimente zur Verfügung (Spiegel 1989, Fawzy et al. 1993). Zu gegebenem Zeitpunkt werden wir vielleicht alle komplementären Therapien, die von ihm beschrieben werden, vollständig untersuchen können. Das würde die biologischen Therapien, die Block diskutiert, einschließen, im besonderen Interventionen bei der Ernährung und „biologische Reaktionsmodifikatoren".

*Biopsychologische Intervention* ist ein Bereich, den nur wenige Onkologen adressieren. Die Integration eines biologisch aufgebauten Krebsbetreuungsprogramms und Veränderungen im Lebensstil, die häufig nötig sind oder vorgeschlagen werden, wird oftmals von den traditionelleren, konventionellen und chemotherapeutischen Protokollen verdrängt. Block ist in seiner Verfolgung eines Behandlungsansatzes auf Basis von biopsychologischen Interventionen zu bewundern.

Bedenkt man die bedeutende Anzahl der Patienten, die er behandelt, würde ich die wissenschaftliche Untersuchung von 'Interventionen auf dem Gebiet der Ernährung ermutigen, bei der die biologischen Veränderungen von Ernährungsparametern sowie die generelle Entwicklung der Patienten untersucht werden. Auch wenn seine anekdotenhafte Besprechung von zehn Langzeitüberlebenden interessant ist und sicherlich die Neugier der Skeptiker weckt, sind anekdotenhafte Erfahrungen immer der Kritik der Wissenschafter ausgesetzt.

Nichtsdestotrotz birgt die Präsentation von Langzeitüberlebenden, auch wenn sie auf anekdotenhafter Basis stattfindet, Hoffnung nicht nur für Patienten, sondern auch für Ärzte. Die Ausnahmepatienten, die Veränderungen ihres Lebensstils und ein dauerndes Therapieprogramm befolgen, ermutigen viele von uns, die Prinzipien der Selbstwirksamkeit und der komplementären Interventionen in unsere Praxen einzuführen.

## Die Bedeutung der Krebserfahrung

Die Wahrnehmung einer lebensbedrohlichen Krankheit durch den Patienten und die Bedeutung, die er einer solchen beimißt, haben einen starken Einfluß auf den psychologischen Zustand des Kranken und das Imstandesein, sich an die zahlreichen Aspekte eines Krebsbetreuungsprogramms zu halten. Die Bedeutung, die Krebs zugeordnet wird, kann ein breites Spektrum an Emotionen auslösen. Ich stimme Block zu, wenn er meint, daß diese Emotionen schädlicher sein können als die Krankheit selbst. Ich habe bereits des öfteren die tiefschürfenden Auswirkungen der psychologischen Reaktion auf den Krebs beobachtet, die eine viel größere Funktionsstörung auslösen als die Krankheit oder die Behandlung.

Für den Onkologen ist es eine Herausforderung, diese Dimension des psychologischen Wohlbefindens des Patienten anzusprechen. Es braucht genügend Zeit, um die Bedeutung einer Krebsdiagnose mit dem Patienten gemeinsam zu erforschen. Auch kann sich diese Bedeutung im Lauf der Behandlung verändern. Es bedarf daher der ständigen Interaktion mit dem Patienten auf einer grundlegenderen Ebene als der der Behandlungsfortführung. Das regelmäßige Anbieten von „psychopädagogischen" Möglichkeiten für den Patienten trägt nicht nur zu einem umfassenden Verständnis der Bedeutung von Krebs bei, sondern hilft auch bei der Auswahl geeigneter Interventionen.

In diesem Zusammenhang stimme ich daher Block dabei zu, daß Selbsthilfegruppen nicht immer und für jeden Patienten geeignet sind. Selbst wenn Patienten dem Konzept der Selbsthilfegruppe positiv gegenüberstehen, muß eine ganze Reihe von Faktoren bedacht werden, bevor eine Zuweisung gemacht wird. Diese betreffen unter anderem die

Art der Gruppe, ihre Zusammensetzung, und die psychologische Richtung derselben.

Wir sind immer noch weit von einem Verständnis aller biologischer und psychologischer Faktoren entfernt, die im Fall von Krebs auf komplizierte Art und Weise zusammenwirken. Der Bericht des Büros für Technologische Einschätzung aus dem Jahre 1978, daß sich nur zehn bis zwanzig Prozent aller allopathischen Krebsbehandlungen in klinischen Versuchen als wirksam erwiesen, stimmt vermutlich nicht mehr. Er erinnert uns aber an die Grenzen unseres Wissens. Durch die Fortschritte in der Krebsbetreuung während der letzten zwanzig Jahre wissen wir, daß adjuvante Chemotherapie die Überlebensrate bei Brust- und Dickdarmkrebs verbessert hat, was sich in die Heilung eines zusätzlichen Prozentsatzes von Krebspatienten umsetzen läßt. Weiters haben die neuen Diäten, die bei vielen Krebsformen eingesetzt werden, gezeigt, daß sie Patientenleben verlängern. Wenn aber Wirksamkeit mit Heilung gleichgesetzt wird, so muß ich Block zustimmen, daß der Weg bei allopathischen Behandlungen noch weit ist.

## Lebensqualität

Blocks Diskussion von Lebensqualität über -quantität konzentriert sich auf einen der wichtigsten Aspekte der Krebsbetreuung. Lebensqualität ist eine individuelle Erfahrung und ein individuelles Phänomen. Wie Block bemerkt, kann die Bestimmung der Lebensqualität vom Körperbild, schädlichen Giften durch die Behandlung, den psychologischen Auswirkungen der Krankheit oder Behandlung, oder dem Vorhandensein von Unterstützung durch die Familie oder die Gemeinschaft abhängen. In der Realität ist die Lebensqualität vermutlich eine Kombination all dieser Faktoren, und jeder Patient hat seine eigene einmalige Auffassung davon.

## Die Selbstheilung des Arztes

Ein Konzept, das Block nicht erforschte, das aber eine bedeutende Auswirkung auf die Zufriedenheit und Heilung des Patienten hat, ist jenes der Selbstheilung unter den Ärzten. Wir lernen mehr über und erkennen zunehmend das Bedürfnis der Ärzte und Onkologen, einen Prozeß der Selbstheilung zu durchlaufen, so daß die Wirksamkeit der einfühlenden Betreuung gesteigert werden kann. Rachel Naomi Remen betont in ihrer

Arbeit am Commonweal's Institute for the Study of Health and Illness (in Bolinas, Kalifornien), das sie mitbegründet hat, und in der Gedichtsammlung, die sie herausgab, *Wounded Healers* (Remen 1994), die Wucht der Auswirkung unserer eigenen Verletztheit auf die Betreuung der Patienten. Die meisten von uns sind im Laufe ihres Lebens auf tiefschürfende und wuchtige Art verletzt worden, speziell in unserer Arbeit als Onkologen. Die Trauer, die wir angesichts des Verlusts unserer Patienten verspüren, kann vielleicht nicht zur Gänze ausgesprochen oder gelöst werden. Gestatten wir uns nicht, um unsere Patienten zu trauern, kann ein Burn Out Syndrom die Folge sein. Umgekehrt können wir durch Selbstheilung unsere Herzen vollständiger öffnen und so die Freude der Heilung zwischen uns und den Patienten fließen lassen. Um Blocks Abhandlung also zu einem anderen Blickwinkel weiter zu führen, muß die Rolle des Selbst untersucht und besser verstanden werden und zwar nicht nur in Hinblick auf den Patienten, sondern auch den Heilenden.

Zusammenfassend sei gesagt, daß uns Blocks Bemerkungen über die Rolle des Selbst einen bedeutsamen Ansatz zur Betreuung von Krebspatienten bietet, der sich eine individuelle therapeutische Intervention zunutze macht, die traditionelle Chemotherapieprotokolle ebenso wie einen starken Fokus auf einer ernährungswissenschaftlichen Behandlung, Streßreduzierungstechniken, und anderen lebensbejahenden Praktiken einschließt. Der Onkologe kann ein Krebsbetreuungsprogramm entwickeln, das dem Patienten die besten Chancen auf ein Ausmerzen der Krankheit bietet, während es gesunde Bewältigungsstrategien erhält und fördert und eine Lebensqualität erhält, die für den einzelnen Patienten bedeutsam ist. Die Herausforderung wird sein, diese Philosophien in die tägliche Betreuung von Krebspatienten an Onkologiepraxen einzubauen, speziell in einer Zeit der medizinisch ökonomischen Kürzungen und großer Veränderungen in der Medizin.

## Literatur

Fawzy FI, et al (1993) Malignant melanoma: effects of an early structured psychiatric intervention, coping and affective state on recurrence and survival 6 years later. Arch Gen Psychiatry 50: 681-9

Remen RN (1994) Wounded healers. Wounded Healers Press, Mill Valley, CA

Remen RN (1996) All emotions are potentially life affirming. Advances 12 (2): 23-8

Spiegel D, et al (1989) Effect of psychosocial treatment on survival of patients with metastatic breast cancer. Lancet: 888-91

## Standpunkt eines Epidemiologen zu Blocks Herausforderung

J. R. Hebert

Ich begann, Dr. Blocks Aufsatz auf einer Flugreise nach Washington, D.C., zu lesen, wo ich an einem Ausschuß teilnahm, der die Subsidierungsanträge untersuchte, die als Reaktion auf das U.S. Army's Broad Agency Announcement für das Brustkrebs Forschungsprogramm des Verteidigungsministeriums vorgelegt worden waren. Dieses Jahr war es das Ziel des Programms, Anträge zu sammeln, die zwar ein besonders hohes Risiko beinhalteten, aber einen großen Fortschritt im Bestimmen der Ursache des steigenden Auftretens der Krankheit und des begrenzten Fortschritts im Verbessern der Prognosen während der einzelnen Krankheitsstadien bewegen könnten (Ries et al. 1995). Als interessanten Aspekt der Friedensdividende hat die Armee innovative Vorschläge hervorgesucht (unter anderem einen, der die Auswirkungen des Streßreduzierungsprogramms von Dr. Jon Kabat-Zinn, das auf Aufmerksamkeit gegründet ist, an Brustkrebspatienten in frühen Stadien untersucht).

Als ob Flugreisen Bücherstützen für Versammlungen wären, las ich den Artikel auf der Heimreise zweieinhalb Tage später fertig. Die meiste Zeit dazwischen verbrachte ich wie im Kloster mit einer Gruppe von 18 Wissenschafterkollegen, die die Bandbreite der Expertise vertraten, die es brauchte, um die 66 Vorschläge durchzugehen, die uns zugeteilt waren. Die Vorschläge variierten inhaltlich, viele waren jedoch innovativ und manche drehten sich um Themen, die auch von Block angeschnitten wurden, einschließlich der Rolle von Diät, Körpergewicht, und physischer Aktivität sowohl in der Etiologie als auch in der Behandlung, und den therapeutischen Auswirkungen komplementärer und alternativ medizinischer Praktiken.

Die Prüfung unterstrich die Tatsache, daß selbst die konservativsten Institutionen, wie die U.S. Armee, die Kapazität besitzen, ihren Blickwinkel drastisch zu verändern und Vermittler von Veränderungen zu werden. Ein wichtiger Teil dieser Entwicklung war die Schaffung eines

Dialogs zwischen den Konsumenten, die sich für mehr Forschung aussprachen, und den Forschern selbst. Zum ersten Mal in meiner Karriere saßen Nichtwissenschafter, zwei Frauen, die ihren Brustkrebs überlebt hatten, im Prüfungsausschuß. Diese Krebsüberlebenden waren sich wichtiger Themen in der Krebsepidemiologie sehr bewußt, wußten den vernünftigen Ansatz der wissenschaftlichen Methode zu schätzen, und bedeuteten eine Herausforderung für die wissenschaftliche Gemeinschaft, Dinge zu untersuchen, die in der Krebsetiologie und dem Überleben von Krebs wichtig sind, und nicht nur Dinge, die leicht oder angenehm zu untersuchen sind.

Block stellt seine Gedanken zum Selbst auf ähnliche Art an. Sie sind nicht leicht zu untersuchen und wurden von der konventionellen Onkologie und Epidemiologie bisher hauptsächlich ignoriert. Durch meine eigene Arbeit mit Chirurgen und Onkologen bin ich besonders an einer Untersuchung der Rolle von erzeugter Hilflosigkeit bei Leuten mit bestimmten psychologischen Anfälligkeiten interessiert. Das ist ein Gebiet, das der weiteren Untersuchung verdient, da es bedeutende Auswirkungen auf dem Gebiet der öffentlichen Gesundheit für hunderttausende von Krebsüberlebenden haben könnte.

Ein anderes besonders würdiges Untersuchungsgebiet, das von Block erwähnt wird, ist jenes der Diät- und Ernährungstherapien. Zumal ich offiziell in Ernährungswissenschaft ausgebildet bin und auch auf dem Gebiet arbeite, wollte ich mich hier ursprünglich auf dieses Feld konzentrieren. Ich war jedoch fasziniert von Blocks Behauptung, daß eine „authentische Studie des Selbst für die biostatistische und die epidemiologische Forschung schädlich wäre, die sich auf Gruppen und Völker statt auf einzelne konzentriert." Zusammen mit dem zusätzlichen Impetus, der mir durch das, was ich „Beschwerdeliteratur" gegen die alternative Medizin nennen will, geboten wurde, fühlte ich mich dazu verpflichtet, mich für die erneute Einladung der Epidemiologie in den Kampfring auszusprechen.

In meiner Arbeit mit Kollegen, denen epidemiologisches Denken nicht geläufig ist und die die Attacken auf das Gebiet nicht kennen, habe ich beobachtet, daß es einen großen Mangel an Verständnis des Potentials der Epidemiologie gibt und daß epidemiologische Methoden oft als Satz von Werkzeugen angesehen werden, die bestimmte Blickwinkel untermauern. (Eine Auswahl dieser Perspektiven wird, gemeinsam mit Hinweisen auf die ursprünglichen Publikationen, in einer Reaktion von eminenten Epidemiologen auf ihre Arbeit von A. R. Feinstein angeführt, der einige dieser negativen Ansichten auflistet [Savitz et al. 1990].) Andererseits ist es wahr, daß Epidemiologen manchmal in der Anwendung ihrer Methoden auf neue Gebiete der Materie zögern (McMichael 1993) oder methodologische Innovationen aus anderen Gebieten nur langsam aufnehmen (Hebert et al. 1995).

Trotz der Schwierigkeit, die Methoden auf bestimmte Gebiete der Forschung anzuwenden, behaupte ich, daß die Epidemiologie das einzige bewußte und weitgehend (wenn nicht gänzlich) akzeptierte Mittel ist, die Kausalität in der menschlichen Gesundheit zu beurteilen (Rothman 1988, U.S. Gesundheits-, Unterrichts- und Sozialministerium 1964). Während jene, die mit der Epidemiologie nicht vertraut sind, diese nur als methodologische Basis zur Durchführung der einen oder anderen Art der Untersuchung (sagen wir der Fallüberprüfung) ansehen, fällt doch die Sache der kausalen Schlußfolgerung in ihren Wirkungsbereich. Obgleich bestimmte Studien in ihrer Fähigkeit, Ursachen- und Wirkungsbeziehungen zu kommentieren, begrenzt sind, führen wir Epidemiologen unsere Arbeit doch mit dem Ziel durch, Daten zu sammeln, um Fragen zur Ursache zu beantworten.

Das Schließen auf Kausalität ist natürlich eine umstrittene Sache, und Epidemiologen sind mit Interesse und Energie darangegangen, wobei sie viel aus den philosophischen und historischen Grundlagen wissenschaftlichen Denkens profitierten. Da kausale Schlußfolgerungen die Basis bilden für das rationale Treffen von Entscheidungen, sind sie etwas, mit dem jeder, der einen Hang zur Wissenschaft und ein Interesse an der menschlichen Gesundheit hat, vertraut sein sollte. Es existieren bereits einige ausgezeichnete Zusammenfassungen zu diesem Thema (Greenland 1987, Rothman 1988), und die angesprochenen Themen werden auch weiterhin diskutiert (Halloran und Struchiner 1995, McArdle 1994).

Im Unterschied zu den Grundwissenschaften, in denen Experimente unter streng kontrollierten Laborbedingungen durchgeführt werden können, steht epidemiologischen Studien die offensichtliche Tatsache entgegen, daß die Forschung an Menschen sich von jener an Tieren oder Zellkulturen unterscheiden muß. Menschliche Forschung muß sich mit der Unordnung der äußerst komplizierten Perspektiven und Erfahrungen der Menschen auseinandersetzen. Ich behaupte, daß inmitten dieser menschlichen Unordnung epidemiologische Studien der einzige Weg sind, die Rolle von Faktoren, die den Ausbruch einer Krankheit beeinflussen oder die entsetzlichen Folgen derselben verzögern könnten, zu bewerten.

Da epidemiologische Forschung an der Stelle, wo sich wissenschaftliche Methoden und menschliche Aktion kreuzen, durchgeführt wird, sollte sie von dem akuten Bewußtsein beherrscht sein, daß Menschen Entscheidungen trotz inkompletter Daten treffen können und müssen. Während jeder Mensch selbst beurteilt, was für ihn das beste ist, haben Epidemiologen doch den Auftrag sicherzustellen, daß eine wissenschaftliche Exaktheit in der Beurteilung der kausalen Verbindung zwischen putativen Risikofaktoren und ihren Auswirkungen berücksichtigt werden.

Block weist darauf hin, daß jeder Mensch einzigartig ist. Epidemiologen sind sich dieser Tatsache in unterschiedlichem Ausmaß ebenso bewußt. Ein Beispiel: Ökologische Studien, die Daten auf Gruppenebene (häufig auf der Ebene ganzer Nationen) verwenden, werden oft als minderwertig gegenüber solchen Studien angesehen, die Messungen und Analysemethoden auf Basis von individuellen Untersuchungen verwenden (Rothman 1986). Tatsächlich werden ökologische Studien so sehr mit methodologischen Problemen und Schwierigkeiten in der Interpretation verbunden (Hennekens und Buring 1987, Lilienfeld und Stolley 1994, Rothman 1986), daß die meisten Epidemiologen nie auch nur eine einzige solche durchführen. Ich merke aber an, daß ökologische Studien, die ich aus Gründen, auf die ich hier nicht eingehen kann, schätze, die engsten Verbindungen zwischen Diät und Krebsformen aller Art gezeigt haben (Armstrong und Doll 1975, Hebert und Rosen 1996).

Ungeachtet meiner Meinung zu den Verdiensten ökologischer Studien und Blocks Widerruf über epidemiologische Studien auf Gruppenebene, ist die überwältigende Mehrheit der epidemiologischen Studien „analytisch“ (das heißt, es werden eine Reihe individueller Charakteristika gemessen, kontrolliert und nachgebildet, wobei etablierte, wenn auch manchmal mißbrauchte Methoden statistischer Analyse verwendet werden). Nur sehr wenige dieser Studien können experimentell in der Bedeutung, wahllose kontrollierte Versuche zu sein, genannt werden. Obgleich es stimmt, daß persönliche Faktoren, wie zum Beispiel Bewältigungsstile, wahllosen klinischen Tests nicht unterworfen werden können, bedeutet das nicht, daß wir sie aus unseren epidemiologischen Studien ausschließen müssen, denn selbst zufällige klinische Versuche können auf innovative Weise modifiziert werden, um unabhängige oder interaktive Auswirkungen von Selbstauswahlfaktoren auf die Ergebnisse der Studien zu testen (Brewin und Bradlez 1989). Solche Modelle könnten unser Verständnis von Placeboeffekten, auf die Block verweist, beträchtlich vorantreiben.

Das Problem, das Block in Zusammenhang mit dem Studium des Selbst beschreibt, ist nicht ein Fehlschlagen des epidemiologischen Paradigmas, sondern die Schwierigkeit, Faktoren, die in der Etiologie oder dem Fortschreiten der Krankheit wichtig sein könnten, zu identifizieren und zu messen. Zufällige Beobachtungen, oder Anekdoten, sind ein äußerst wichtiger Schritt in diesem Prozeß. Ein klassisches Beispiel für den epidemiologischen Wert solcher Beobachtungen ist die Verbindung zwischen der Aussetzung von Diethylstilbestrol (DES) und Scheidenkrebs (Herbst et al. 1971), die mit einer Frau begann, die beobachtete, daß ihre Einnahme von DES während der Schwangerschaft möglicherweise mit dem Scheidenkrebs, den ihre Tochter Jahrzehnte später entwickelte, zusammenhing. Der notwendige nächste Schritt war, den Vorschlag ernst zu nehmen, und eine geeignete epidemiologische Studie zur Überprüfung der Hypothese durchzuführen. Da die DES-Scheidenkrebs Beziehung so eine enge ist, bedurfte es nur einer kleinangelegten Kontrollstudie, um die Verbindung herzustellen. Während daher Blocks Beobachtungen bezüglich Aspekten des Individuums nicht in seiner Klinik testbar sein mögen, bietet seine Arbeit doch einen guten Nährboden, um Ideen für Untersuchungen hervorzubringen.

Generell gelangen wir zu den Hypothesen, die wir testen über eine der folgenden beiden Routen. Unter Verwendung von induktivem Denken können wir versuchen, die vielen Beispiele, die wir beobachten (beispielsweise die Aspekte des „Selbst“, die wir im Krebsüberleben wiederholt sehen), zu einem generellen Muster oder Schema zu verallgemeinern. Die Alternative ist die Verwendung von deduktivem Denken, wobei wir die generellen Grundsätze unseres Wissens über das System des Untersuchten (beispielsweise Karzinogenese oder Metastase) auf eine Beschreibung, wie die Krankheit fortschreitet, anwenden. Wie immer auch der Ursprung einer Idee aussehen mag, wir sollten, wenn sie wichtige Implikationen für die Krebsvermeidung und -kontrolle hat, eine Hypothese formulieren und sie Tests aussetzen. Im Weiterentwickeln der Hypothese verwenden wir üblicherweise eine Kombination von induktivem und deduktivem Denken und betrachten vorliegende Beobachtungen genau im Licht unseres ursprünglichen Wissens.

Wir schränken unser Verständnis dessen, wie die Dinge funktionieren entscheidend ein, wenn wir annehmen, daß die Wahrheit nur in dem einen oder dem anderen Weg, der zu einer Hypothese führen kann, liegt. Es mag Ärzten und Konsumenten alternativer Medizin moralisch gerechtfertigt erscheinen, über die Engstirnigkeit bestimmter Segmente des medizinischen Standes herzuziehen, die, in ihrer Bindung an ein bestimmtes Wissenskorpus, die Möglichkeit eines *a priori* Effekts verleugnen. Wir befinden uns jedoch ebenso im Mittelalter, wenn wir uns ausschließlich auf Anekdoten verlassen müssen, wo jeder Fall die eigene These belegen oder widerlegen kann. Zu welchen Schlüssen würden wir kommen, wenn wir uns von Anekdoten im Zusammenhang zwischen Rauchen und Lungenkrebs leiten ließen, wo Raucher, die nicht an Lungenkrebs erkranken, jene die der Krankheit zum Opfer fallen, etwa 16:1 übertreffen? Vermutlich zu dem Schluß, zu dem vor 1950 alle kamen, nämlich, daß das Rauchen die Krankheit nicht bedingt. Während Fanatiker auf jeder Seite zufrieden wären mit den Barrieren, die sie errichtet haben, würden Menschen mit einem Hang zur Wissenschaft – das heißt all jene, die normal neugierig und etwas skeptisch sind – eine sinnvolle Hypothese einen Schritt weiterführen und in der realen Welt testen wollen.

Für jene, die steif darauf beharren, daß das, was wir entdecken, aus unserem gegenwärtigen Verständnis der Biologie folgen muß, ist es schwer zu verstehen oder zu akzeptieren, daß die wissenschaftliche Methode, mittels derer Hypothesen getestet werden, in der Tat unabhängig von jedem Verständnis des Mechanismus ist. Als Beispiel des rechten Winkels, der zwischen den beiden besteht, könnte ich eine absolut gültige Studie über die Wirkung von Akupunktur auf einige gesundheitliche Belange entwerfen und durchführen, ohne die geringste Ahnung zu haben, wie Akupunktur funktioniert. Im Bericht des Generalarztes 1964 über Rauchen und Gesundheit (U.S. Gesundheits-, Unterrichts- und Sozialministerium 1964) und in einer späteren Erklärung der Sache verbreitete Hill (1965) die nun weitgehend akzeptierten Kriterien zur Beurteilung der kausalen Beziehung zwischen putativen Risikofaktoren und Resultaten in der Gesundheit. Das Kriterium bezüglich der biologischen Plausibilität einer angeblichen Beziehung zwischen Risikofaktor und Krankheit ist nur eines von neun Kriterien, um eine kausale Beziehung zu beurteilen. Von den neun ist nur Temporalität – eine Ursache sollte ihrem Effekt vorangehen – eine absolute Voraussetzung. Es gibt viele Fälle, wo der Mechanismus nicht *a priori* ausgearbeitet wird, sondern eine mechanistische Erklärung im entscheidenden Gleichgewicht mitwiegt. Liest man die häufig bissige, aber manchmal berechtigte Kritik alternativer medizinischer Ansätze (Barbasch und Shihabuddin 1995, Fisk 1995, Sampson 1996, Stalker 1995, Weissmann 1996), so stellt man fest, daß das Thema der biologischen Plausibilität eine beinahe ausschließliche Prominenz annimmt, während die weitere Diskussion der Basis für kausales Urteilen fast nicht existiert.

Techniker, die konventionelle Medizin praktizieren und jene, die vom Status Quo profitieren, wollen sich möglicherweise ausschließlich auf Mechanismen konzentrieren, während manche Fanatiker uns im Glauben an Neuentdeckungen halten zu wünschen, ohne jegliche Erklärung, wie diese funktionieren könnten. Beide liegen falsch. Ja, generell sollten wir unseren Glauben an eine neue Entdeckung wahrscheinlich an unser bisheriges Wissen darüber, wie bestimmte Dinge funktionieren, binden. Aber Glaube sollte nicht den Weg zu Tests der Auswirkungen bestimmter Dinge verstellen, von denen wir vermuten, daß sie wichtig sind. Was wäre wohl das Schicksal der vielen Seemänner (und anderer Menschen) gewesen, die vor den Geißeln des Skorbut bewahrt wurden, hätte Lind nicht 1747 seine Versuche, frische Früchte in der Behandlung von Skorbut einzusetzen, durchgeführt (Lind 1763)? Andere Hypothesen wurden durch diese simple Studie widerlegt, und doch dauerte es über ein Jahrhundert, bis die Rolle von Askorbinsäure im Metabolismus des Bindegewebes erarbeitet wurde. Menschen, die an eine andere Erklärung geglaubt hatten, hätten vermutlich ebensowenig Interesse daran gehabt, ihre Hypothesen zu testen, wie ein Mechaniker/Techniker der damaligen Zeit, der zuerst der Ausarbeitung eines Mechanismus bedurft hätte, bevor er eine Hypothese formulieren konnte (und in diesem Falle 150 Jahre gewartet hätte, bevor er das getan hätte).

Es ist unsere Pflicht als Wissenschafter, nicht gebieterisch den Zugang zu manchen Bereichen zu verbieten. Ebenso müssen Ärzte ihre Hypothesen für Tests zugänglich machen, wenn sie wirklich daran interessiert sind, daß neue therapeutische Ansätze weitgehend akzeptiert werden. Block präsentiert Ideen für Verbesserungen in der Betreuung, die von großem Gewinn für Krebspatienten sein könnten. Meine Interpretation dieser würdigen Ideen ist, daß sie uns motivieren sollten, testbare Forschungsfragen zu formulieren. Es erscheint mir sowohl als anti-intellektuell als auch als besonders unfreundlich den Patienten gegenüber, gewisse Behauptungen/Konstrukte jenseits jeden Tadels aufzustellen. Den Zugang zu gewissen Dingen zu verwehren, wird nicht funktionieren. Die generell besser informierten Patienten, die nach

Alternativen zu regulären konventionellen Therapien suchen (Eisenberg et al. 1993) und Menschen, die uns ebenbürtig sind, verlangen mehr.

Natürlich müssen wir achtsam sein. Falls es der Erinnerung bedarf, sei gesagt, daß es einige sehr schlaue Menschen gibt, die auf alles, was nicht konventionell ist, nicht gut zu sprechen sind (Barbasch und Shihabuddin 1995, Fisk 1995, Stakler 1995). Ein kürzlich erschienener Band der Annalen der New York Academy of Sciences namens *The Flight From Science and Reason* beinhaltete einige höchst kritische Artikel, die sich um nicht konventionelle Medizin drehten (Sampson 1996, Weissmann 1996). Obgleich es in dieser Arbeit viel zu bemängeln gibt, einschließlich der Verwendung von Beschimpfungen, Spott, und unfundierten Bemerkungen, wird eine sehr wichtige Bemerkung gemacht: „Konzepte wie Sinn, Bewußtsein, und Geist bieten sich nicht dafür an, gemessen zu werden, und erzeugen daher Ansprüche, die nicht erhärtet oder bestätigt werden können. Alternativisten nützen das aus; ihre Definition von „Reduktionismus" als Gegenteil von „Holismus" stellt die wissenschaftliche Methode als unattraktiv dar, während gleichzeitig Methoden glorifiziert werden, die taub gegen Widerlegung sind, zumindest so weit jene betroffen sind, die das alternative Paradigma geschluckt haben" (Sampson 1996). Wir akzeptieren die Bemerkung; es gibt keinen sicheren Hafen für unbegründbare Behauptungen.

Auf der anderen Seite ist es interessant, daß Beschwerden über alternative Ansätze so gut wie keine Kritik von auch nur halbwegs gut durchdachten Studien enthält. Daraus scheint klar zu sein, daß die Last, die auf Menschen liegt, die konventionelle Paradigmen in Frage stellen, dazu dient, die Klarheit des Verstandes zu bewahren, um die Hinterfragung am Leben zu erhalten. Wenn diese Menschen nicht dazu ausgebildet sind, die Art der wissenschaftlichen Forschung zu betreiben, die es braucht, um schwierige Fragen bezüglich der Wirksamkeit von Behandlungen und der Auswirkungen bisher vernachlässigter psychosozialer Fakten, sollten sie sich an Kollegen wenden, die eine solche Ausbildung besitzen.

Ein Fortschritt wird nur dann stattfinden, wenn wir die Haltung ablegen, daß wir Dinge nicht untersuchen können, wenn sie noch nicht weitgehend anerkannt sind. Wie die meisten Menschen, die einen normal skeptischen Leser überzeugen möchten, stützt sich Block stark auf die wissenschaftlichen Studien seiner Kollegen in seinen Argumenten. Viele derer, die Block in Unterstützung seiner Ansichten anführt, haben meist erfolgreich, mit der Identifizierung bisher vernachlässigter Charakteristika von Menschen gekämpft, die diese besonders anfällig für eine bestimmte Krankheit machen oder sie davor bewahren (Fawzy et al. 1993, Greer et al. 1992, Spiegel et al. 1989, Temoshok et al. 1985). Manche dieser Faktoren mögen vielleicht offensichtlich erscheinen, sind aber extrem schwierig einzuschätzen. Diät ist ein Beispiel dafür. Das Gefühlszentrum des Gehirns (das im limbischen Lappen liegt) verarbeitet die Geschmacks- und Geruchsreize (Ganong 1991). Diese emotionale Komponente öffnet den Vorhang für Vorurteile im Messen von Eigenberichten über die Diät und eine Verwirrung biologischer Wirkungen aufgrund von Nährstoffen, Nährstoffinteraktionen, emotionalen Auslösern, die aus den mit Nahrungsaufnahme verbundenen Reizen resultieren, und psychosozialen Faktoren, die mit bestimmten Mustern der Nahrungsaufnahme assoziiert werden (Cella 1992). Wie meine Kollegen und ich anderswo besprechen, ist die logische Konsequenz von alledem das klassische Verfluchen der Epidemiologie (Hebert 1996, Hebert et al. 1995). Andere Faktoren, die Block behandelt, wie beispielsweise den kämpferischen Geist, können obskurer erscheinen, aber tatsächlich leichter zu definieren und zu messen sein.

Indem die Bedenken über Wirksamkeit, Zufriedenheit mit Patient-Arzt Beziehungen, und Finanzierung durch eine dritte Partei anwachsen, suchen Menschen in bisher nie dagewesenem Tempo nach alternativen Therapien (Eisenberg et al. 1993). Die Angriffe auf alternative medizinische Ansätze werden weitergehen. Ebenso wird sich der Impetus fortsetzen, neue und potentiell billigere und wirksamere alternative Therapien zu testen. Manche Menschen werden das glauben, was sie glauben wollen, unabhängig von Beweisen – das kommt fast einer religiösen Sichtweise gleich, und die Menschen sollen das ruhig tun, wenn sie es so wollen. Da jedoch religiöse Aussagen nicht falsifiziert werden können, haben sie absolut keinen empirischen Gehalt. Als an einer Krankheit leidender Mensch, werde ich das ansprechend finden oder auch nicht. Als Wissenschafter aber werde ich es inakzeptabel finden. Um das Feld voranzutreiben, wird es nötig sein, relevante Hypothesen und Forschungserkenntnisse der Kritik durch die Kollegen auszusetzen, die, wenn auch nicht völlig perfekt, das einzige Forum ist, ihre Verdienste zu beurteilen. Vernünftige Menschen, selbst die ohne formales wissenschaftliches Training, können dann Zugang zu diesen Daten erhalten und sich selbst ein Bild machen. Der Kampf jener Epidemiologen, die solche Angelegenheiten ernst nehmen, wird es sein, Wege zu finden, wie man über die vergangenen Jahrhunderte entwickeltes epidemiologisches Denken und Methoden, auf neue und spannende Untersuchungsgebiete anwenden kann.

## Literatur

Armstrong B, Doll R (1975) Environmental factors and cancer incidence and mortality in different countries with special references to dietary practices. Int J Cancer 15: 617-31

Barbasch A, Shihabuddin L (1995) Cases and doubts. Mt Sinai J Med 62: 44–147

Brewin C, Bradley C (1989) Patient preferences and randomized clinical trials. Br Med J 299: 313-5

Cella D (1992) Overcoming difficulties in demonstrating health outcome benefits. J Parenter Enter Nutr 16: 106S-11S

Eisenberg D, Kessler R, Foster C, Norlock F, Calkins D, Delbanco T (1993) Unconventional medicine in the U.S.: prevalence, costs and patterns of use. N Engl J Med 328: 246-52

Fawzy F, Fawzy N, Hyun C, Elashoff R, Fahey J, Morton D (1993) Malignant melanoma: effects of an early structured psychiatric intervention, coping, and affective state on recurrence and survival 6 years later. Arch Gen Psychiatry 50: 681

Fisk W (1995) Multiculturalism, alternative health care, and responsibility for belief. Mt Sinai J Med 62: 148-51

Ganong W (1991) Neural basis of instinctual behavior and emotions. Rev Med Physiol: 237-47

Greenland S (ed) (1987) Evolution of epidemiologic ideas annotated readings on concepts and methods. Epidemiology Resources Inc, Chestnut Hill, MA

Greer S, Moorey S, Baruch J, Watson M, Robertson B, Mason A, Rowden L, Law M, Bliss J (1992) Adjuvant psychological therapy for patients with cancer: a prospective randomized trial. Br Med J 304: 675

Halloran M, Struchiner C (1995) Causal inference in infectious diseases. Epidemiol 6 (2): 142-51

Hebert J (1996) Social desirability bias in dietary selfreport may compromise the validity of dietary intake measures. Implications for diet disease relationships. Int J Epidemiol 25: 223-5

Hebert J, Rosen A (1996) Nutritional, socioeconomic and reproductive factors in relation to breast cancer mortality: findings from a cross national study. Can Detect Prev 20 (3): 234-44

Hebert J, Clemow L, Pbert L, Ockene I, Ockene J (1995) Social desirability and approval biases in dietary self-report may profoundly compromise the validity of diet-disease studies. Int J Epidemiol 24 (2): 389-98

Hennekens C, Buring S (1987) Epidemiology in medicine. Little, Brown and Company, Boston

Herbst A, Ulfelder H, Poskanzer D (1971) Adenocarcinoma of the vagina. N Engl J Med 284: 878-84

Hill A (1965) The environment and disease: association or causation. Proc R Soc Med 58: 295-300

Lilienfeld D, Stolley P (1994) Foundations of epidemiology. Oxford University Press, New York

Lind J (1753) Treatise on the scurvey. Sands, Murray, and Cochran, Edinburgh

McArdle J (1994) Appropriate questions about causal inference from direction of causation analyses. Genet Epidemiol 11 (6): 477-82

McMichael A (1993) Planetary overload: global environmental change and the health of the human species. Cambridge University Press, Cambridge

Ries L, Miller B, Hankey B, Kosary C, Harras A, Edwards B (1995) SEER cancer statistics review. National Cancer Institute, Bethesda, MD

Rothman K (1986) Modern epidemiology. Little, Brown and Company, Boston

Rothman K (ed) (1988) Casual inference. Epidemiology Recources, Chestnut Hill, MA

Sampson W (1996) Antiscience trends in the rise of the alternative medicine movement. Ann N Y Acad Sci 775: 188-97

Savitz D, Greenland S, Stolley P, Kelsey J (1990) Scientific standards of criticism: a reaction to scientific standards in epidemiologic studies of the menace of daily life, by A. R. Feinstein. Epidemiol 1: 78–83

Spiegel D, Bloom J, Kraemer H, Gotheil E (1989) Effect of psychosocial treatment on survival of patients with metastatic breast cancer. Lancet ii: 888

Stalker D (1995) Evidence and alternative medicine. Mt Sinai J Med 62: 132-43

Temoshok L, Heller B, Sagebiel R, Blois M, Sweet D, DiClemente R, Gold M (1985) The relationship of psychosocial factors to prognostic indicators in cutaneous malignant melanoma. J Psychosom Res 29 (2): 139-53

U.S. Department of Health, Education, and Welfare (1964) Smoking and health: report of the Advisory Committee to the Surgeon General of the Public Health Services. P.H.S. Publ No 1103, Washington, DC

Weissmann G (1996) Sucking with vampires. Ann N Y Acad Sci 775: 179-87

# Ein kühner Schritt in Richtung Integration von „Psyche“ und „Körper“ in die Krebsbehandlung

M. Renneker

Während es umfassende Literatur gibt, die sich mit den psychosomatischen Körper-Aspekten von Krebs befaßt, war die Neigung immer mehr hin zur „Psyche“ als zum „Körper“. Es existiert meines Wissens keine Abhandlung (und keine Forschung, auf der eine solche beruhte) wie jene von Keith Block, die einen solch kühnen Schritt unternimmt, die psychosoziale Medizin vollständig in die Behandlung von Krebs zu integrieren. Ich kann mir die gegensätzlichen Reaktionen vorstellen, die ich erzeugen werde.

Für jeden Menschen, der je Krebs hatte oder gerade daran leidet, oder auch nur die Möglichkeit, an Krebs zu erkranken, in Betracht gezogen hat, kann nur ein Gefühl der jubelnden Erleichterung im Begreifen dessen entstehen, daß ein solch integrierter Ansatz zur Krebsbehandlung endlich existiert. Wer von uns würde sich nicht für so einen Ansatz entscheiden, wenn wir selbst an Krebs erkrankten?

Für jeden Arzt jedoch, der an den vordersten Linien im Kampf gegen Krebs steht, ist diese Abhandlung in gewissem Maße verunsichernd, da sie einem zwar unauffällig, aber doch unverfroren den Fehdehandschuh hinwirft. Wer von uns ist nicht teilweise oder gänzlich ungenügend in einer oder mehrerer der von Block angebotenen Behandlungsaspekte?

Selbst unter den multidisziplinären Ärzten hat diese Abhandlung das Potential, „Revier“-Reaktionen auszulösen. Block ist ein Dekonstruktivist, der unsere geheiligten, aber imaginären beruflichen Trennbalken niederreißt. Manche mögen sich ein wenig durch Blocks „Planierraupen“-Ansatz zu einer wahrhaft holistischen Betreuung zurückgewiesen fühlen.

Seine Abhandlung integriert Theorie, Forschung, und Anwendung so geschickt und mühelos, daß sie ein Vorbild für das Thema, um das es dabei geht, ist und so eine Art empiristischen Beweis ihrer Gültigkeit darstellt.

Es ist wahr, daß es mehr Daten zu Blocks integriertem Ansatz bedarf, die über seine deskriptive Studie von zehn Langzeitüberlebenden hinausgehen, um auch die abgestumpftesten Lehnstuhlakademiker auf die Beine zu kriegen. Diese Daten werden sich aber ergeben, wenn mehr von uns sich an die Frontlinie, die so sachkundig von Block gezogen wurde, begeben.

## Was die Ärzte verstehen müssen

**B. S. Siegel**

Es ist eine echte Freude für mich, daß *Advances* Keith Blocks Aufsatz publiziert. Bevor ich mit meinen Bemerkungen beginne, möchte ich auf die Fortschritte der vergangenen zwanzig Jahre eingehen, die es möglich machten, daß sein Werk veröffentlicht wurde.

Vor zwanzig Jahren besuchte ich eine Arbeitsgruppe, die von Carl Simonton vorgestellt wurde. Das Thema war das von Blocks Aufsatz. Von hundert Teilnehmern waren nur drei Ärzte, und ich war der einzige der drei, der kein Therapeut war. Ich denke, man hätte diese frühe Arbeit von Simonton und Siegel in dem Artikel erwähnen können.

Wir kämpften um die Aufdeckung und Akzeptanz der Rolle des Selbst in Krankheitszuständen. Ich schrieb Artikel und sandte sie an medizinische Zeitschriften. Sie wurden mit dem Kommentar retourniert, interessant, aber ungeeignet zu sein. Als ich sie an geeignete Stellen schickte, wurden sie abermals retourniert, diesmal mit dem Kommentar, geeignet, aber nicht interessant zu sein: „Wir wissen um diese Informationen Bescheid." Ich begann zu verstehen, daß die Spezialisierung in der medizinischen Ausbildung uns in vielerlei Hinsicht im Dunkeln über zahlreiche Dinge stehen ließ. Wir lesen und sind uns nur bewußt über das, was in unserer Spezialzeitschrift erscheint.

Ich bat die Amerikanische Krebsgesellschaft, mich einer ihrer Selbsthilfegruppentreffen beiwohnen zu lassen, so daß ich ein besserer Arzt sein und mehr über die Bedürfnisse meiner Patienten lernen könnte. Sie meinten, ich sei ein Arzt und gehöre nicht in eine derartige Gruppe. Ich bin ihnen dafür dankbar, daß sie mich in die Situation versetzten, aus der heraus ich meine eigenen Gruppen starten konnte, als ein Patient zu mir sagte: „Ich muß wissen, wie ich zwischen den Praxisbesuchen leben soll."

Als ich die Vorteile erkannte, die es bringt, Menschen leben zu helfen, und den Nutzen dessen, was Block beschreibt, versuchte ich zu forschen und Förderungen der Amerikanischen Krebsgesellschaft und des Nationalen Krebsinstituts zu bekommen. Ich wurde als verrückt angesehen und erhielt keine Unterstützung und viel Spott. Jetzt aber freue ich mich zu sehen, daß viele Menschen dem zustimmen, was unseren Köpfen entspringt.

Nun lassen Sie mich aber die Gedanken, die ich in Reaktion auf Blocks Aufsatz hatte, darlegen. Für mich war es ein Zeichen des Fortschritts zu sehen, wie er seine Behauptung aussprach, die positives Bewältigungsverhalten mit der Tätigkeit des Immunsystems in Beziehung setzt. Es gibt immer noch viele engstirnige Menschen, die sich weigern, das zu akzeptieren, aber es öffnen sich zunehmend sowohl Gemüter als auch Türen.

Ich glaube, ein Großteil des Problems liegt im mechanistischen Ansatz der medizinischen Ausbildung. Diese bringt keine Betreuer hervor, die sich ihrer eigenen Bedürfnisse und der ihrer Patienten bewußt sind. Sie untersucht unerwarteten Erfolg nicht in Hinsicht auf Überleben oder Heilung. Sie bemächtigt Patienten nicht, sondern tendiert dazu, sich in Statistiken, dem Thema der sogenannten falschen Hoffnung, und einem Mangel an Kommunikationskenntnissen zu verhaspeln.

Lesen Sie doch einfach ein Protokoll und machen Sie sich bewußt, was für negative Auswirkungen es auf den Patienten haben muß. Ärzte als Touristen in der Welt des Krebses müssen verstehen, wonach die Einwohner dort suchen und was sie brauchen. Ja, wir müssen uns mit unserer Sterblichkeit konfrontieren und über unsere Gefühle bezüglich des Todes lernen. Das muß in unserer Ausbildung passieren, so daß wir unsere gesunden und ungesunden Motivationen, Ärzte zu werden, realisieren. Ist unsere Motivation eine Reaktion auf destruktive Tendenzen, oder ein Bedürfnis fehlzuschlagen, oder mit dem Tod eines Elternteils als Kinder verwandt, oder eine Angst vor dem Tod, etc.? Vergleichen Sie Blocks Arbeit mit der von Kevorkian, und dann sagen Sie mir, wer Ihrer Meinung nach gesünder und sich seiner eigenen Gefühle und Rolle in der Patientenbetreuung bewußter ist?

Man muß keine lebensbedrohliche Krankheit haben, um sich mit seiner eigenen Sterblichkeit zu konfrontieren und diese zu akzeptieren. Ich habe zwei Jahre damit verbracht, mir zu überlegen, ob ich eigentlich nur Selbsthilfegruppen für Menschen mit lebensbedrohlichen Krankheiten leitete, um zu beweisen, daß ich selbst nicht sterben würde (zumal ich der einzige im Raum ohne Krebs war). Ich analysierte meine Träume, besuchte Arbeitsgruppen, und wurde mit meiner Motivation und

Sterblichkeit vertraut. Ich lernte auch, daß die Diagnose das ist, womit sich der Arzt hilft, aber die Geschichte und Erfahrung das sind, wobei der Patient Hilfe braucht, und daß Wissenschaft keine Bedeutung birgt.

Fragen Sie einen Patienten besorgt: „Was erleben Sie?“ Hören Sie dann auf die Antwort und behandeln Sie das im Leben eines Patienten, das auf die Antwort paßt. So werden Sie Ihren Patienten und dem Verlauf ihrer Krankheit helfen. Ein Beispiel: Als eine Patientin mir mitteilte, daß sie „Versagen“ erlebte, sprach sie nicht von ihrem Körper, der versagte, sondern über den Selbstmord eines Elternteils und ihr Versagen als Kind.

Lassen Sie die Patienten Ihre Lehrer sein. Hält sich ein Patient besser, als sie es erwartet hatten, nehmen Sie nicht an, daß er einfach Glück hatte oder daß es einen Fehler in der Diagnose, einen Laborfehler, eine spontane Remission, oder ein Wunder gegeben haben müßte. Fragen Sie den Patienten: „Warum sind Sie nicht gestorben, als Sie sterben hätten sollen?“ Er wird Ihnen über Überlebensverhalten erzählen, und Sie können die Information an andere Patienten weitergeben. Zeigen Sie intensive Anteilnahme und versuchen Sie, Patienten mit großer Hoffnung statt mit großem Risiko zu haben. Wie Block feststellt: Wir haben die Chance, menschliches Leben weit über die Ebene der Krankheitsheilung hinaus zu berühren und zu verändern. Ich habe auch gelernt, daß sich Heilungen, wenn Sie Leben verändern, häufiger als Nebenprodukt einstellen.

Es gibt überdies nur eine Information, die zu Erleuchtung, Inspiration, und Transformation führt. Welche Information ist das? Es ist die, daß Sie sterblich sind und eines Tages sterben werden. Es ist erstaunlich, wie viele Menschen ihr Leben erst dann verändern, wenn sie an einer lebensbedrohlichen Krankheit erkranken. Dann beginnen sie zu leben und verschieben das Sterben. Helfen Sie also mit, die Menschen zu erleuchten.

Ich widerspreche Block, wenn er das biophysische und das psychodynamische Selbst als verbunden beschreibt. Sie sind nicht verbunden, sondern vereint und ein gemeinsames Ganzes. Sie sind integriert und teilen Information über das Überleben. Das ist Teil des Evolutionsmechanismus, der für das Überleben von Einzellerorganismen und die Rolle der Neuropeptide entwickelt wurde.

Block benützt den Terminus Optimismus der Möglichkeit, und wir müssen uns klar darüber sein, daß Statistiken nicht auf Individuen zutreffen. Sie treffen auf Entscheidungen zu, die man in bezug auf Behandlungen treffen mag, aber sie bestimmen nicht, wer überlebt und wer nicht.

Das Leben ist eine Geburtswehe, und wir müssen die Patienten zu den Möglichkeiten und den Alternativen führen. Wir brauchen „VerTeiler", verantwortliche Teilnehmer, statt Patienten und unterwürfige Leidende. Wenn Patienten sich entscheiden, was sie willens sind durchzumachen, um ihr Selbst zu gebären, werden sie bessere Resultate erzielen und weniger Nebenwirkungen haben. Als Ärzte dürfen wir Patienten nicht verurteilen, sondern müssen sie unterstützen. Wenn Patienten wissen, daß sie einem nicht egal sind, vermehren sich ihre Optionen, und sie werden oftmals die Behandlung akzeptieren, die sie von ärgerlichen, kontrollierenden Ärzten abgelehnt hatten. Ich stellte fest, daß von allen Patienten, die mich bezüglich alternativer Therapien konsultierten, 100% im Endeffekt eine traditionelle Therapie von jemandem akzeptierten, dem sie wichtig waren. Ein weltberühmter Pädagoge suchte mich mit fortgeschrittenem Krebs auf und erzählte mir, daß er von einem Arzt angeschrien worden wäre und „den Krebs dem medizinischen Berufsstand vorzöge".

Vergessen Sie nicht, daß es keine Frage der Schuld ist, wenn ein Patient stirbt: die Aufgabe ist die, den Patienten zu einem aktiven Mitwirken an seinem Leben zu bewegen. Schuldgefühle sind Bestandteil des Lebens vieler Menschen, erzeugt durch Eltern, Lehrer, und Religionen. Lernen Sie daher, bei jedem Patienten mit diesen Themen umzugehen. Krankheit ist ein Verlust der Gesundheit, nicht eine Strafe. Helfen Sie den Menschen, ihre Gesundheit wiederzufinden. Vergessen Sie auch nicht, daß es Menschen gibt, die die Opferrolle suchen, und wenn sich einer ihrer Patienten in einer Opfergruppe befindet, raten Sie ihm, sie zu verlassen oder zu konfrontieren und zu verändern. Mein ursprüngliches Erwachen kam, als ich 100 Briefe an meine Krebspatienten versandte und ihnen eine Gruppentherapie anbot, die ihnen helfen sollte, ein längeres, besseres Leben zu führen. Weniger als zwölf Frauen kamen zum ersten Treffen. Es gibt auch Patienten, die den Tod vorziehen. Wir müssen auch ihnen helfen und sie betreuen und sie nicht verurteilen, sondern lieben und sie auffordern, sich selbst zu lieben.

Ich denke, daß die Definition und Rolle der Verdrängung klargestellt werden muß. Es gibt, in gewissem Sinne, eine gesunde Verdrängung, weshalb es Verdrängern oft besser geht als jenen, die stoisch oder hoffnungslos sind. Wahre Verdrängung ist nicht streßbehaftet, da man sich keines Problems bewußt ist. Sind Sie aber ein defensiver Unterdrücker, der sich nur für andere ein Lächeln abringt, sterben Sie schneller.

Das Problem ist, daß die meisten Ärzte nicht wissen, wie man Kämpfer aus Verdrängern macht. Sie sticheln so lange auf der Verdrängung herum, bis sie die Patienten hoffnungslos machen. Geben Sie den Menschen Ressourcen, Fähigkeiten und Vertrauen, dann können sie sich von der Verdrängung weg- und zu einem aktiven Kampf ums Überleben hinwenden.

Die Psyche beeinflußt den Körper nicht, und der Körper nicht die Psyche, wie Block sagt, sondern Psyche ist Körper, und Körper ist Psyche. Psyche ist nicht lokal. Wir brauchen ein neues Wort, wie zum Beispiel „Psyper" oder „Körphe", um dieses Konzept auszudrücken. Können Sie die Funktionen einer Satellitenschüssel, einer Fernbedienung und eines Fernsehers trennen? Nein, sie bilden eine Einheit, die empfängt, auswählt und darbietet. So ist es auch mit dem Körphe. Er empfängt, selektiert und manifestiert Taten und Zustände der Gesundheit in Zusammenhang mit den Entscheidungen und Taten, die er gesetzt hat.

Die Worte „voll informieren" tauchen in Zusammenhang mit Patienten auf. Was heißt das in bezug auf unsere Fähigkeit zu kommunizieren, ohne die Hoffnung und das Leben, um die es dabei geht, zu zerstören? Wie gehen unsere Arztkollegen mit unseren Patienten um? Müssen Patienten jedesmal wiederbelebt werden, wenn sie einen Facharzt aufsuchen, der sie mit der Realität der Ernsthaftigkeit ihrer Krankheit deprimiert? Ich habe manche meiner Patienten beobachtet, wie sie in zwei Stunden von entlassungfähig zu ernsthaft krank regrediert sind. Warum? Weil sie vor der Entlassung noch beim Onkologen und beim Bestrahlungstherapeuten waren.

Wir können hoffentlich ein Heilungsteam schaffen, bei dem dem Patienten alle notwendigen Entscheidungen, Optionen, und Unterstützung freistehen. Eine Bezeichnung, die einer meiner Patienten verwendete und die ich für geeigneter halte als Partnerschaft, ist eine gegenseitige Investmentgesellschaft. Jeder investiert in den anderen und bietet Ressourcen an. Bedenken Sie bitte, daß ich mir ernsthafte Sorgen um Sie mache, wenn Sie nie von Ihren Patienten, Schwestern, und ihrer Familie als Arzt kritisiert wurden. Sie halten Sie vielleicht für hoffnungslos und unwillens oder unfähig, sich zu verändern.

Bitte behalten Sie im Gedächtnis, daß für jeden von uns irgendwann die Zeit kommt zu sterben. Ich habe an meinen Patienten gesehen, daß eines der größten Geschenke im Leben das ist, leicht gehen zu können, wenn man müde und weh und bereit ist zu sterben. Es gibt keine Familie, die sagt, stirb nicht, und kein Arzt, der einen davon abhält. Man stirbt wo und wann man will, umgeben von Liebe. Selbstmord ist kein Thema. Um meinen verstorbenen Schwiegervater zu zitieren: „Man stürzt einfach auf."

Ich gehe hier nicht auf die Spiegel-Siegel Angelegenheit ein, die in David Spiegels Arbeiten aufgetaucht ist. Es gibt lausige Ärzte und lausige Therapeuten, die das Thema der Selbstbemächtigung verzerren, das heißt aber nicht, daß man das Baby mit dem Badewasser ausleeren sollte. Schließt man Lourdes, weil es falsche Hoffnungen erweckt? Hoffnung kann im übrigen nicht falsch sein. Falsche Hoffnung ist ein Oxymoron. Lügen ist ein eigenes Thema, und ich habe es persönlich nie notwendig gefunden und würde auch nie einen Patienten anlügen. Es ist nicht nötig, wenn Sie wissen, wie man kommuniziert, und Optionen zur Verfügung haben.

Die beste Definition von Hoffnung, die ich gelesen habe, ist, daß Hoffnung eine Erinnerung an die Zukunft ist, und das gleiche gilt für Angst.

Mir persönlich gefallen die Ausdrücke positives und negatives Denken nicht. Ich bevorzuge es, einen geistigen Frieden als Ziel zu betrachten. Auf diese Weise werden Gefühle nicht verdrängt oder versteckt, nur um positiv zu erscheinen.

Ich sehe die Rolle dessen, was meinem Denken entspringt, als den Regler der Schalter, der die Lichter oder Gene auf- oder abdreht. Identische Zwillinge erkranken nicht am selben Tag an derselben Krankheit. Der eine bekommt Krebs, der andere entwickelt ihn dreißig Jahre später oder gar nicht. Warum nicht? Untersuchen wir noch einmal das Überlebensverhalten. Überlebende werden aus ihrer Erfahrung das berichten, was dieser Artikel vermittelt. Denken Sie also daran, daß das, was wir in uns selbst investieren, uns verändert, ob es Nahrung oder Stoff zum Nachdenken ist.

In früheren Ausgaben von *Advances* war über die Auswirkungen eines „als ob" Verhaltens auf den Körper zu lesen. Sehen Sie sich daher als Ärzte bitte in der Rolle des Trainers oder Regisseurs, der erfolgreiche Athleten oder Schauspieler ausbildet. Helfen Sie Patienten, Überlebensverhalten zu üben und zu trainieren, bis sie besondere Patienten oder Menschen werden.

Vergessen Sie nicht, sich der Persönlichkeiten und Lebensstile ihrer Patienten bewußt zu sein. Frauen leben mit demselben Krebs länger als Männer. Die Wissenschaft meint, es muß Östrogen oder Progesteron sein, das sie schützt. Verheiratete Männer leben länger mit demselben

Krebs als unverheiratete. Das muß daher stammen, daß sie mit Östrogen und Progesteron schlafen.

Hausfrauen haben öfter Krebs als ihre Hausgehilfinnen. Adoptierte Kinder in Dänemark entwickeln eher Krebs, wenn ihre Adoptiveltern daran erkrankten und nicht ihre biologischen Eltern. Es ist nicht das Karzinogen in der Küche. Gefühle sind chemisch und beeinflussen uns.

Streben Sie also danach, zu inspirieren und zu akzeptieren. Denken Sie daran, daß der Patient der Eingeborene ist, und wir die Touristen. Die Eigenschaften, die den Überlebenscharakter auszeichnen, sind der Wille zum Kampf, das Potential zur Veränderung, und spirituelle Überzeugungen. Behauptet ein Arzt, er habe nie einen besonderen Patienten gehabt, hängt das damit zusammen, daß der Arzt Fähigkeiten nicht fördert, sondern zerstört.

Freude und Humor sind immer passend, und es wurde bereits viel Forschung betrieben, die die wissenschaftliche Wirksamkeit von Freude und Lachen beweist. Ich spreche hier von gesundem, kindlichem Humor, der die Stimmung des einzelnen hebt und das Leben erträglich macht.

Ich benütze die Träume und Zeichnungen der Patienten, um ihnen dabei zu helfen, Entscheidungen zu fällen und ihre versteckten und intuitiven Überzeugungen sichtbar zu machen. Es wurde uns während des Medizinstudiums nicht beigebracht, daß Carl Jung vor über 60 Jahren einen Traum interpretierte und eine physische Diagnose daraus stellte. Aus meinem eigenen Leben und den Träumen und Zeichnungen meiner Patienten habe ich gesehen, wie man physische Diagnosen aus diesen Symbolen stellen und dabei behilflich sein kann, die medizinische und psychologische Therapie zu führen.

Ich bin überzeugt, daß unsere Lebenserfahrung in unseren Körpern gespeichert ist und zu unserer Hilfe zur Verfügung steht oder schmerzt, wenn sie nicht bearbeitet wird. Meine Erfahrungen mit einigen Transplantationspatienten machen das zu einem faszinierenden Forschungsgebiet. Denken Sie daran, daß verschlossene Geister nicht wissenschaftlich sind.

Psychiater George Solomon, der so viel auf dem Gebiet der Psychoneuroimmunologie getan hat, besitzt eine Liste mit neun Fragen, die er in der Bestimmung einer immun kompetenten Persönlichkeit benützt.

1. Verspüre ich ein Gefühl des Sinns bei meiner Arbeit, meinen täglichen Aktivitäten, meiner Familie, und meinen Beziehungen?

2. Bin ich imstande, Wut entsprechend zu meiner eigenen Verteidigung auszudrücken?

3. Kann ich Freunde oder Familie [oder medizinische Betreuer] um Unterstützung bitten, wenn ich mich einsam oder in Schwierigkeiten fühle?

4. Kann ich Freunde oder Familie [oder medizinische Betreuer] um Gefallen bitten, wenn ich sie brauche?

5. Bin ich imstande, nein zu sagen, wenn mich jemand um einen Gefallen bittet und ich diesen nicht erfüllen kann oder will?

6. Betreibe ich ein gesundheitsorientiertes Verhalten (Bewegung, Diät, Meditation etc.), das sich auf meine selbst definierten Bedürfnisse stützt, statt auf die Ideen oder Rezepte anderer?

7. Habe ich genug Spiel im Leben?

8. Bin ich über längere Zeitspannen hinweg deprimiert und empfinde dann eine Veränderung der Bedingungen, die mich deprimieren, als hoffnungslos?

9. Erfülle ich pflichtbewußt eine vorgeschriebene Rolle in meinem Leben (zum Beispiel Ehefrau, Ehemann, Elternteil, Boß, netter Typ) zum Nachteil meiner eigenen Bedürfnisse?

Die ersten sieben Fragen sollten natürlich eine „Ja“ Antwort erhalten, die letzten beiden ein „Nein“.

Ich stimme mit Block darin überein, daß ein Sieg über den Krebs nicht im Nicht-Sterben liegt, sondern in der Herausforderung des Lebens. Wie ein Mann sagte: „ Der Krebs hat sich nie auf unsere Ehe metastatisch ausgebreitet.“ Seine Frau lebte nur noch sechs Wochen nach ihrer Diagnose. Oder das letzte Gedicht eines Teenagers, der über den siegreichen Kampf gegen den Krebs schrieb. Ein Gedicht, das von seinem Bruder beim Begräbnis des Jungen vorgelesen wurde.

Im Leben geht es nicht, wie wir lernen, um das warum ich, sondern darum, was wir mit dem Leben anfangen und wie wir ihm dienen können. Unheilbar ist eine Geisteshaltung, nicht ein physischer Zustand. Wenn jemandem gesagt wird, wann er sterben wird, empfehle ich demjenigen, einen Scheck über $ 10.000 auf den Schreibtisch des Arztes zu legen und zu sagen: „Wenn ich an dem Tag sterbe, behalten Sie das, wenn nicht, geben Sie mir $ 10.000.“ Kein Arzt ist je auf die Wette eingestiegen.

Zum Schluß lassen Sie mich berichten, daß, wann immer ich einen Patienten gefragt habe, was er sich vom medizinischen Berufsstand wünscht, die Antwort nie die eigene Heilung betraf, sondern vielmehr lautete: „Behandeln Sie mich wie einen Menschen, sagen Sie Guten Tag und Auf Wiedersehen, klopfen Sie an, bevor Sie hereinkommen, und sehen Sie mir in die Augen, wenn Sie mit mir sprechen." Alles Dinge, die auf der Hochschule nicht gelehrt werden.

Ich möchte Sie an die Worte Solschenizyns erinnern: In Die *Krebsstation* diskutiert er selbst ausgelöste Heilung und sagt: „Ich nehme an, daß Sie dafür ein reines Gewissen brauchen." Er bespricht die Physiologie des Optimismus und die Veränderungen, die sich in einer Zelle abspielen, um wieder normal zu werden. Überlegen Sie, wie anders die Medizin sein könnte, wenn wir spontane Remissionen als selbst ausgelöste Heilung betrachten würden. Sein Symbol für diese Transformation ist der regenfarbene Schmetterling. Kein Zufall.

Letzten Endes werden Sie, wenn Sie die Patienten untersuchen, denen es durch Psychotherapie besser geht, und jene, denen es nicht besser geht, entdecken, daß diejenigen, denen es besser geht, über die Gefühle sprechen, die sie erleben. Wir müssen fühlen um zu heilen, und dem Körper muß Aufmerksamkeit gezollt werden.

Das Problem ist, daß Ärzte Denker sind, und werden sie gefragt, wie sie sich fühlen, antworten sie: „Ich denke," und hören nicht auf die Geschichte des Patienten. Wir als Ärzte leiden an einer posttraumatischen Streßstörung. Was Block vermittelt, ist sowohl für den Betreuer als auch den Patienten gut. Halten Sie sich an das, was Sie verschreiben. Führen Sie ein Tagebuch über den Tod und das Sterben, und Sie werden über das Leben lernen und daß Zeit nicht Geld ist, sondern das Um und Auf.

Zu aller letzt sollten Sie alle Ihre Patienten mit einem Siegel Überlebenskasten ausstatten, in dem ein Krachmacher, ein Zauberstift, und eine Wasserpistole enthalten sind. Ersterer dient dazu, Aufmerksamkeit auf sich zu lenken, wenn niemand auf den Rufknopf reagiert. Zweiterer, um Anweisungen für den Arzt im Falle des Einflusses von Beruhigungs- oder Narkosemitteln auf den eigenen Körper zu schreiben, wie beispielsweise „Nicht diesen, Sie Blödmann!" Letztere, um Gefühle auszudrücken, wenn man nicht wie ein Mensch behandelt wurde. Bedenken Sie, daß die Patienten, die bei den Krankenschwestern unbeliebt sind, länger leben.

## Block sollte seine Ziele angeben und seine Auswirkungen dokumentieren

**D. Spiegel**

Dr. Block präsentiert in seinem Aufsatz ein zwingendes Argument für ein erneutes Überdenken des biomedizinischen Ansatzes zur Krebsbehandlung. Viele seiner Empfehlungen – daß Patienten die Krebsdiagnose als Anlaß dafür nützen, ihr Leben neu zu überdenken, ihre Beziehungen und Mittel der Bewältigung zu prüfen, und so viel Kontrolle als möglich im Verlauf ihrer Krankheit und deren Behandlung zu erreichen; und daß Ärzte die positiven Placebo- und negativen Noceboeffekte der Arztgespräche ernst nehmen – sind alle sinnvoll und positiv. Dessen ungeachtet habe ich aber dennoch zwei grundlegende Fragen zu seinem Standpunkt: (1) Was ist das Ziel seines Interventionsprogramms? und (2) Wie sollen wir es ordentlich evaluieren?

(1) *Ist sein Ziel die Verlängerung oder die Verbesserung des Lebens?* Beide sind würdige Ziele und es gibt Beweise, daß die Verbesserung des einen mit der Verbesserung des anderen Hand in Hand geht. Viele der Dinge, die Block vorschlägt, sind nützlich: ein Partner in der eigenen Gesundheit zu werden, einen aktiveren Stand im Leben einzunehmen und mehr Kontrollgefühl zu empfinden, die Beziehungen, die verbesserungsfähig sind, zu verbessern und jene, die es nicht sind, zu eliminieren. Das sind würdige Ziele, ob sie nun das Leben verlängern oder nicht. Block scheint seine Behandlung jedoch auf die Verlängerung von Leben auszurichten, daher die langwierige Diskussion der verschiedenen botanischen Mittel. Er behauptet, daß Menschen, die botanische Mittel anwenden, auch ihre Erfüllung durch die Behandlung generell verbessern könnten. Ich war wirklich besorgt über die Tatsache, daß traditionelle operative Chemotherapie- und Bestrahlungstherapiemethoden nicht besprochen wurden. Wählen Blocks Patienten sein Programm als Alternative zu medizinischer Standardbetreuung? Als Arzt würde mich das beunruhigen. Nicht, daß es nicht möglich wäre, daß es seinen

Patienten ebenso gut oder besser geht als anderen; aber es fehlt eben schlicht an Beweisen dafür. Es ist eine Sache, seinen Patienten zu raten, einen Meditationskurs oder Veränderungen in ihrer Diät zu machen, es ist aber eine andere Sache, das auf Kosten der besten Behandlungen, die uns zur Verfügung stehen, zu tun. Ich bin überzeugt, daß die Verschiebung des Paradigmas, für die Block sich auszusprechen scheint, viel besser erfüllt würde, wären die Vorgangsweisen, die Block empfiehlt, komplementär statt alternativ.

(2) *Wie sollen wir die Auswirkungen dieser Intervention, was auch immer ihr Ziel sein mag, evaluieren?* Block warnt uns zu Beginn, daß – „zumal Selbst Einzigartigkeit impliziert" – die Untersuchung vom Selbst nicht durch „biostatistische und epidemiologische Forschung, die auf Bevölkerungsgruppen, statt auf einzelnen basiert" adressiert werden kann. Er zitiert aber durchgehend in seinem Aufsatz vielerlei Gruppenstudien, die beispielsweise die Psychoneuroimmunologie unterstützen sowie einige Interventionsversuche, unter anderem meinen eigenen, die die Auswirkungen einer psychotherapeutischen Intervention auf das Fortschreiten der Krankheit untersucht. Man kann nicht beides haben: entweder man akzeptiert die wissenschaftliche Methode oder man lehnt sie ab. Es ist sicher begründet zu sagen, daß die statistische Analyse einer großen Anzahl von Fällen bestimmte wichtige Informationen über die individuelle Einzigartigkeit übersieht, aber entweder diese Methode ist passend für das vorliegende Problem oder nicht, und Block muß sich hier entscheiden.

Das führt zu meiner Sorge über die starken Ansprüche, die Block in bezug auf den Wert seines Programms stellt. Er legt keine systematischen Beweise über dessen Auswirkungen vor. Das, was noch am ehesten in die Nähe kommt, ist die Auswahl der Patienten, die laut seinen Aussagen die Prognosen für diese Arten von Krebs überlebt hatten, jedoch sind, wie er richtig feststellt, Prognosen der Überlebenszeit in individuellen Fällen bekannterweise unverläßlich. Wenn sein Programm so gut funktioniert, speziell in bezug auf die Behauptungen, die er bezüglich der Ernährungsveränderungen aufstellt, sollte er diese Behauptungen mit Daten aus seiner eigenen Erfahrung mit dem Programm belegen können. Zwei Jahrzehnte klinischer Praxis sollten zumindest ein paar Chancen geboten haben, die Auswirkungen systematisch zu evaluieren.

Ähnlich ist die Psychoneuroimmunologie mehr als Überzeugung denn als Wissenschaft angeführt. Der Bereich hat die Auswirkungen von Streß, sozialer Unterstützung und anderen Variablen bei den Aspekten der Immunfunktion demonstriert, es bleibt jedoch noch eine große Lücke: Erkenntnisse sind nicht immer einheitlich.

Ebenso spricht sich der Autor auch in dem Abschnitt über biopsychologische Intervention für bestimmte Nährsubstanzen aus, ohne Beweise zu erbringen, daß eine pharmakologischere Aufnahme derselben den Verlauf der Krankheit tatsächlich beeinflußt. Ein Großteil der Literatur, die zitiert wird, involviert epidemiologische Studien über Komponenten der Ernährung und das Auftreten von Krebs, was eine andere Sache ist, als ihre Auswirkungen auf das Krebsfortschreiten.

Die Diskussion von Selbsthilfegruppen ist inkorrekt. Block legt nahe, daß manchen Patienten durch Selbsthilfegruppen geschadet werden könnte. Es ist sicherlich möglich, daß Patienten in einer anderen Situation geschädigt werden können, es ist aber keineswegs zwingend, daß so etwas passiert, wenn die Selbsthilfegruppe gut geführt ist. Teilnehmer von Selbsthilfegruppen beginnen tatsächlich oft, die anderen Mitglieder zu mögen, und auch wenn manche vorübergehend depressiv werden können, so ist diese Depression doch gleichzeitig eine Bestätigung ihrer Sorge um die Gestorbenen und ein sehr persönliches Erkennen der Tiefe der Trauer, die die anderen um sie haben werden. Die Trauer über den Verlust von anderen Mitgliedern ist daher ein wesentlicher und wichtiger therapeutischer Bestandteil einer gut geleiteten Selbsthilfegruppe und nicht eine Nebenwirkung (Spiegel 1993).

Block spricht das Problem unpassender Schuldgefühle an, aber denen ist leider nicht vollständig zu entrinnen. In dem Ausmaß, daß man sich sicher ist, daß bestimmte Bewältigungsstile das Krebsrisiko erhöhen, sind Schuldgefühle unvermeidbar. Selbst wenn es hier eine Verbindung zwischen Bewältigungsstil und Krebsauftreten oder -fortschreiten gibt, wie sie in manchen Studien hergestellt wird, impliziert das noch nicht Ursächlichkeit. Zu sagen, daß eine solche Ursächlichkeit besteht, ist für Patienten ebenso demoralisierend wie überkonkrete Prognosen bezüglich der Sterblichkeit zu machen.

Block behauptet, daß die Teilnehmer seines Programms imstande sind, „natürliche Killerzelltätigkeit meßbar zu unterstützen". Wo sind die Beweise für eine solche Fähigkeit? Dies ist eine gewagte Behauptung.

Auch gibt es skolastische Mängel. Block zitiert Beechers klassische Studie (1959) falsch. Es handelte sich um ein Drittel der postoperativen Patienten, die auf eine Placebobehandlung gegen ihre Schmerzen ansprachen, was bedeutet, daß die Hälfte der Wirkung von Morphium eigentlich eine Placeboreaktion war. Auch involvierten die Cassileth et al. (1988) und Jameson et al. (1987) Studien keine psychosoziale Intervention.

Eine Klarifizierung von Blocks Kommentaren zu unserer Studie der Effekte psychosozialer Gruppentherapie auf das Überleben von Frauen mit metastatischem Brustkrebs mag angemessen sein. Er hat recht damit, daß es einen Unterschied gab zwischen der Intervention und der Kontrollgruppe in der Zahl der Patienten, die sich bei der Diagnose bereits im Krankheitsstadium 4 befanden. Wir haben jedoch in unserer Analyse auf diese Tatsache Rücksicht genommen, und sie hatte daher keine Auswirkung auf die Überlebensergebnisse. Die Interventionsgruppe gehörte einer höheren sozialen Schicht an, war aber größtenteils unverheiratet. Die Zugehörigkeit zu dieser sozialen Schicht allein sollte daher keine besseren Resultate prophezeit haben.

Die Unzulänglichkeiten, die er in der Studie findet, sind etwas mysteriös. Es ist nicht klar, wo die „unzureichende Dokumentation" der somatischen Erkenntnisse lag. Es ist tatsächlich der Fall, daß es bei den psychologischen Variablen fehlende Folgedaten gab, die medizinischen Daten waren jedoch komplett. Es ist korrekt, daß keine Daten über die potentiellen biologischen Vermittler des Überlebens gesammelt wurden. Wir befinden uns derzeit im sechsten Jahr eines zehnjährigen Echoversuchs, der durch das National Institute of Mental Health und das National Cancer Institute finanziert wird, mit einer neuen Auswahl von 125 Frauen mit metastatischem Brustkrebs, in der wir die Hypothese testen, daß die Teilnahme an Gruppenpsychotherapie die Überlebenszeit erhöht. Wir untersuchen dabei auch eine Reihe möglicher Vermittler: Diät, Bewegung, Einhaltung der medizinischen Behandlung sowie Hormon- und Immunfunktion. Die Resultate dieser Untersuchung werden in einigen Jahren publiziert werden.

Es gibt ein paar gute Ideen und gute Absichten in Blocks Aufsatz, er geht aber unglücklicherweise über die Beweise hinaus. Die Bewältigungsfähigkeiten und Ressourcen der Patienten, das Gefühl der Beteiligung an der Behandlung, die liebevolle Betreuung durch den Arzt und die Sensibilität in bezug auf die Wirkung dessen Worte sowie eine Reihe unterstützender Interventionen sind alle von Bedeutung. Es ist gut möglich, daß Faktoren wie Diät sowie Immun- und Hormonfunktion vermittelnde Variablen sind. Das Ausmaß, in dem sie solche Variablen sind, ist ebenso wissenschaftlich testbar wie jedes andere Problem in der Medizin. Einfühlungsvermögen, realistische Hoffnung, und ein breiter Sektor anderer Interventionen sollten nicht als Alternativen zur Medizin angesehen werden, sie sollten als gute Medizin gelten.

## Literatur

Beecher HK (1959) Measurement of subjective responses: quantitative effects of drugs. Oxford University Press, New York [cited in: Sterling P, Eyer J (1981) Biological basis of mortality. Soc Sci Med 15: 3–42]

Cassileth BR, et al (1988) Psychosocial correlates of cancer survival: a subsequent report 3 to 8 years after cancer diagnosis. J Clin Oncol 6 (11): 1, 753-9

Jameson RN, et al (1987) Psychogenic factors in predicting survival of breast cancer patients. J Clin Oncol 5: 768-72

Spiegel D (1993) Living beyond limits. Random House, New York

## Ein Blickpunkt aus der Perspektive geleiteter Betreuung

**L. L. Stolbach** und **C. Lorman Holmes**

Keith Blocks detaillierte Diskussion seiner Arbeit zur Integration der psychologischen und biologischen Behandlungen von Krebs war von speziellem Interesse für uns, da wir eben am Beginn der 19. Gruppe des Psyche/Körper/Krebs-Unterstützungsprogramms am Saint Vincent Spital in Worcester, Massachusetts, stehen.

Der primäre Zweck unseres Kommentars ist zu zeigen, wie unsere Tätigkeit, innerhalb des Rahmens einer Betreuungseinrichtung, Schlüsselelemente des von Block beschriebenen Ansatzes widerspiegelt. Zum Teil wollen wir auch die Möglichkeiten, die sich innerhalb der strukturellen medizinischen Organisationen entwickeln, aufzeigen. Anschließend an unseren Kommentar diskutiert Bonita Hathaway, die klinische Diätassistentin am Saint Vincent Spital, die ernährungswissenschaftliche Komponente unseres Krebsunterstützungsprogramms.

Wir waren besonders von Blocks Diskussion dessen, wie Patienten größere Kontrolle über ihr eigenes Leben anstreben, getroffen. Wir stimmen der folgenden Bemerkung zu: „Während der Prozeß der Entscheidung für und des Erlangens von Kontrolle, also ein aktiver Sinn der Herrschaft über seine Krebsbetreuung, vielleicht nicht ebenso wichtig ist, wie die bestimmten Therapien, die der Patient erhält, so ist dieser Prozeß doch von deutlicher Wichtigkeit." Spezifische Ansätze, die der Steigerung der Kontrolle durch den Patienten dienen, sind wesentliche Aspekte unseres Programms. Diese schließen Meditation und geleitete Phantasie ein, auf die auch von Block verwiesen wird.

Er stellt außerdem fest: „Den Patienten effektive Ventile zum Ausdruck ihrer Emotionen zu geben, ist ebenfalls wichtig. Hier können verschiedene Bereiche der Psychotherapie und der psychosozialen Unterstützung extrem hilfreich sein." Zusätzlich zur Schaffung der Chance für die Patienten, ihre Emotionen effektiv auszudrücken und zu verstehen, bringen wir Patienten und Familienmitgliedern bei, eine Haltung des realistischen Optimismus aufrecht zu erhalten, indem sie lernen, ihre negativen Denkmuster zu identifizieren, zu überwachen und zu reduzieren. Im Kontext des detaillierten Lernens über die Struktur des Immunsystems und die Rolle der durch Streß vermittelten Immunreaktion, werden unsere Patienten verantwortungsvoller, wie Blocks Patienten auch, indem sie praktische Bewältigungsstrategien nützen, die ihre Hilflosigkeit reduzieren und das Gefühl persönlicher Teilnahme, Kontrolle und Wirksamkeit stärken. Wie Block erklärt: „Eine Kombination von Beratung und Bildung kann vonnöten sein, um Patienten davon abzuhalten, ihre teilnehmende Rolle niederzulegen."

Unser Programm ist eine Serie psychopädagogischer Erfahrungen von zwei Wochenstunden über acht Wochen hinweg, sowohl für Patienten als auch deren Familien. Das Programm wurde 1992 am Saint Vincent Spital eröffnet und zeigte beim letzten vierteljährlichen Bericht, daß 91% der Teilnehmer die Fragebögen vor und nach dem Programm ausgefüllt und ein sechsmonatiges Follow-up absolviert hatten. Das Durchschnittsalter der Teilnehmer lag bei 53,5 Jahren, 81,3% waren verheiratet, und 89% besaßen zumindest einen Gymnasiumabschluß. Obgleich ein guter Prozentsatz der Teilnehmer an Brustkrebs litt (36 oder 39,6%), variierten die Diagnosen der anderen Teilnehmer stark. Alles in allem waren in 91 Teilnehmern 24 verschiedene Krebstypen repräsentiert.

Eine psychologische Bewertung aller Gruppenteilnehmer wird mittels verschiedener Maßnahmen durchgeführt. Wir beurteilen die mentale Anpassung mit Hilfe der Mentalen Anpassung an Krebs Skala (Watson et al. 1989), einem Fragebogen mit 40 Fragen und fünf verschiedenen Subskalen, unter anderem Kampfesgeist, Hilflosigkeit/Hoffnungslosigkeit, ängstliche Vorbehalte, Fatalismus und Vermeidung. Wir bewerten die psychologische Anpassung mit dem Profil der Stimmungszustände (McNair et al. 1971), einem Fragebogen mit 65 Fragen, die den Grad der emotionalen Anpassung auf sechs verschiedenen Gebieten messen, unter anderem Angst, Depression, Wut-Feindseligkeit, Eifer, Erschöpfung und Verwirrung. Um die Lebensqualität auszuwerten, benützen wir die Funktionale Bewertung der Krebstherapie Skala (Cella et al. 1993), eine Skala mit Punkten, die physisches, funktionales, soziales und emotionales Wohlbefinden mißt. Wir bewerten auch die Zufriedenheit des Patienten mit bestimmten Aspekten unseres Programms.

Die Resultate der Mentalen Anpassung an Krebs Skala weisen darauf hin, daß es gegen Ende der acht Wochen zu einer deutlichen Reduktion der ängstlichen Besorgnis und der Hilflosigkeit/Hoffnungslosigkeit kommt. Bedeutende Verbesserungen können auch in den Messungen der Lebensqualität aus den Bewertungen vor und nach der Behandlung abgelesen werden. Emotionales und physisches Wohlbefinden verbessern sich deutlich bei den Teilnehmern des Acht-Wochen-Programms.

Wenn es darum geht, die Aspekte des Programms, die ihnen am besten gefallen, zu identifizieren, so deuten die Teilnehmer generell auf das Teilen, das sich abspielt, die Interaktionen mit anderen, die hilfreiche Haltung der Gruppenführer und die starke Betonung auf Meditation und die Entwicklung besserer Bewältigungstechniken.

Wie Block nahelegt, können Patienten unter bestimmten Bedingungen ihre Krebsdiagnose sowohl als Krise als auch als Chance sehen: eine physische Bedrohung, aber auch eine Möglichkeit zu wachsen und zu heilen. Die Absolventen des psychosozialen Krebsprogramms sind oft imstande, ihre Einstellung zu verändern, wie das auch für die Teilnehmer an David Spiegels und Alastair Cunninghams Gruppenarbeit mit Krebspatienten der Fall ist. Das Glas, das zuerst als halb leer angesehen wurde, wird plötzlich halb voll.

# Ernährung und die Behandlung von Krebs

**B. M. Hathaway**

Zuallererst möchte ich Dr. Keith Block und seine Mitarbeiter für ihre Entscheidung, Ernährung als Schlüsselkomponente in die multidimensionale Betreuung von Onkologiepatienten aufzunehmen, loben. Innerhalb eines einzigartigen Umfelds hat Block einen komplementären Ansatz zur Ernährung entwickelt, der die Schlucht zwischen alternativen und traditionellen Diäten überbrückt und das Programm auf die individuellen Bedürfnisse jedes Patienten zuschneidet. Unglücklicherweise ist die Integration der Ernährungstherapie in die Krebsbehandlung außerhalb von Zentren, wie dem Blocks, bisher nicht die Norm gewesen. Erst jetzt taucht die Ernährungsonkologie als anerkannte medizinische Disziplin und als wichtige Ergänzung zur regulären Krebstherapie auf.

Ernährungsonkologie beinhaltet nicht nur das Verständnis der grundsätzlichen diätischen Bedürfnisse von Krebspatienten, sondern auch das der Rolle von Nährstoffen in der Pathogenese von Krebs und der Rolle von Diät in der Prävention und Behandlung der Krankheit. Es ist wahrhaft eine spannende Zeit für jene von uns, die auf dem Gebiet der Ernährung arbeiten. Wenn wir die Menschen dazu bringen könnten, sich besser zu ernähren – wenn wir auch noch nicht ganz wissen, was genau das heißt – könnten wir imstande sein, das Auftreten von Krebs in diesem Land deutlich zu verringern. Das Nationale Krebs Institut schätzt, daß einer von drei Todesfällen bei Krebs mit der Diät zu tun hat, und daß acht von zehn Krebsarten eine Ernährungs-/Diätkomponente besitzen. Mit der gegenwärtigen Betonung auf kosteneffektivem Gesundheitswesen wird die Wichtigkeit der diätischen Veränderungen, die Gesundheit zu optimieren, weiterhin Anerkennung und Unterstützung gewinnen.

Wenngleich das Krebszentrum am Saint Vincent Spital auch nicht den vielfältigen, individuell zugeschnittenen Ansatz Blocks betreibt, so haben die Teilnehmer an der psychologischen Gruppe doch die Möglichkeit, die Rolle von komplementären Therapien zu erforschen. In jeder der achtwöchigen Sitzungen präsentieren wir einen einstündigen Überblick über die Ernährung. Die Gebiete, die hier vorgestellt werden, inkludieren Ernährung und Diät in der Krankheitsprävention sowie bestimmte Bedürfnisse von Patienten, die aktiv behandelt werden, und derer, die sich nach der Behandlung im Erholungsprozeß befinden.

Als klinische Diätassistentin des Spitals, die sowohl mit stationären als auch mit ambulanten Onkologiepatienten zu tun hat, ist es meine Aufgabe, den Inhalt dieser Sitzungen zusammen mit den Gruppenführern festzulegen. Wir diskutieren strategische diätische Essensmuster (wenig Fett, viel Ballast, vermehrt Obst, Gemüse, Hülsenfrüchte) und den Zusatz von speziellen Speisen, die bekannterweise Phytochemikalien und Antioxidanten bieten. Zusätzlich geben ausgewählte Kostproben der Rezepte, bei denen Zutaten wie Tofu, Hülsenfrüchte und Getreide verwendet werden, den Teilnehmern die Möglichkeit, annehmbare Wege zu finden, diese Speisen in ihre Diät aufzunehmen. (Eine besonders gut akzeptierte Speise kombiniert Süßkartoffeln, Mangos und Mais.) Auch wenn dieses fortbildende Bewußtsein sich nicht mit den Vorteilen eines individuell zugeschnittenen Programms wie das von Block vergleichen läßt, werden jene von uns, die im Gesundheitssystem arbeiten, dennoch den breiteren weiterbildenden Ansatz weiterführen müssen.

Zu wissen, daß bestimmte Nahrungsmittel gesund sind, ist noch weit davon entfernt zu wissen, welche der spezifischen Vermittler oder Kombination von Vermittlern in diesen Nahrungsmitteln das Krebsrisiko reduzieren. Ich denke, daß unsere größte Hoffnung, mehr Menschen von den positiven Auswirkungen der Diät auf Krebs zu überzeugen, in den Händen der klinischen Forscher liegt, die durch zukünftige Versuche an Patienten die Rolle der bestimmten Kombinationen der diätischen Vermittler zu identifizieren haben werden.

## Wir müssen die psychosozialen Auswirkungen medizinischer Interventionen untersuchen

**L. R. Temoshok**

Wenn wir geographisch nicht so weit entfernt wären, würde ich vielleicht meinem Impuls folgen und nach Chicago fliegen, um Keith Block die Hand zu schütteln. Ich bin jedoch sicher, daß ein solch begabter und einfühlender Arzt seine Hand oft genug von dankbaren Patienten und Familienmitgliedern geschüttelt bekommt. Als Forscherin zu den biopsychosozialen Einflüssen auf den Verlauf von Krebs und HIV schätze ich Blocks Perspektive auf das Feld, das er recht passend als „Biopsychoonkologie" bezeichnet. Als klinische Gesundheitspsychologin applaudiere ich seinem Fokus darauf, wie Diener des Gesundheitswesens, die eine „unbeugsame, lebensbejahende Haltung" und einen einfühlenden, umfassenden Ansatz zur Krebsbetreuung haben, den großen Unterschied machen können, indem sie sprichwörtlich Leben verwandeln.

Das Gegenteil kann selbstverständlich ebenfalls zutreffen. Block erwähnt den beschönigenden, aber schrecklich täuschenden Ausdruck „iatrogen" (vom Arzt erzeugt), wenn er Hoffnungslosigkeit einen „iatrogenen Zustand, der die Seele des Patienten zerbricht, das Immunsystem unterdrückt und das Ableben des Krebspatienten beschleunigt" nennt. In Genf, in der Schweiz, wo ich die letzten Jahre gelebt habe, wurde ich kürzlich Zeugin dieser vernichtenden Einflüsse auf eine junge Frau, die zwar tapfer kämpfte, schließlich aber ihren zweijährigen Kampf gegen eine nicht-Hodgkin'sche Lymphomerkrankung verlor. S. B. (nicht ihr richtiger Name oder Initialen) hatte mein Buch *The Type C Connection: The Behavioral Links to Cancer and Your Health* (Temoshok und Dreher 1992) gelesen und mich gebeten, sie zu beraten. Sie besaß eine unglaubliche innere Stärke, eine lebendige, natürliche Intelligenz, das Verlangen, alles über ihre Krankheit und deren Behandlung zu lernen, und die Entschlossenheit, alle möglichen Werkzeuge zu ihrer Heilung einzusetzen – Ernährung, Psychotherapie, chinesische Medizin und andere alternative

Behandlungen, ihren religiösen Glauben sowie konventionelle allopathische Behandlung. Was mich frustrierte und ärgerte, war die fehlende Bereitschaft ihrer behandelnden Ärzte mit ihr in einer heilenden Partnerschaft zusammenzuarbeiten, ihre Intuitionen darüber, was sie dachte, was für sie funktionieren würde, zu respektieren, und ihr zu erlauben, Hoffnung zu kultivieren.

Ich stellte fest, daß ich einen Großteil meiner Zeit mit S. B. damit verbrachte, sie auf die Zusammentreffen mit ihren Ärzten vorzubereiten oder ihr dabei zu helfen, sich von selbigen zu erholen. Ihre Hauptärztin (unglücklicherweise die einzige Ärztin, der sie an der örtlichen Universitätsklinik behandeln konnte – die Alternative war ein Arzt in der nächsten Stadt, die einige Stunden mit dem Zug entfernt war) schien erpicht darauf, S. B. davon zu überzeugen, wie gräßlich ihre Krankheit war, und daß nichts mehr für sie getan werden konnte, sollte die nächste Chemo- und Bestrahlungstherapie, ihre „einzige Hoffnung", keine Wirkung zeigen. S. B.'s Proteste, daß sie nicht nur überleben, sondern völlig geheilt werden würde, wurden mit Skepsis aufgenommen und als „Verdrängung" interpretiert. Tatsächlich reagierte S. B. aber gut, sogar sehr gut, auf diese aggressiven Chemo- und Bestrahlungstherapiekurse und ging zweimal in totale Remission. Das Problem war, daß sie immer wieder rückfällig wurde.

In vielen meiner Besprechungen mit S. B. versuchte ich die negative Wirkung ihrer Ärztin auf sie zu minimieren, indem ich ihr half zu erkennen, daß die Ärztin von ihren eigenen Ängsten und Sorgen sprach, und S. B.'s Selbstheit nicht berücksichtigte – ihre Entschlossenheit zu leben, und all die Faktoren, die S. B. zu einem einzigartigen Menschen machten, der eben gegen ein Lymphom kämpfte und sie nicht nur einen statistisch definierten „Krebsfall" sein ließen. Es gab viele kleine Siege: Die Ärzte waren verblüfft von S. B.'s Fähigkeit, Entspannungsübungen zu verwenden zur Verminderung vieler der schädlichen Nebenwirkungen der Chemotherapie und der schmerzhaften diagnostischen Prozeduren, denen sie häufig unterworfen war. An einem wunderschönen Abend lud S. B. all ihre Freunde und Freunde ihres Mannes und Kindes sowie diejenigen, die ihr Leben in irgendeiner Form berührt hatten, zu einer „Remissionsparty" ein, für die sie wunderbare Köstlichkeiten aus ihrer traditionellen Kultur vorbereitet hatte.

Unglücklicherweise hatte S. B. einen weiteren Rückfall einige Monate später, reagierte aber, wie üblich, gut auf die Chemotherapie. Ich war besorgt, Genf im Juli zu verlassen, um eine Abhandlung bei der Internationalen Konferenz über AIDS in Vancouver vorzustellen, es gab jedoch eine ganze Reihe von Gründen, die mich in bezug auf S. B. hoffnungsvoll stimmten. Sie hatte über eine Klinik in den Vereinigten Staaten gelesen, die eine experimentelle Behandlung anbot, die sich sehr verheißungsvoll anhörte und von der S. B. überzeugt war, daß sie ihr gut tun würde; wir hatten uns über Telephon und Fax erkundigt und Pläne geschmiedet. Ich war bestärkt durch ihre gute Verfassung, als ich sie drei Tage vor meiner Abreise zu Hause besuchte. Sie erzählte mir, daß ihre neuesten Bluttests keine Anzeichen für Krebs zeigten. Weiters wollte S. B., daß ich ihr einige Kleidungsstücke in Amerika besorgte, unter anderem ein paar Rollkragenpullover in ihren Lieblingsfarben für den bevorstehenden trüben Genfer Winter und einen ausgefallenen Turban, den sie bei festlichen Gelegenheiten tragen konnte, wie zum Beispiel einer weiteren Remissionsparty. In der Nacht bevor ich wegfuhr jedoch rief mich ihr Mann an, um mir mitzuteilen, daß er sie aufgrund eines Notfalls ins Spital gebracht hatte. Ich sprach über Telephon mit S. B. und sie klang schrecklich müde. Ich versprach, all ihre bestellten Kleidungsstücke mitzubringen, weitere Informationen über die Klinik in Amerika sowie neue Nahrungszusätze. Eine Woche später, noch in Vancouver, erfuhr ich, daß S. B. verstorben war.

Niemand wird je wissen, warum S. B. starb und warum gerade zu dieser Zeit. Sie war sicher von ihren hingebungsvollen und stützenden Familienmitgliedern und Freunden umgeben. Ich weiß aber auch, daß Hoffnung zerbrechlich ist wie die Liebe und daß das Gleichgewicht leicht umgestoßen werden kann ...

Meine Art, solche Verluste zu bewältigen, ist der Versuch zu verstehen, was passiert ist, sodaß ähnliche Situationen oder Ereignisse vermieden werden können oder ihnen effektiv begegnet werden kann. Übersetzt man das in eine Reihe strukturierter Gedanken und Handlungen, so wird es im Lauf der Zeit Bestandteil des Forschungsprozesses. Wenn ich jetzt, fast drei Monate nach S. B.'s Tod über ihre Geschichte im Kontext von Blocks klinischen Beobachtungen und Perspektiven nachdenke, fällt der Forscherin in mir folgendes auf: Beinahe alle Studien zur Psychoneuroimmunologie oder „Biopsychoonkologie“ (einschließlich meiner eigenen) sind von der Hypothese der psychosozialen Einflüsse auf Qualität und Dauer des Lebens vom Standpunkt des Individuums, des Patienten, ausgegangen.

Die Studien haben sich auf Bewältigungsstile (zum Beispiel, „Typ C“), Bewältigungsreaktionen, emotionalen Ausdruck oder das Fehlen desselben, Persönlichkeit, Glauben, Einstellungen und gesundheitsbezogenes Verhalten konzentriert. Selbst die Variable der „sozialen Unterstützung" ist aus der Perspektive des einzelnen definiert: Fragebögen fragen, ob Sie „wahrnehmen", daß es jemanden gibt, mit dem Sie offen sprechen und den Sie um Hilfe bitten können, jemanden, der Ihre Probleme und Gefühle versteht etc.

Im allgemeinen werden solche *psychosozialen* Variablen als „präexistente" Qualitäten oder Bewältigungstendenzen angenommen, die durch den Streß einer Krebsdiagnose unterstrichen oder verschlimmert werden, und im folgenden mit *biologischen* Krebs- und Behandlungsverlaufsvariablen interagieren und diese möglicherweise beeinflussen. Bekannte Studien von Greer, Spiegel, Fawzy und Kollegen (Block weist auf diese Untersuchungen hin) haben eine neue Gruppe von Variablen vorgestellt: psychotherapeutische oder *psychosoziale* Interventionsvariablen, von denen angenommen wird, daß sie vorherige individuelle psychosoziale Variablen (wie Depression, Fehlen von effektiver sozialer Unterstützung, etc.) modifizieren und so eine positive Wirkung auf den Verlauf der Krankheit haben.

In alledem, das nie systematisch erforscht oder auch nur explizit postuliert wurde, obwohl es seit Jahrhunderten anekdotenhaft beobachtet wird, liegt die Wirkung der *psychosozialen Dimension der medizinischen Intervention* auf das Krebsergebnis, oder des *medizinischen* sozialen Unterstützungssystems des Individuums.

Obwohl medizinische Ausbildner eine ganze Menge über die Arzt-Patient-Beziehung sowie die Kommunikationsstile der Ärzte geschrieben haben (zum Beispiel Cassell 1985), gibt es wenig oder keine Forschung über die Rolle der Kommunikation des Arztes auf die medizinischen Ergebnisse seiner Patienten. Selbst zum Thema „Befolgung" oder „Einhaltung" (was der angemessenere Terminus ist) von medizinischen Empfehlungen, das in den meisten Fällen nur indirekt mit der Sterblichkeit des Patienten zusammenhängt, hat sich die Mehrzahl der Studien auf das Verhalten und die Charakteristika der *Patienten* konzentriert. Zwar haben einige Studien versucht, jene Kommunikationsstile der Ärzte zu identifizieren, die ein Verständnis der Patienten und die Erinnerung an die Behandlungsempfehlungen steigern würden, die Forschung hat sich jedoch kaum je in die Frage nach dem *Inhalt* der Mitteilungen durch den Arzt oder die anderen Eigenschaften eines Arztes, die mit dem Einhaltungsverhalten von Patienten zusammenhängen, vertieft. Eine Ausnahme ist ein Artikel, der befand, daß die von Patienten selbst berichtete Einhaltung der Medikation, Bewegung und Diät in Zusammenhang mit Verhalten und Charakteristiken ihrer Ärzte stand, einschließlich die Zufriedenenheit der Ärzte mit ihrem Beruf und ihre Tendenz, die Fragen der Patienten zu beantworten (DiMatteo et al. 1993).

Im Zuge eines meiner kurzen Ausflüge in das Erforschen von gesundheitlichem Verhalten (im Unterschied zu Bewältigungsstilen oder -reaktionen), die den Verlauf von bösartigen Melanomen beeinflussen könnten, schrieb ich bei einer Studie über „Patient- und Arzt-Verzögerung in der Diagnose von Melanomen" mit (Cassileth et al. 1988). An dieser Studie sind zwei Ungewöhnlichkeiten: (1) sie bezog sich nicht auf die Einhaltung, sondern auf das Verhaltensergebnis – die Verzögerung in der Diagnose – die direkt für jemanden mit Melanomen relevant ist, da er so prompte und oft lebensrettende Behandlung erhalten kann; (2) zusätzlich zu dem Diagnose-relevanten Verhalten der Patienten (beispielsweise dem Bewußtsein von Veränderungen in einer existierenden Läsion oder der Entwicklung einer neuen Läsion, diese Veränderung als Garantie für Aufmerksamkeit zu benennen und die Entscheidung zu treffen, aufgrund der verdächtigen Veränderung einen Arzt aufzusuchen), erforschten wir die Reaktionen der Ärzte auf die ursprüngliche Einschätzung des Patienten (einschließlich die korrekte Identifikation der Läsion, Biopsie, gründlichen Untersuchung des Hautausschlags, der Entscheidung, den Patienten zu beobachten, Überweisung) sowie andere Charakteristika der Ärzte (wie die Spezialisierung und das selbst beurteilte Wissen über Melanome), die eine frühe Diagnose eines bösartigen Melanoms entweder förderte oder hemmte. Vielleicht hätte uns die Prüfung auf mögliche rechtliche Verzweigungen, die das Protokoll von der University of California San Francisco Medical School erhielt, nicht überraschen sollen, ebenso wenig wie die Zögerlichkeit der Ärzte, an der Studie teilzunehmen, oder die lauwarme Reaktion der Verleger medizinischer Zeitschriften, unsere Erkenntnisse zu publizieren. Auf jeden Fall hat die Tatsache, daß das häufig revidierte (und essentiell kastrierte) Manuskript schließlich nur in einer höchst spezialisierten Zeitschrift veröffentlicht wurde, es der Vergessenheit preisgegeben.

Als ich an diese zehn Jahre alte Studie zurückdachte und sie auf den heutigen Kontext umlegte, begann ich mich zu fragen, ob wir Studien entwerfen könnten, die manche der Hypothesen, die sowohl explizit als auch implizit in Blocks These vorhanden sind, empirisch testen könnten. Es sind das Hypothesen, die *die Wirkung des ärztlichen Verhaltens, der Mitteilungen, Einstellungen und der Überzeugungen auf den Krebsverlauf* der Patienten haben, betreffen. Solche Studien wären aus wissenschaftlichen, politischen, und vermutlich ethischen Gründen sicher nicht einfach zu erstellen oder auszuführen. Da ist erstens die einschüchternde Herausforderung, solch potentielle Variablen zu definieren und dann einzusetzen wie (um Block zu zitieren oder zu paraphrasieren) „Hoffnung auszudrücken", „die Patienten zu ermutigen, nach positiven Ergebnissen zu streben", „Patienten zu inspirieren, einen rasenden Durst nach dem Leben einzusetzen", oder das jeweilige Gegenteil: „das Stehlen der Hoffnung", „den Patienten mit Worten und Gesten zu erschlagen, was zu einem Gefühl der Sinnlosigkeit führt".

Die aktive/anspruchsvolle Bewältigungsforscherin in mir weiß, daß solche Studien durchaus entworfen werden *können,* wenn auch mit Schwierigkeiten, daß Konstrukte definiert werden können, mit Konzepten gekämpft werden kann, die schließlich meßbar gemacht werden. Die Klinikerin in mir weiß, daß solche Forschung betrieben werden *muß,* so daß die Entwicklung der Interventionen auf dem laufenden gehalten werden kann, die die Fähigkeit der Ärzte erhöht, Hoffnung in ihren Patienten zu kultivieren und eine ganzheitliche und individuelle Reihe von Heilungsansätzen zu nützen, die vom Patienten gewählt werden – so daß es, vielleicht im nächsten Jahrtausend, viele weitere Keith Blocks geben wird, die Menschen mit Krebs behandeln.

## Literatur

Casell EJ (1985) Talking with patients, vol 1. The theory of doctor-patient communication. Clinical technique, vol 2. MIT Press, Cambridge, MA

Cassileth BR, Temoshok L, Frederick BE, et al (1988) Patient and physician delay in melanoma diagnosis. J Am Acad Dermatol 18: 591-8

DiMatteo MR, Sherbourne CD, Hays RD, et al (1993) Physicians characteristics influence patients adherence to medical treatment: results from the medical outcomes study. Health Psychol 12: 93–102

Temoshok L, Dreher H (1992) The type C connection: the behavioral links to cancer and your health. Random House, New York

# Antwort

**K. I. Block**

Kein Problem hat die Forscher mit so vielen Fehlern konfrontiert, wie die Untersuchung von der Etiologie des Krebses, aber selbst diese Fehler verdienen Beschreibung, um spätere Forscher über die Riffe zu informieren, an denen viele großartige Menschen gestrandet sind.

*Jacob Wolff (1861–1938)*

Laß mich nur den Menschen im Leidenden sehen. Erleuchte meinen Geist, so daß ich sehe, was offensichtlich ist und verstehe, was nicht vorhanden oder versteckt ist. Laß meinen Geist nicht daran scheitern zu sehen, was sichtbar ist, aber erlaube ihm nicht, sich einzubilden, er könnte sehen, was nicht gesehen werden kann, denn die Grenzen der großen Kunst, für Leben und Gesundheit der Menschen zu sorgen, sind fein und verschwommen.

*Moses Maimonides (1135–1204), „Daily Prayer of a Physician"*

Bevor ich auf die Kommentare meiner berühmten Kollegen antworte, möchte ich meine große Dankbarkeit manchen Leuten gegenüber ausdrücken, die den Boden geebnet haben, um Krebspatienten zu helfen, ihre Krankheit sowohl besser bewältigen zu lernen, als auch ihren Willen zum Leben zu stärken. Jahrhunderte lang lehrten führende Ärzte, daß Hoffnung selbst eine mächtige Heilungskraft sein kann. Dieses Konzept geht zumindest bis ins 12. Jahrhundert zurück, als der hebräische Arzt Moses Maimonides seine Werke schrieb, dessen „Daily Prayer of a Physician" dem Hippokratischen Schwur als ethischer Leitfaden für den medizinischen Berufsstand Konkurrenz machte. Maimonides sprach oft von der Wichtigkeit, Hoffnung zu erwecken oder den Willen zum Leben zu inspirieren, und den Patienten als ganzheitliche Person zu behandeln statt als Ansammlung von Symptomen. Unter Maimonides und seinen Anhängern war es strengstens verboten, Dinge mitzuteilen, die destruktive Konsequenzen haben konnten. Ärzte wurden durch Training verpflichtet, eine äußerst fürsorgliche und konstruktive Haltung in ihren Gesprächen mit ihren Patienten einzunehmen.

Die moderne Untersuchung der psychosomatischen Faktoren in der Krebsbetreuung begann in den 50er Jahren. Zu jener Zeit begann der Großvater der psychosozialen Onkologie, Lawrence LeShan, seine Überzeugung gewaltsam zu erhärten, daß die Aussichten auf Heilung weitgehend an der Erzeugung unserer Hoffnung hinge, daß wir die Fähigkeit hätten, unser eigenes Leben zu leben. LeShans Führung folgend, begannen in den frühen 70er Jahren Carl Simonton und Stephanie Simonton-Atchley, die potentielle Wirkung von Einstellungen auf den Krebsverlauf zu erforschen, mit besonderer Aufmerksamkeit auf die psychotherapeutische Wirksamkeit von Meditation und gelenkter Vorstellung. Zur gleichen Zeit unterstrich ein energiegeladener Chirurg aus Yale namens Bernie Siegel den Wert dessen, positive Erwartungen im Heilungsprozeß zu erzeugen, während man sich mit der Unvermeidbarkeit und Unvorhersehbarkeit des Todes auseinandersetzte. Die Aufmerksamkeit, die die Experten den Bedürfnissen des Selbst schenkten, diente lange Zeit als beispielhaft. Auf verschiedene Wege hat jeder gezeigt, daß die Bedürfnisse des Menschen, der Krebs als Herausforderung betrachtet, sich unterscheiden von jenen eines Menschen, der sich als Opfer und völlig hoffnungslos fühlt.

Ein weniger bekannter, aber potenter Katalysator im Auftauchen der Psychoonkologie war der späte Richard Renneker (Vater von Mark Renneker, dessen Kommentar zu meinem Aufsatz hier abgedruckt ist), der frühe Studien zu Bewältigungsstilen in bezug auf Krebs und zu Arzt-Patient-Interaktionen durchführte. In einem Aufsatz aus dem Jahre 1952 für das *Journal of the American Medical Association,* schrieb der ältere Renneker mit einem Kollegen folgende einsichtige Bemerkung (Renneker und Cutler 1952): „In der Entwicklung fast jedes Bereichs der Wissenschaft wird ein wiederkehrender Punkt erreicht, wo ... [eine] bestimmte Gruppe nicht ihre totalen Forschungsvorstöße oder parallelen Vorstöße in mitwirkende Bereiche integriert oder ausnützt. Die dadurch entstehende Zeitverzögerung ist sowohl für Arzt als auch Patient kostspielig. Diese Reaktionsträgheit liegt an der langsamen Erkennung, Aufnahme und Integration der Erkenntnisse weit verstreuter Forschungsquellen. Sie wird auch innerhalb des medizinischen Berufsstandes durch die Isolation der verschiedenen Spezialistengruppen voneinander verstärkt. Das trägt bei zu einer fokalen, statt einer totalen Sichtweise eines existierenden

Problems. So können zwei unabhängige Gruppen – Chirurgen und Psychoanalytiker – im selben Spital arbeiten, aber aufgrund ihrer eingeengten Spezialgebiete *es versäumen, wertvolles neues, und selbst altes Wissen auszutauschen*" [meine Betonung].

Rennekers und Cutlers gedankenvolles Plädoyer für einen interdisziplinären Ansatz zur Krebsbetreuung ist heute ebenso aktuell wie vor vierzig Jahren. In unserer gegenwärtigen Situation werden die „unabhängigen Gruppen" der Spezialisten vielleicht von zwei scheinbar polarisierten Forschungsrichtungen repräsentiert: die eine mit dem Schwerpunkt auf der psychosozialen Onkologie, die andere, die die biomedizinischen oder molekularen Aspekte der Onkologie betont. Mit dem Herauskristallisieren dessen, was ich Biopsychoonkologie nenne, haben wir nun, wie ich meine, die Chance, diese Schlucht zu überbrücken.

Es könnten hier noch zahlreiche weitere fruchtbare Denker erwähnt werden, unter anderem Lydia Temoshok, Julia Rowland, Jimmie Holland, und Michael Lerner. Biochemiker Jeffrey S. Bland ist ein wichtiger Brückenbauer auf den Gebieten der Ernährung und der biologischen Reaktionsmodifikatoren. Nicht weniger bedeutend, speziell von der interdisziplinären Perspektive, sind Joan Borysenko (in Zellbiologie ausgebildet) und Jon Kabat-Zinn (in Molekularbiologie ausgebildet), deren brillante Ausflüge in die Verhaltensmedizin ein akutes Bewußtsein der Notwendigkeit reflektieren, die traditionelle Spaltung der Bereiche Soma und Psyche in der Medizin zu überwinden. Die Arbeit all dieser Menschen hat zu einer verbesserten Krebsbetreuung beigetragen und geholfen, wie ich hinzufügen möchte, die Geburt der Biopsychoonkologie einzuleiten.

In jedem Fall bin ich tief gerührt, daß so viele führende Denker ihre Reaktionen auf meine Abhandlung angeboten haben. Diskussionen dieser Art bergen das Potential, die Vertiefung in weitere Fragen zu stimulieren, und so letztendlich eine weitere, vollständigere Heilungsvision, die Kunst und Essenz aller guten Medizin, zu ermutigen. Nur durch intellektuelle Rechtschaffenheit und einen offenen, aber kritischen Verstand können wir hoffen, uns als Menschen und als wissenschaftliche Bewegung zu entwickeln. Die Reaktion von James Hebert scheint in dieser Hinsicht beispielhaft. Nachdem ich Heberts einsichtsvolle Diskussion der Möglichkeiten hochentwickelter Forschungsmethodologien gelesen hatte, und zumal ich selbst nur einen sehr begrenzten Hintergrund in der Epidemiologie besitze, fühlte ich mich dazu verpflichtet, meinen eigenen Standpunkt bezüglich „einer authentischen Studie des Selbst" neu zu überdenken. Andere Reaktionen haben sich als ähnlich erbaulich, wie ich hoffe, für alle Beteiligten erwiesen.

Der kollektive Dialog ist für mich und meine Kollegen besonders günstig, da er einen Weg bietet, unser Verständnis zu erhöhen und uns näher an einen wirklich ganzheitlichen Ansatz zur Krebsbehandlung zu bringen. Obwohl ich begonnen habe, systematische Versuche zur Datensammlung und Analyse des Überlebens und der Resultate bezüglich Lebensqualität zu machen, ist es wichtig festzustellen, daß ich in erster Linie ein Kliniker bin. Den Großteil meiner Zeit investiere ich dahingehend, Menschen um ihr Leben kämpfen zu helfen, indem ich den multidimensionalen Bedürfnissen des Selbst nachkomme, während ich die dynamischen Prinzipien der komplementären Medizin anwende, das heißt, das Beste der konventionellen Medizin mit der verantwortlichen Verwendung alternativer Therapien.

Aus meinem Blickpunkt ist das Ziel der wissenschaftlichen Forschung und Debatte, die Beteiligten zu ermutigen und herauszufinden, was für sie funktioniert. Funktioniert ein bestimmter Ansatz nicht, kehren wir einfach ganz an den Start zurück und schauen, was doch klappen könnte. Auf diese Weise entwickelt sich gute Wissenschaft. Es ist kein Alles-oder-Nichts-Prozeß. Ich vermute, daß manche Behandlungsansätze, die wir gegenwärtig anwenden, eine bedeutungsvolle therapeutische Wirksamkeit in manchen Bereichen der Krebsbetreuung haben werden, aber nicht unbedingt in anderen. Man muß extrem vorsichtig dabei sein, neue Information zu verarbeiten und zu entscheiden, wie man sie in einer klinischen Umgebung einsetzt. Dieser sich im Grunde wiederholende Prozeß braucht Zeit zum Studium und zur Durchführung angemessener Veränderungen, um die Werkzeuge zu verfeinern. Wie Hebert feststellt, ist gute Forschung durch das dynamische Zusammenspiel der deduktiven und der induktiven Methode angetrieben – von den Beweisen zur Theorie und zurück zu den Beweisen – in einem fortdauernden Tanz rationaler und intuitiver Fragestellung.

Die zahlreichen Reflexionen und inquisitiven Reaktionen, die hier von den Kritikern geboten werden, sind diesem Prozeß sicher zuträglich. Statt aber auf jeden einzelnen Kritiker Punkt für Punkt zu antworten – eine unmögliche Aufgabe, wenn man die Zeit und den zur Verfügung stehenden Raum bedenkt – werde ich einige der Schlüsselthemen adressieren, wobei ich anmerken werde, wie und in welchem Kontext sie angesprochen wurden.

**Die Kunst des Überlebens kann Überleben vorausschicken wie Heilung Behandlung vorausschicken kann**

Die meisten der Kritiker scheinen den fundamentalen Unterschied zwischen Überleben und der Kunst des Überlebens erkannt zu haben, obgleich es zu Verwirrung durch meine Verwendung des letzteren Terminus gekommen ist. Während Überleben eine rein quantitative Wirklichkeit ist, bezieht sich die Kunst des Überlebens, meiner Ansicht nach, in erster Linie auf das Biopsychosoziale und das Verhaltensmilieu, in welchem das Überleben seinen Lauf nimmt. Die Kunst des Überlebens kann als ein Aggregat von Bewältigungsstilen und Lebensqualität angesehen werden, wobei beide untrenn-bar vom biologischen, psychologischen, und psychosozialen Kontext zur Erhaltung guter Gesundheit sind. Zumindest Teil der Kunst des Überlebens beinhaltet „Überlebensverhalten", um Bernie Siegels Ausdruck zu verwenden; andererseits kann Überleben als Endpunkt, als zufälliges Nebenprodukt der Kunst des Überlebens gewertet werden. Wenn wir sagen, daß eine große Anzahl der Krebspatienten nicht stirbt, wenn sie laut statistischen Vorhersagen „sterben sollte", ist das eine reine Überlebenssache. Was aber, vom Standpunkt der Kunst des Lebens noch eindrucksvoller ist, ist die Tatsache, daß viele Überlebende die Fähigkeit zurückgewinnen, wieder voll zu leben – sich intensiver mit dem Leben einzulassen, als sie das vor der Diagnose getan hatten. An dieser Stelle sind sie wahrhaft in einen Heilungsprozeß involviert.

Wenn Krebs zu einem „Umkehrpunkt" wird, um LeShans Bezeichnung zu benützen, erweckt er viele Patienten aus dem tiefen Schlummer ihrer früheren Lebensweise; dieser Weckruf hat oft ein sich Öffnen für neue Möglichkeiten zur Folge, seine Beziehungen zu sich selbst, seiner Familie, Freunden, der Gemeinschaft, Arbeit etc. zu heilen. Ich glaube, daß eine solch innere Verschiebung wunderschön in der Bemerkung von Heather Goodare artikuliert ist, die ihre eigene ursprüngliche Verwendung ihrer Krebsdiagnose freimütig als „bewundernswertes Mittel des Erlangens von Aufmerksamkeit" bezeichnet, später jedoch als Katalysator für ihre persönliche Revolution, der es ihr ermöglichte, „umzukehren und letztenendes zu beschließen, daß es doch besser war zu leben". Durch eine gedankenvolle und einfühlende Haltung können Ärzte eine solche Verwandlung ermutigen. Die Essenz der gesunden Kunst des Überlebens ist es, seine inneren Heilungsressourcen einsetzen zu lernen, während man gleichzeitig seine Beziehung zu sich selbst und der Welt heilt. Trotz der komplizierten Herausforderungen, die das bedeutet, ist gesunde Kunst des Überlebens ein mögliches und erstrebenswertes Ziel und mit Sicherheit nicht weniger wichtig als die Verlängerung der Lebensdauer.

Um auf das Bedenken David Spiegels zu antworten: ich erhebe nirgends in meiner Arbeit Ansprüche auf Überlebensvorteile meines Programms. Wenn wir auch damit beschäftigt sind, dieses Ergebnis zu erforschen, und obgleich wir faszinierend Fall um Fall Beweise haben, die auf Massenanalysen beruhen, wird der wahre Test in Form klinischer Versuche stattfinden müssen. Auf die Gefahr hinaus, mich zu wiederholen, betone ich nochmals, daß es das oberste Ziel meiner Studie an Langzeitüberlebenden war, Einhaltung und damit zusammenhängende Faktoren zu untersuchen – ein Betreff, der adressiert werden muß, bevor verfeinerte Forschungsentwürfe möglich sind. Verlängertes Überleben hing vielleicht mit besserer Einhaltung oder Lebensqualitätsverbesserungen zusammen, meine Studie hatte aber klarerweise nicht die Absicht, solche Belange anzusprechen.

Jene, die gegen einen Mangel an „Beweisen" bezüglich der therapeutischen Wirksamkeit Einspruch erheben, sollten bedenken, daß das primäre Ziel meiner Arbeit die Identifizierung von Schlüsselelementen der gesunden Kunst des Überlebens und der damit zusammenhängenden Themen war (zum Beispiel Einhaltung und Selbstbetreuungsstrategien) im Kontext einer weiteren Sichtweise bezüglich der Möglichkeiten, Krebspatienten in eine individuell zugeschnittene Betreuung einzubinden. Meine Antwort auf Spiegels Frage, „Ist sein Ziel die Verlängerung oder die Verbesserung des Lebens?" ist daher einfach und offensichtlich: mein Ziel ist beides. Natürlich würden wir alle gerne Beweise für die Auswirkung von Therapie auf das Überleben sehen. Diesbezüglich ist die Intention hinter unserer klinischen Arbeit jene, immer wieder zum Start zurückzukehren, um herauszufinden, was effektiv ist. Obgleich meine Kollegen und ich derzeit mehrere Gruppen verfolgen mit dem Fokus auf Überleben und Wirksamkeit unseres „biopsychoonkologischen" Ansatzes zur Krebsbetreuung, wäre eine vorläufige Publikation solchen Materials verfrüht und wissenschaftlich unpassend. Und während wir hoffen, irgendwann mit anderen Forschern zu kollaborieren, die es uns erlauben werden, an wahllosen, kontrollierten Studien teilzunehmen, sind solche Studien im gegenwärtigen Kontext meiner Praxis sowohl unpraktisch als auch ethisch fraglich.

Wichtiger aber ist, daß ich keine Notwendigkeit dafür sehe, sich auf eine konzeptuelle Spaltung zwischen Überleben und Lebensqualität zu fixieren. Eine solche Zweiteilung bereitet eine Falle, vor der wir uns alle hüten müssen. An ihrer Stelle wird eine komplementärere Orientierung gebraucht, und der Bedarf einer solchen scheint beinahe selbstverständlich. Nirgendwo ist die Verwandtheit von Überleben und Lebensqualität deutlicher als in der Krebsbehandlung. Diese Zwillingsziele sind oft, wenngleich nicht immer, synergistisch. Ich würde mich trauen zu wetten, daß die meisten meiner Kollegen hier mit mir übereinstimmen würden, und daß die Forschung meine Behauptung bald beweisen wird.

Spiegel bemerkt weiters, daß ich „[meine] Behandlung auf die Lebensverlängerung auszurichten scheine, woher auch die langwierige Besprechung verschiedener botanischer Mittel stammt". Tatsächlich beziehen sich alle Verweise auf botanische Medizin entweder auf die Verbesserung der „Fähigkeit zur Streßbewältigung" (zum Beispiel *Ginkgo biloba* und *Panax ginseng*) oder auf Veränderungen der Lebensqualität, wie die Verminderung toxischer Nebenwirkungen konventioneller Behandlung und auf die Stärkung des „Vertrauens des Patienten in die Behandlung und in ihre Fähigkeit, sich ohne extreme Schmerzen und Leiden zu erholen". Ich habe bemerkt, daß O'Regan und Hirshberg (1993) feststellten, daß botanische Mittel einer von mehreren Faktoren waren, die mit spontaner Remission assoziiert wurden – nicht ein kausaler Faktor, aber eine der vielen „Unbekannten", die es würdig sind, bedacht zu werden.

Zumal sich die Frage aber ergeben hat, ist es nur fair zu sagen, daß ich mit Sicherheit glaube, daß botanische Mittel eines der Elemente unseres ganzheitlichen Programms sind, das hilft, Leben zu verlängern. Es gibt genug vorläufige Forschung in der wissenschaftlichen Literatur, die demonstriert, daß diese Mittel das Potential haben, Überleben zu erhöhen und zu verbessern. Natürlich bedarf es noch bedeutend mehr systematischer Forschung. (In dieser Antwort spreche ich das Thema der botanischen Mittel mehrmals an. Ich stelle daher hier fest, um all diese Erwähnungen zu decken, daß ich das Thema der botanischen Mittel in der Krebsbetreuung in einem zukünftigen Artikel in *Advances* ausführlich besprechen werde.)

## Komplementär bedeutet weder alternativ noch konventionell, sondern die Integration von beiden

Wie ich mehrmals in meiner Arbeit angemerkt habe, verwendet unsere Klinik sowohl konventionelle als auch alternative Therapien auf komplementäre Weise. Es ist essentiell zu erkennen, daß Komplementärmedizin per definitionem nicht das gleiche ist wie Alternativmedizin: letztere ist ausschließend, statt einschließend. Kurzum, es handelt sich hier um einen wissenschaftlichen Mittelwegsansatz. Um zu wiederholen, wir benützen in unseren Standardprotokollen jene alternativen und komplementären Therapien, die in klinischen Versuchen, Labortests, oder Forschung an Menschen und Tieren Wirksamkeit bewiesen haben. Therapien, die sicher wirken, aber ausschließlich durch anekdotenhafte Beweise belegt sind, also jene, die wir „eventuelle Alternativen" nennen, können in Betracht gezogen werden, wenn die anderen Optionen eines Patienten sich eingeschränkt haben.

Vor diesem Hintergrund stellt Spiegel fest, daß es „keine Diskussion traditioneller Methoden der Operation, Chemotherapie, und Bestrahlungstherapie" gab. Er fragt weiters: „Wählen Blocks Patienten sein Programm als Alternative zur herkömmlichen medizinischen Betreuung?" und spricht anschließend seine Besorgnis darüber aus, daß solche Behandlungen „auf Kosten der besten Behandlungsmethoden, über die wir verfügen" gehen könnten. Setzt man voraus, daß er nicht die Methoden an sich in Frage stellt, so scheint seine Besorgnis verständlich. Wie ich aber klar und wiederholt aussprach, und wie andere Kritiker das offensichtlich verstanden und wiedergaben, involviert mein Ansatz des Mittelweges die sorgfältige Integration sowohl konventioneller als auch alternativer Therapien, einschließlich Operationen, Chemotherapie, und Bestrahlungstherapie, falls sie klinisch passend sind.

Bland und Levin besprechen andererseits eine provozierende Hypothese über das Potential zytotoxischer Chemotherapien, die Krebsbehandlung aufs Spiel zu setzen, indem nur reifungsfähige und nicht nichtreifungsfähige Zellen abgetötet werden. Obgleich das eine faszinierende Arbeit darstellt und vielleicht eines Tages den Weg zu weiteren Studien weist, muß die Hypothese erst noch untermauert werden. Weiters ist es unnötig und unrealistisch, nach der kompletten Ausrottung aller Krebszellen zu streben. Bland und Levin sind von einer Hypothese (von Hirata) beeinflußt, die besagt, daß reifungsfähige Zellen nicht abgetötet werden müssen. Es sind jedoch die reifungsfähigen Zellen, die die Hauptmasse des Tumors ausmachen und immununterdrückende Proteine oder „Blockierungsfaktoren" abgeben, die es dem Tumor erlauben, der Immunabwehr zu entkommen. Hat die zytotoxische Therapie erst einmal die Hauptmasse des Tumors ausgelöscht, dann können biologisch eingespritzte Zellen möglicherweise die verbleibenden nicht-reifungsfähigen Zellen eliminieren. Zytotoxische Chemotherapie ist, trotz all ihrer

Unzulänglichkeiten, nicht immer eine relevante Therapie in der täglichen Behandlung von Krebspatienten. Die Erfahrung in unserer Klinik läßt mich glauben, daß sie in der Kombination mit komplementären Therapien mit Sicherheit zu langzeitigen Remissionen führen kann.

In jedem Fall ist die Anerkennung der Nützlichkeit von weniger einschneidenden Interventionen als ursprüngliche therapeutische Strategie in vielen Krebsfällen biologisch sinnvoll. Das sollte jedoch nie so weit geführt werden, daß konventionelle Therapien ausgeschlossen würden, wenn diese Therapien angemessen sind. Werden aggressivere, zytotoxische Therapien angewandt, gibt es ein starkes Argument dafür, auch weniger einschneidende Werkzeuge als komplementäre Strategien einzusetzen.

David Gullion untersucht die Frage danach, wann graduelle Strategien angemessen verwendet werden. Er bemerkt, daß solche Strategien möglicherweise auf unregelmäßiger Basis in einem konventionellen Umfeld vorgezogen werden, und daß die meisten Onkologen dazu neigen, intensive oder einschneidende Methoden in der Anfangsphase der Krebsbetreuung einzusetzen. Er zitiert weiters bestimmte Situationen, in denen eine aggressive Behandlung, basierend auf den Beweisen aus klinischen Versuchen, vorzuziehen ist.

Gullion spricht ein entscheidendes und zugegeben kompliziertes Thema an. Es ist oft passend, dem Patienten zuerst aggressiver zu begegnen; nicht jeder Krebs verlangt jedoch nach so einem Ansatz. Bitte bemerken Sie, daß ich in meiner Diskussion der medizinischen Abstimmung mit dem Satz beginne: „Wenn angemessen ...“ Es gibt sicherlich Situationen, in denen man schlecht beraten ist, sich für eine graduelle Strategie zu entscheiden, wie zum Beispiel im Falle eines Hodenkarzinoms oder fortgeschrittenen Lymphoms, wo sich sofortige Chemotherapie als wirksam gezeigt hat.

In manchen Fällen jedoch können sich Patienten dafür entscheiden, eine konventionelle Behandlung zu meiden oder zu verschieben, wie bei Krebserkrankungen in frühen oder leichten Stadien, bei denen eine Politik des beobachtenden Wartens akzeptabel oder sogar ratsam sein kann. Eine solche Politik ist jetzt von großem Interesse im Fall von Prostatakrebs im Frühstadium. Unter gar keinen Umständen jedoch empfehle ich, daß Patienten von einer konventionellen Therapie Abstand nehmen, wenn solch eine Therapie angemessen erscheint. Eine komplette Infusionseinrichtung für die Chemotherapie ist Bestandteil unseres Zentrums; gleichzeitig aber werden komplementäre Methoden wie Akupunktur, Massagetherapie, Vorstellungstraining, Interventionen in der Ernährung und Biofeedback zusammen mit der Infusionstherapie angewendet.

Wie Mark Renneker richtig feststellt, gibt es wohl kaum jemanden, der sich nicht für einen ganzheitlichen, integrativen Ansatz entscheiden würde, wäre er mit einer solch lebensbedrohlichen Diagnose konfrontiert. Als Kliniker oder Betreuuer sind mein Team und ich an der Wirkung sowohl auf Qualität als auch auf Dauer des Lebens interessiert. Wir wollen nicht nur, daß unsere Patienten länger, sondern auch daß sie besser leben.

## Biologische Plausibilität ist das Gegenmittel für die Flugschreiber Epidemiologie

Wir wissen heute, daß Defekte in der Regulierung des Zellwachstums und der Zellunterscheidung, die dem Krebsprozeß eigen sind, aus vielen defekten Genen und deren Produkten resultieren, die in die Prozesse für Zellzeichensetzung, Regulierung der Genausdrücke und Kontrolle des Zellüberlebens durch den Fortpflanzungszyklus involviert sind. Meine Erfahrung der letzten zwanzig Jahre legt nahe, daß wir auf zahlreiche Zielscheiben gleichzeitig zielen müssen, um einen potentiell synergistischen Zusammenfluß von bio- und psychotherapeutischen Effekten zu erzielen. Das implizierte Grundprinzip für diese Strategie ist, daß es möglicherweise zu viele Gene und Tätigkeitsherde für einen breiten Schutz oder eine therapeutische Wirksamkeit gibt, um von einem einzigen Vermittler, oder einer kleinen Gruppe von Vermittlern eingenommen zu werden. Die Priorität ist daher, die richtigen Kombinationen einzelner Mittel zu finden, von denen man weiß, daß sie bestimmte Wirkungen auf den molekularen Mechanismus haben, der dem Krebsprozeß zugrundeliegt. Epidemiologische und klinische Beobachtungen stellen das nötige Gleichgewicht und Erhärtung des molekularen Bereichs her. Wie David Gullion jedoch richtig feststellt, ist die medizinische Gemeinschaft „immer noch weit davon entfernt, alle biologischen und mehr noch psychologischen Faktoren zu verstehen, die bei Krebs auf sehr komplizierte Weise zusammenwirken“.

Bemerkungen von Bland und Levin machen auf die immense und rapid wachsende Masse an Forschung aufmerksam, die zeigt, wie Nährstoffe, Phytochemikalien und Phytomedikamente eingesetzt werden können, um in allen Stadien des Krebsprozesses zu intervenieren. Diese und andere biologische Reaktionsmodifikatoren wie DHEA und Melatonin werden zunehmend als wertvolle Zusätze zu Krebsbehandlungsmethoden erforscht, obwohl das Wissen nach wie vor unvollständig ist und noch viel Forschung dazu betrieben werden muß. Ein Reichtum neuer Forschung bestärkt die biologische Begründung, diese Elemente in ein integratives, mechanisch aufgebautes Behandlungsprogramm aufzunehmen, wenn ein solches auf die spezielle Krankheit, den Patienten, und die Umstände zugeschnitten ist.

Auch wenn kontrollierte Versuche zugegebenermaßen noch fehlen, sollte uns deshalb das Fehlen von festen Beweisen von der Verwendung dieser potentiell hilfreichen nicht toxischen Modalitäten abhalten? Ich denke nicht. Selbst obwohl die epidemiologische Forschung starke Zusammenhänge zwischen Rauchen und Lungenkrebs in den 50er Jahren demonstrierte, war es erst Oktober 1996 möglich, daß Wissenschafter den speziellen Mechanismus für die durch Tabakrauch erzeugte Pathogenese des Lungenkrebses tatsächlich verifizieren konnten. Es wurde gezeigt, daß Benzpyren im Tabakrauch die Mutation des p53 Gens hervorrief, und so zellmäßig den Weg bereitete für eine Onkogenese. Faszinierenderweise legt diese Erkenntnis zumindest einen Aspekt der molekularen Tätigkeit von Ernährungsvermittlern nahe wie Tokopherol, Retinol, Askorbin, und Glutathion, da diese Vermittler das normale krebshemmende p53 Gen einschalten, während sie das mutierte Gen ausschalten.

Nichtsdestotrotz, ebenso wie es uns ein halbes Jahrhundert gekostet hat, um zu der biologischen Realität eines einzelnen Stoffes, des Tabaks, zu gelangen, kann es Jahrzehnte dauern, bis wir einen ebenso rigorosen Grad der molekular biologischen Bestätigung für diätische, nährstoffliche, und botanische Beziehungen in der Krebsbehandlung erlangen. Mein Punkt ist, daß Patienten nicht den Luxus des Wartens auf schlüssige Beweise haben. Wie Hebert triftig bemerkt: „Menschen können und müssen Entscheidungen trotz unvollständiger Daten treffen."

David Spiegel spricht, wenn auch vielleicht nicht unbedingt im richtigen Zusammenhang, den Punkt an, daß keine Beweise zur Verfügung gestellt werden, um meinen Anspruch zu unterstützen, Diät könne quantifizierbare Veränderungen in der Tätigkeit natürlicher Killerzellen (NK) hervorrufen. Das war ein starker Anspruch meinerseits, aber einer, der auf Fakten beruht. NK-Tätigkeit kann deutlich stimuliert werden durch die Zugabe von Askorbinsäure (Vojdani und Ghoneum 1993), Betakarotin (Watson et al. 1991), Selen (Itoh und Kumagai 1983), und Germanium

(Brutkiewicz und Suzuki 1985). Hoch dosiert kann Askorbin selektive Zytotoxizität gegen Tumorzellen *in vivo* ausüben, auf ähnliche Art wie manche chemotherapeutische Vermittler (Riordan et al. 1995). Amerikaner, die für drei Monate auf eine Diät mit niedrigem Fettgehalt (20% der gesamten Kalorien) gesetzt wurden, wiesen deutliche erhöhte NK-Tätigkeit auf (Barone et al. 1989). Eine Studie am Deutschen Krebsforschungszentrum in Heidelberg zeigte, daß die NK-Tätigkeit bei Vegetariern mehr als 100% höher war als jene von Nicht-Vegetariern, was ein statistisch bedeutender Unterschied ist (Malter et al. 1989).

Wie Blands und Levins scharfsinnige Darlegung über die zahlreichen phytochemischen Mechanismen, die genetische Tätigkeit verändern, zeigt, ist der Fokus auf der Veränderung der NK-Tätigkeit natürlich nur die Spitze des biologischen Eisbergs. Retinoide und nonretinoide Erzeuger von Zellunterscheidung sind identifiziert worden. *Panax ginseng* hat sich als Auslöser der differenzierungsprogrammierten Apoptose erwiesen. Differenzierungstherapie unter Verwendung mehrerer Vermittler hat sich bereits als klinisch wirksam in der Behandlung von Gehirntumoren und verschiedenen Formen der Leukämie erwiesen (Samid et al. 1993, Warrell et al. 1993).

Spiegel weist darauf hin, daß meine diätischen Argumente sich auf Prävention, nicht Therapie beziehen. Es ist richtig, daß sich die meisten Studien über die Zusammenhänge zwischen Diät und Krebs auf die Präventionsstrategien konzentriert haben. Selbst diese Forschungsarbeit kann aber Einsicht in den therapeutischen Bereich gestatten, da die Grenze zwischen Initiierung (die Frage von Prävention/Auftreten) und Förderung/Fortschreiten (die Frage von Therapie/Auftreten/Sterblichkeit) unmöglich festzulegen ist. In epidemiologischen Untersuchungen des Krebsauftretens ist es die Manifestierung der Krankheit, die gemessen wird, nicht die Prozesse, die diesem Ereignis, vielleicht über einige Jahrzehnte hinweg, vorangehen. Wie der bekannte Epidemiologe Lawrence Kushi feststellte: „Der Einfluß der Diät auf das Tumorwachstum und die Tumorausbreitung sollte nicht unbedingt sehr vor und nach der klinischen Äußerung des Tumors differieren. Man kann im besonderen stark annehmen, daß der Zeitpunkt der klinischen Präsentation des Tumors relativ zufällig ist. Das ist besonders dann so, wenn man die sich fortentwickelnde Technologie und Akzeptanz der Screening Methoden bedenkt“ (Lerner 1994).

Es ist völlig korrekt, wenn nicht notwendig, über den Einfluß der Diät auf das Auftreten und/oder das Fortschreiten von Krebs zu sprechen.

Es gibt sogar eine große Masse an Beweisen dafür, daß Nährstoffe den Verlauf des Krebses nach dem Stadium der Initiierung beeinflussen können. Diese Forschung demonstriert, daß verschiedene Nährstoffe und Phytochemikalien jede Phase der Onkogenese verzögern können: Initiierung, Förderung und Fortschreiten. Mit einigen wichtigen Ausnahmen (wie zum Beispiel in kachektischen oder anorexischen Fällen, wo die Kalorienaufnahme lebensnotwendig ist), kann der diätische Ansatz zur Krebsvermeidung auf die Behandlung angewandt werden.

Zu wissen, wann und wie man angemessene Unterstützung in der Ernährung initiiert, ist natürlich kritisch im Adressieren der Bedürfnisse der Patienten mit fortgeschrittenem Krebs; das ist sicherlich eines der Gebiete, wo die naive Verwendung von alternativen Therapien Patienten nicht zugute kommen könnte. Ich stimme mit Bonita Hathaway überein, daß die Wichtigkeit von therapeutischer Ernährung mit dem Wachsen der gegenwärtigen Betonung auf kostenwirksamer Krebsbetreuung zunehmend anerkannt werden wird. Innerhalb des Bereichs der gesunden Überlebenschaft haben sich Ergebnisse bezüglich der Lebensqualität (und die Programme, die dieses wichtige Gebiet ansprechen) als kritisches Thema für die Förderung von geleiteter Gesundheitsbetreuung herauskristallisiert.

Als Nebensatz merke ich an, daß Spiegel Bedenken über manche meiner Kritikpunkte zu seiner 1989 publizierten Brustkrebsstudie äußerte. Manche seiner Bemerkungen sind gut fundiert. Ich möchte nur wiederholen, daß wir die Dynamik und interaktiven Faktoren seiner Selbsthilfegruppen noch nicht gänzlich verstehen. Emotionale Unterstützung war offensichtlich wichtig, wie könnte aber eine solche Unterstützung Selbstbetreuungsgewohnheiten oder andere gesundheitsbezogene Verhaltensmuster beeinflußt haben? Und genauer, ermutigten die Frauen einander, die Behandlungen besser zu befolgen? Gaben Sie einander praktische Ratschläge, wie man medizinische Behandlungen bewältigt? Es ist schwierig, solche verwirrenden Unbekannten gegenzukontrollieren, es kann aber und sollte getan werden. Ich fühle mich jedenfalls durch Spiegels Bemühungen auf diesem Gebiet ermutigt und hoffe, daß viele andere Forscher diesen Bereich untersuchen, während sich unser Verständnis biopsychosozialer Faktoren bezüglich des Krebsüberlebens erhöht.

Ich würde auch hinzufügen, im Lichte von Spiegels kuriosem Kommentar darüber, daß psychoneuroimmonologische (PNI) Forschung „mehr als Überzeugung, denn als Wissenschaft" fungieren würde, daß ich nirgends behaupte oder impliziere, daß PNI-Erkenntnisse gleichbleibend oder unzweideutig seien. Viele neue Mechanismen sind in den letzten Jahren ans Licht gekommen, aber das Wissen über Mechanismen sollte nicht die einzige Voraussetzung für die Anpassung konischer Strategien sein, wenn solide empirische Beweise bereits existieren, um die Vorteile solcher Anpassungen zu belegen. Wie Hebert nahelegt, wären viele tausende Matrosen gestorben, hätte Lind nicht seine Versuche, frische Früchte in der Behandlung von Skorbut im Jahre 1747 durchgeführt, wobei der versteckte Mechanismus von Vitamin C noch ein Jahrhundert lang verborgen blieb. Wir haben erst begonnen, die PNI-verwandte Technologie und Werkzeuge zum Verständnis der Art und Weise, wie Streß und psychosoziale Faktoren Neurovermittler beeinflussen können, die umgekehrt immune Reaktionen und die Gesundheit beeinflussen, zu entwickeln und zu definieren. Der nächste Schritt wird sein zu lernen, wie diese Faktoren bestimmte onkogene Prozesse sowie Organe und Tumortypen beeinflussen könnten. Erst dann werden wir uns in einer Position befinden, wo wir bestimmen können, ob Menschen konsequent dazu trainiert werden können, diese Prozesse vorteilhaft zu beeinflussen.

### Die Epidemiologie ergänzt eine authentische Studie des Selbst

Grundlegende Forschung ergab unser biologisches Verständnis darüber, warum das Ausgesetztsein bestimmten Faktoren gegenüber Krankheit bedingt oder verhindert. Nur die Epidemiologie jedoch erlaubt die Quantifizierung der Vielzahl der Beziehungen zwischen Aussetzung und Krankheit bei Menschen und bietet die Möglichkeit, das Risiko zu verringern und/oder therapeutische Wirksamkeit durch Interventionsversuche zu erhöhen. Geht es darum, jene Faktoren, die Krebs begünstigen oder hervorrufen, zu identifizieren, so sind Labortests und theoretische Spekulationen über mögliche Mechanismen für sich genommen nicht wichtiger als eine direkte, geradlinige Beobachtung der tatsächlichen Vorkommnisse in einer gut definierten Gruppe von Menschen (zum Beispiel Patienten mit Stadium IV Bauchspeicheldrüsenkrebs). Wie Hebert festgestellt hat, sind beide Dimensionen wesentlich in der Untersuchung effektiver Krebsbetreuung.

Die Hauptvorteile der Epidemiologie sind folgende: (1) sie bietet einen systematischen, biostatistisch gültigen Weg, die Hauptdeterminanten von Krebs zu bestimmen; und (2) sie umgeht die Probleme des Extrapolierens von Studien an Tieren auf Menschen (aufgrund von Unterschieden in der Physiologie, woraus Dosierungen und Wege der

Anwendung resultieren). Das Problem ist, wie jeder angesehene Epidemiologe Ihnen sagen wird, daß die Epidemiologie immer noch eine relativ ungenaue Wissenschaft ist. Der Hauptgrund dieser Ungenauigkeit ist, daß die Epidemiologie uns nur eine ungefähre Schätzung dessen, was einem Menschen, der Krebs hat und der unter einer bestimmten Therapie steht, passieren wird, zur Verfügung stellen kann. Hebert spricht die „Unordnung im Umgehen mit den äußerst komplizierten Perspektiven der Menschen" an, und bemerkt, daß ein gewisser Grad an Unordnung akzeptiert werden muß, da „epidemiologische Studien der einzige Weg sind, um die Rolle der Faktoren, die den Ausbruch der Krankheit oder die Verzögerung ihrer furchtbaren Konsequenzen beim Menschen zu beurteilen". Epidemiologie wird immer eine wichtige Rolle spielen, wobei aber wahllose kontrollierte Versuche derzeit die sorgfältigste Untersuchungsstruktur bieten.

Es sollte mehr als klar sein, daß ich die wissenschaftliche Methode vorziehe. Die Absicht hinter meinen Kommentaren über die Epidemiologie war einfach aufzuzeigen, daß innerhalb dieser ausgedehnten Disziplin eindeutige methodologische Schwierigkeiten vorhanden sind, die auf jede Form der authentischen Studie des Selbst zutreffen.

Hebert verleiht diesem Thema Substanz, indem er scharfsinnig darauf hinweist, daß es möglich ist, wissenschaftlich pure Studien individueller Faktoren, wie beispielsweise von Bewältigungsstilen, innerhalb eines epidemiologischen Rahmens durchzuführen. Weiters erkennt Hebert den wesentlichen Nutzen von anekdotischen Beweisen, und weist darauf hin, daß die ersten Beobachtungen der Effekte von DES aus den Beobachtungen einer Frau von ihrer eigenen Tochter stammten. In der medizinischen Literatur können zahlreiche Fallbesprechungen gefunden werden, die sich mit hilfreichen Formen der Behandlung beschäftigen, speziell für fortgeschrittene bösartige Erkrankungen, bei denen die Erfahrung mit Remissionen gering ist. Solche Berichte dienen nicht nur der unschätzbaren Inspiration, sondern können auch auf Variablen, die mit der Behandlung zusammenhängen und der weiteren Untersuchung in klinischen Tests würdig sind, verweisen. Fälle, die in außerordentlichem klinischen Erfolg enden – beispielsweise eine Langzeitremission von einer ausgebreiteten metastatischen Krankheit – verwischen meist den sogenannten Mangel an Relevanz, der häufig mit anekdotenhaften Beweisen assoziiert wird. Andererseits wird jede Remission, die völlig unerwartet passiert, als „spontan" statt als selbst erzeugt oder durch Bioverhaltensinterventionen hervorgerufen bezeichnet.

## Selbsthilfegruppen sind meistens aber nicht immer hilfreich

Ein Kritiker bezog sich auf die Rolle der Selbsthilfegruppen, und stellte in dem Zusammenhang fest, daß Selbsthilfegruppen, die gut geführt sind, dem Patienten nicht schaden können. Das relevantere Thema ist jedoch folgendes: wie viele Selbsthilfegruppen sind schon wirklich „gut geführt"? In einem Artikel mit dem Titel „Wirksamkeit von Selbsthilfegruppen für Krebspatienten" stellen Hitch et al. (1994) fest: „Jene, die gezwungen werden, persönliche Informationen preiszugeben, ohne die nötige Unterstützung und Bestätigung durch andere Gruppenmitglieder zu erhalten, können „Opfer" werden, die dann erst recht weitere psychologische Hilfe brauchen. Während es die schwerst unglücklichen Menschen sind, die die Hilfe am meisten brauchen (zumal viele der anderen Hilfe durch ihre eigenen psychischen oder sozialen Ressourcen erhalten), kann es der Fall sein, daß Selbsthilfegruppen kein wirklich starker Ausgangspunkt sind, diese Form der Unterstützung zur Verfügung zu stellen, speziell wenn die Gruppenleiter nicht in einem Verständnis der Gruppendynamik ausgebildet sind."

In einem kürzlich erschienenen Artikel für *Scientific American* bemerkt Jimmie Holland (1996): „Gruppentherapie funktioniert nicht für jedermann. Manche Menschen zögern dabei, private Gefühle zu teilen, oder werden durch das Anhören der Probleme der anderen verunsichert. Sie wählen vielleicht eine Einzeltherapie, um mit ihren krankheitsbedingten Krisen fertig zu werden. Andere mögen Ansätze wie Entspannungsübungen vorziehen, unter anderem Meditation, Hypnose, oder Yoga." Das unterstreicht den Punkt, daß Ärzte die besonderen Bedürfnisse und Verletzlichkeiten der Patienten sowie ihre Fähigkeit, selbst angemessene Entscheidungen zu treffen, respektieren müssen. Natürlich ist es wahrscheinlich, daß manche der im Gesundheitwesen Arbeitenden, wie Spiegel, Stolbach und Holmes, tatsächlich die einzigartige Fähigkeit haben, Selbsthilfegruppen gut zu leiten und zu koordinieren. Stolbach und Holmes berichten beispielsweise, daß ihr achtwöchiges psychosoziales Krebsunterstützungsprogramm zu einer deutlichen Verringerung der ängstlichen Besorgnis und Hilflosigkeit/Hoffnungslosigkeit führte, zusammen mit anderen Verbesserungen der Lebensqualität, wenn man die Fragebögenaussagen vor und nach der Behandlung verglich. Eine Forschung, die zu einem vollständigen Verständnis der genauen Dynamik dieser Gruppe führt, sollte die Resultate von Selbsthilfegruppen landesweit verbessern.

Ich glaube, daß Selbsthilfegruppen für die große Mehrheit der Patienten von Vorteil sind und sie nicht schädigen. Über die Jahre hinweg habe ich jedoch viele Patienten gesehen, die in offensichtlich gut geleiteten Selbsthilfegruppen einfach nicht mit der Gruppe zusammenpaßten. Die junge Brustkrebspatientin, die keine Möglichkeit mehr hat, Kinder zu bekommen, kann sich in einer Gruppe von Frauen nach dem Wechsel, die nur von ihren Großenkeln sprechen, unwohl fühlen; ähnlich fehl am Platz fühlt sich die Person mit einer ausgebreiteten metastatischen Krankheit in einer Gruppe von Menschen in Remission. Heather Goodare bietet die prägnante Beobachtung an, daß „manche Menschen in Selbsthilfegruppen aufblühen, während andere verwelken." Vieles von dem, was ich in dieser Hinsicht beobachtet habe, korrespondiert mit der Forschung von Julia Rowland, die Leiterin der psychoonkologischen Forschung am Institut für Psychiatrie der Georgetown University ist. Rowland erklärt, daß die Erfahrung jedes Menschen im Kontext einer Selbsthilfegruppe einzigartig sein wird und abhängig von Variablen der Persönlichkeit und der bestimmten Situation der Person.

Als Kliniker habe ich zu viele Ausnahmen gesehen, um zu glauben, daß all diese Gruppen harmlos sind. Natürlich muß man definieren, was „schädlich" überhaupt heißt. Bindung an sich ist keine schlechte Sache; wenn diese Bindung aber von Verlust gefolgt ist, der umgekehrt tiefe, chronische Depression oder Hilflosigkeit/Hoffnungslosigkeit erweckt, so kann individuelle Psychotherapie von Vorteil sein. Der einzelne sollte in seiner Entscheidung, sich aus der Selbsthilfegruppe zurückzuziehen, wenn die Depression anhält, frei sein. Klarerweise sind manche Programme besser als andere; aber selbst in Programmen, die statistisch gesprochen zu „funktionieren" scheinen, wird es immer Patienten geben, für die eine Einzeltherapie vorzuziehen ist oder zumindest gleichzeitig verwendet werden kann. In unserem eigenen Programm versuchen wir festzustellen, wer keinen Vorteil aus einer Selbsthilfegruppe ziehen würde, und sind sehr bemüht darum, verschiedene Optionen anzubieten, ohne auf dem Besuch einer Gruppe durch jeden unserer Patienten zu bestehen.

Ich kann daher, trotz meines großen Respekts für Spiegel, nicht eindeutig voraussetzen, daß alle Selbsthilfegruppen vorteilhaft sind, von wirksam ganz zu schweigen. Es ist wichtig, sich vor Augen zu führen, daß die Tagesordnung der Selbsthilfegruppe nicht unbedingt mit der Erfahrung eines Patienten zusammenstimmen muß, oder die speziellen

Bedürfnisse jedes einzelnen erfüllen wird. Es bleibt sicher noch viel Arbeit, die auf diesem Gebiet getan werden muß.

## Placebobehandlung ist ein individuelles Phänomen

Meine Behandlung der Rolle des Placebo und der Kraft positiver Überzeugung zog bedeutende Aufmerksamkeit auf sich. Viele der Kritiker waren sich einig, daß der Terminus „falsche Hoffnung“ ein Oxymoron ist, wenn es um Krebsbetreuung geht, und daß die Kraft positiver Überzeugungen genützt, vielleicht stillschweigend als Art „begleitende Placebobehandlung“ integriert werden müsse. Ich glaube, daß die Reihe der potentiellen Einflüsse eines Placebos alle Dimensionen des Selbst umspannt, von der mentalen zur molekularen. Auf der molekularen Ebene wissen wir, daß empfindliche Gene die Angreifbarkeit durch mutagene Angriffe erhöhen, und daß sie durch Faktoren der Diät, des Lebensstils und der Umwelt sowie auf der psychomolekularen Ebene durch Gedanken und Gefühle entweder nach oben oder nach unten reguliert werden können. Mit einem solchen Wissen bewaffnet wird der Patient eher an seine Fähigkeit glauben, den Verlauf seiner Krankheit beeinflussen zu können und nach guten Resultaten streben. Hier stimme ich vollkommen mit Blands und Levins Feststellung überein, daß die Hilfe zum Verständnis solcher wissenschaftlicher Zusammenhänge den Patienten bestärkt. Die meisten meiner Patienten scheinen ehrlich an klaren Erklärungen, warum manche Methoden vorteilhaft sein könnten, interessiert zu sein – sie erhalten eine Art geistiger Waffe für ihren eigenen Kampf gegen die Krankheit.

Ich wende mich nun Spiegels Kritik bezüglich unserer Interpretation der klassischen Placeboforschung, wie sie von Beecher im Jahre 1959 betrieben wurde, zu. Ich stimme mit der geäußerten Meinung überein, daß ein Drittel aller postoperativen Patienten auf eine Placebobehandlung ihrer Schmerzen ansprachen, was bedeutet, daß die Hälfte der Reaktion auf das verabreichte Morphium (ca. die Hälfte von 75%) eigentlich eine Placeboreaktion war. Beechers Zahl dieses einen Drittels war jedoch nur ein *Durchschnitt,* der auf den zusammengenommenen Resultaten von 15 Studien basierte. In zwei dieser Studien lagen die Prozentsätze derer, die auf ein Placebo ansprachen, jeweils bei 50% und 53%, und in drei anderen lagen die Prozentsätze bei 40% (die meisten Ergebnisse lagen zwischen 30% und 40%). In manchen Fällen, bemerkt Beecher, „konnten Placebos gelegentlich die Schmerzschwelle ebenso stark heben, wie die analgetischen Mittel [selbst]" (Beecher 1959a).

Beechers berühmter Beitrag zu diesem Gebiet der psychosomatischen Medizin ist seine Entdeckung einer „Reaktionskomponente" im Placebo. Sein Terminus „Placeboreagierender" bezieht sich auf die Art von Mensch, die am stätigsten auf eine Placebobehandlung anzusprechen tendiert – ein Konzept, das gut mit der Rolle des Selbst im gesunden Überleben zusammenpaßt. Die Wirksamkeit von Placebos erhöht sich proportional zum Grad des Stresses eines Erlebnisses: „Es war möglich, Beweise dafür zu erbringen, daß die Wirksamkeit von Placebos größer [als 35 %] ist, wenn der Streß (Schmerz) größer statt kleiner ist. Es wurde festgestellt, daß eine Standarddosis Morphium in einer Gruppe von Patienten 52 % von ihnen half, wenn die Schmerzen durch eine postoperative Wunde am größten waren, Ein Placebo linderte den Schmerz bei 40 % derselben Menschen, das heißt 77 % derer, denen durch Morphium geholfen wurde." Beecher meint weiter: „Kranke sind beeinflußbarer als gesunde Menschen; sie lassen sich leichter hypnotisieren. Ist das der Fall, würde man von Placebos erwarten, daß sie wirksamer an Kranken sind als an anderen; auch der Schweregrad der Krankheit könnte mit eine Rolle spielen" (Beecher 1959b). So betrachtet, war meine ursprüngliche 50-%-Ziffer, die Spiegel zu hoch nannte, höchstwahrscheinlich eine *Unterschätzung,* wenn es um die Behandlung chronischer Schmerzen bei fortgeschrittenem Krebs geht.

(In einem Nebensatz merke ich hier an, daß meine Kollegen an der University of Illinios in Chicago mich erst kürzlich auf neue Forschungsergebnisse aufmerksam gemacht haben, die darauf hinweisen, daß zumindest einige der „Placeboreaktionen" in Wirklichkeit auf physisch demonstrierbare Aktivierung von Endorphin-Enkephalin-Synthese zurückzuführen sind. Studien über die Schmerzen nach Zahnoperationen haben erhöhte Endorphinwerte in Placeboreagierenden gezeigt, und diese Reaktion wird komplett durch die Verabreichung von Naloxon, einem Mittel, das die Endorphinsynthese hemmt, blockiert. Eine Akupunkturbehandlung gegen Schmerzen stimuliert eine Endorphinsynthese auf ähnliche Weise, wobei auch dieser Effekt durch Naloxon blockiert werden kann [Plotnikoff 1996]. Diese neue Forschung könnte zu einer bedeutenden Revision unseres Verständnisses des Heilungsprozesses in sowohl alternativer als auch konventioneller Medizin führen.)

## Die Rolle des Arztes geht über eine effektive Behandlung hinaus

Lydia Temoshok unterstreicht die möglicherweise gravierende Wirkung des Verhaltens, der Kommunikation, Einstellung und Überzeugungen des Arztes auf den Verlauf des Krebses bei seinen Patienten. Ich glaube, daß die besondere Qualität der Patient-Arzt-Interaktion im Herzen des biopsychoonkologischen Ansatzes liegt und eines der wichtigsten Geheimnisse dessen Erfolges ist. Die spezielle Qualität, auf die ich mich hier beziehe, kann mit einem Wort zusammengefaßt werden: Aufmerksamkeit. Wie Jon Kabat-Zinn (1996) erklärt hat, hat bereits Sir William Osler, einer der Gründer der modernen Medizin, verstanden, daß Ärzte in ihrer Arbeit mit Patienten mehr tun müssen, als nur ein korrektes klinisches Urteil zu fällen. In seinem Buch, *The Way of Being*, das auf einer Rede basiert, die er vor der Abschlußklasse der Yale University Medical School 1913 hielt, ermutigt Osler diese angehenden Ärzte, sich voll und urteilsfrei auf den jeweiligen Moment zu konzentrieren, anmerkend, daß solch ungeteilte Aufmerksamkeit die Quelle aller wahren Kreativität und Weisheit sei.

Mir scheint, daß sich dieser Ratschlag ebenso gut auf die heutige medizinische Praxis anwenden läßt. Speziell Patienten mit fortgeschrittenem Krebs sehnen sich oft, aufgrund des gefährlichen Wesens ihrer Krankheit, nach aller Unterstützung, die sie bekommen können. Bewußt oder unterbewußt suchen sie nach einem einfühlenden, intelligenten Verbündeten in ihrem Arzt, nicht einem berechnenden Prognostiker oder einem effizienten Medikamentenausteiler. Die Erfahrung ist schmerzlich vertraut: wenn man abgelenkt oder geistig mit anderem beschäftigt ist, während man einen Patienten betreut, wird dieser das spüren und unsicher werden und sein Vertrauen verlieren, ja vielleicht sogar aufgebracht werden. Nicht nur schließt der Mangel an Aufmerksamkeit auf Seiten des Arztes ein Gefühl der Empathie und Verbindung aus, sondern er stört auch die im wesentlichen intuitive Fähigkeit, die Persönlichkeit und zahlreichen Bedürfnisse des Patienten zu erkennen, und diese intuitiven Wahrnehmungen mit einer rationalen diagnostischen Einschätzung auszugleichen oder zu verbinden. Das Endresultat ist, daß die Patient-Arzt-Beziehung oberflächlich und letztendlich unwirksam wird, und die potentielle Heilungskraft, die durch eine gegenseitige, verstärkte Verbündung entsteht, vertan wird.

Temoshoks Kommentare legen nahe, daß bestimmte biopsychosoziale Prinzipien noch immer einen Mangel an kritischen Teilbereichen der konventionellen Krebsbetreuung aufweisen, diese Prinzipien repräsentieren aber dennoch eine produktive Art, mit den Patienten zusammenzuarbeiten. Temoshok beschreibt, wie sie durch den Unwillen der Ärztin einer Lymphom-Patientin (S.B.), „mit ihr in einer heilenden Partnerschaft zusammenzuarbeiten, ihre Intuitionen darüber, was sie meinte, daß für sie funktionieren könnte, zu respektieren, und ihr zu erlauben, Hoffnung zu kultivieren", frustriert und verärgert war. Was mich betrifft, finde ich diese Art Verhalten des Arztes tadelnswert und darüber hinaus schändlich, speziell wenn man bedenkt, daß Temoshok so viel Zeit damit verbringen mußte, S.B. bei der *Erholung* von Interaktionen mit ihrer Ärztin zu helfen. Ich stelle selbst fest, daß es in vielen meiner ersten Interaktionen darum geht, Patienten vor den kummervollen Konsequenzen zu retten, die aus einer Zusammenarbeit mit gutmeinenden aber fatalistisch ausgerichteten Ärzten entstehen.

Temoshoks Bericht über S.B. ist eine Erinnerung an uns alle, daß unsere Menschlichkeit und nicht nur unsere Professionalität zum Patienten durchdringen muß. Anders ausgedrückt, das Selbst des Arztes muß intakt sein, um dem Selbst des Patienten entgegenzukommen und dieses letztenendes zu bestärken. Erst dann kann eine wirklich funktionale Arzt-Patient-Beziehung existieren. Ich meine, daß Temoshoks gesamte Kritik dieses Prinzip exemplifiziert. Ihr Bericht über S.B.'s Vorsatz zu leben, spiegelt nicht nur ihren akademischen Scharfblick wider, sondern ebenso ihre Einfühlungskraft und Fähigkeit, sich ganz den inneren Selbst-Bedürfnissen des Patienten zu widmen. Sie repräsentiert ein einzigartiges Gleichgewicht, dem es wert ist nachzueifern: auf der einen Seite eine kompetente und talentierte Forscherin, und auf der anderen Seite eine äußerst scharfsichtige und einfühlende Ärztin.

William Buchholz erinnert uns daran, daß auch wir als Ärzte verletzlich, zerbrechlich und sehr menschlich sind. Wir exerzieren eine enorme Macht über Gesundheit und Krankheit, wobei unsere Handlungen entweder als die perfekten Placebos oder unwissentliche Nocebos fungieren. Aber wir haben alle unsere Grenzen in Objektivität, Energie und Kunst, und in unserer Fähigkeit, den facettenreichen Bedürfnissen der Patienten zu entsprechen. Keiner von uns kann erwarten, zu jedem Patienten eine erstklassige Beziehung zu haben, und wir müssen auf unseren Bedarf anderer Ärzte achten, wenn wir nicht so gut mit jemandem zurechtkommen. Die tägliche Praxis der Biopsychoonkologie kann zermürbend und emotional auslaugend sein. Das kann biologische Konsequenzen haben, wie durch eine PNI-Studie von Janice Kiecolt-Glaser festgestellt wurde, in der Betreuer von chronisch Kranken einen bedeutend langsameren Wundheilungsprozeß im Vergleich zu Menschen ohne diese Verantwortung zeigten (Kiecolt-Glaser et al. 1995). Es ist für unsere Fähigkeit, sensibel und einfühlend zu arbeiten, wichtig, unsere Ressourcen durchzusehen und unseren eigenen psychosozialen Unterstützungsstrukturen aufrecht zu halten sowie eine optimale Gesundheit und Fitneß zu bewahren.

## Unter Miteinbeziehung des Unbekannten können wir besser ein neues Paradigma erkennen

Einfach ausgedrückt, hat bisher kein einziger Experte, ob konventionell oder nicht, sich die exklusiven Rechte auf die Krebsbehandlung verdient. Es gibt immer noch viel, das wir nicht über zytotoxische Vermittler wissen, und noch bedeutend mehr, das wir nicht über die Kompliziertheit biologischer Reaktionsmodifikatoren und verhaltensbezogene Interventionen wissen. Trotz großer Fortschritte in unserem Wissen, und einigen eindrucksvollen Erfolgsgeschichten, sind wir immer noch weit davon entfernt, Krebs zu besiegen. Bei einer kürzlichen Meilensteinkonferenz mit dem Titel „Die Integration von Kopf, Körper und Seele in die Medizinische Praxis" (gesponsert durch das Duke University Medical Center), wies Jon Kabat-Zinn (1996) darauf hin, daß es gerade das Bewußtsein dessen, was wir nicht wissen, ist, das die Wissenschaft spannend macht. Wissenschafter arbeiten an der Kreuzung von Bekanntem und Unbekanntem. Wie Kabat-Zinn meinte, wenn man ständig im Bereich des Bekannten bleiben und nur das lieb gewinnen würde, was man wüßte, würde es unmöglich werden, die kreativen Sprünge zu machen, die nötig sind, um die wahrhaft tiefen Ordnungsebenen zu durchdringen, die in der Natur und unseren eigenen Körpern, die Bestandteil der Natur sind, versteckt sind. Die integrative Perspektive der Biopsychoonkologie setzt eine gewisse Bereitschaft voraus, über die existierenden Paradigmen hinaus zu blicken, indem man auf fixierte Denkungsweisen bezüglich Krebs verzichtet.

## Schlußbemerkung

Wir sehen diesem neuen Zeitalter der Krebsbetreuung mit einem Gefühl realistischen Optimismus entgegen, der aus der impliziten Überzeugung stammt, daß wir irgendwann alle Krebsarten verstehen werden und daß ein solches Verständnis zu zahlreichen erfolgreichen Interventionen führen wird. Der Dialog, der in dieser Ausgabe von *Advances* stattfindet, ist ein weiterer Versuch, dieses neue Paradigma zu verbessern, dessen Dimensionen ständigen Veränderungen unterworfen sind, indem die Schranken des existierenden Gedankenguts gehoben und altmodische Überzeugungssysteme abgelegt werden. Im Zuge dieses Erklärungsprozesses kommt eine neue Technologie zutage, durch die wir Perspektiven der dynamischen psychobiologischen Interaktionen innerhalb der Biopsychoonkologie besser verstehen und mitteilen können.

Ich glaube, daß das Konzept der Synergie uns eine Art einzigartige Einsicht in dieses sich auftuende Paradigma erlaubt. Synergie ist eine besondere Qualität der Ganzheit oder des Zusammenhangs – das, was psychologische und biologische Dimensionen des Selbst durchzieht und umgibt. Durch dieses Prinzip ist die kombinierte oder kooperative Tatkraft beider oder mehrerer Elemente größer als eines der beiden Elemente allein. Die Effekte sind multiplikativ statt additiv. Kurz gesagt, die Existenz von Synergien impliziert ganze Größenordnungen erhöhter Wirksamkeit zusammen mit individuellen Komponenten eines Programms.

Ich finde es wahrlich bemerkenswert festzustellen, daß alle Vitamine, Minerale, und Hormone synergistische Funktionsmechanismen in bezug auf andere Vitamine, Minerale, und Hormone haben. Zahlreiche synergistische Beziehungen existieren ebenfalls unter anderen biologischen Reaktionsmodifikatoren, und besonders starke Synergismen herrschen zwischen zytotoxischen Therapien und natürlichen Mitteln, wie dem Flavonoid Quercetin, Aminosäure N-Azetyl Cystein, und dem leberschützenden Phytochemikalium Silymarin. Sowohl bei unserer Arbeit in der Forschung als auch im klinischen Umfeld ging es darum, diese Nährstoffe und botanischen Mittel mit zytotoxischen Therapien zu kombinieren, mit dem Ziel, die Nebenwirkungen zu verringern und die Wirksamkeit und Wirkkraft zu steigern. Es ist meiner Ansicht nach sehr bedeutend, daß bereits zahlreiche Beispiele solcher Synergien ans Licht in der medizinischen Literatur getreten sind.

Auf makroskopischer Ebene können wir zahlreiche Zusammenhänge erkennen, die nahelegen, daß Synergismen zwischen verschiedenen Arten der Selbstpflege bestehen: Diät und Bewegung, Bewegung und geistige Spannkraft, Ernährung und emotionales Wohlbefinden etc. Obgleich diese Beziehungen schlechter meßbar sind, können wir ihre Existenz zumindest intuitiv erfassen. Aus dem Zusammenspiel von Phytonährstoffen und zytotoxischen Medikamenten bis hin zur gegenseitig bestärkenden Beziehung von Psychotherapie und körperzentrierten Disziplinen können viele Komponenten unseres integrativen Ansatzes als synergistisch verwandt angesehen werden.

Makroskopisch gesehen hat das synergistische Prinzip besondere Relevanz in bezug auf unsere Definition von Gesundheit und Heilung. Heilung selbst kann als Wiedergewinnung von Ganzheit definiert werden (wobei hier Synergie wieder eine Form des Ausdrucks ist). Betrachten wir einen Menschen als ganzes System, müssen wir schließen, daß ein authentischer Ansatz zur Krebstherapie notwendigerweise alle Aspekte des Lebens des Patienten ansprechen würde: diätische Praxis, Fitneßaktivitäten, Entspannung, emotionales Wohlbefinden, Gebet- oder Meditationspraxis, Fähigkeiten zur Streßbewältigung und andere Aspekte. Eine Neuorientierung des gesamten Lebens des Krebspatienten – nicht nur die Wahl einer bestimmten Behandlung – bietet daher die Möglichkeit, einen Quantenspruch in der therapeutischen Wirksamkeit zu aktivieren. Eine solche Neuorientierung des gesamten Lebens impliziert eine Reihe an positiven, synergistischen Interaktionenen, die alle in Richtung optimaler Gesundheit und maximaler Krankheitsabwehrkraft arbeiten. Sogenannte spontane Remissionen sind höchstwahrscheinlich das häufigste Nebenprodukt dieses vielschichtigen Kontexts für eine optimale Heilung.

Synergie ist, wie ich denke, unter den eleganteren und mysteriöseren quantifizierbaren Aspekten der Natur. Falls Synergie tatsächlich ein integraler Ausdruck eines ganzen Systems ist, könnte dann die Existenz synergistischer Beziehungen innerhalb eines bestimmten Systems als genereller Indikator der funktionellen Integrität dieses Systems gelten? Könnten wir dieses Prinzip ebenso auf unsere Einschätzung eines therapeutischen Systems anwenden? Intuitiv glaube ich, daß die Antwort ja lautet. Synergismen sind eine Manifestation des integrativen Prozesses an sich, durch den ein System am effektivsten und wirksamsten funktioniert.

In den letzten Jahren wurden monumentale Fortschritte in unserem Begreifen von Krebs als einer genetischen Krankheit, die durch zahlreiche Faktoren begründet ist, gemacht. Wir verstehen Krebs jetzt als Krankheit, die eines der fundamentalsten Gebiete allen Lebens beeinträchtigt: die Erhaltung von genetischer Information und die Fähigkeit, diese Information sorgfältig und genau von einer Zelle zur nächsten weiterzugeben. Auf jeder Ebene der Organisation, von der Molekularbiologie unserer

Zellen bis hin zum integralen Funktionieren ganzer Organsysteme, ist unsere Biologie durch den Informationsfluß geregelt, der jeden Bestandteil des Systems mit anderen funktionskritischen Teilen verbindet.

Ich glaube, daß Nährstoffe, Enzyme, Hormone, Zytokine, und viele andere biologische Reaktionsmodifikatoren die „Sprache“ sind, die diesen Informationsfluß beherrschen. Sie informieren oder modulieren die Prozesse genetischer Veränderung, die während der Lebensdauer einer individuellen Zelle passieren. Je nach dem wie diese biologische Faktoren therapeutisch integriert oder innerhalb des Bioverhaltens- und Psychosozialkontexts des täglichen Lebens vermittelt werden, können sie eine entscheidende Rolle in der Einflußnahme auf den Krebsverlauf spielen. Ich glaube, daß sie auch in Zukunft große Aufmerksamkeit erhalten werden, besonders wenn wir ihre synergistische Beziehung zu zytotoxischen Therapien aufdecken.

Wie man zytotoxische Therapien am besten einsetzt, wird ebenfalls der sorgfältigen Untersuchung in kommenden Jahren bedürfen. Was die Bedürfnisse des Selbst betrifft, sollten die Ärzte jedenfalls jede Bemühung darein legen, die toxischen Nebenwirkungen solcher Therapien zu minimieren. Eine elementarere Art der Fragestellung muß jedoch ebenfalls unternommen werden. Bedenken Sie, daß der menschlich Körper Tausende von Krebszellen besitzt, die täglich darin zirkulieren, und doch aufgrund regulierender Strategien, die verirrte Zellen davon abhalten, sich fortzupflanzen, entwickeln sich die meisten von ihnen nie in Richtung Onkogenese. Könnte das heißen, daß Versuche, *alle* Krebszellen im Verlauf der Therapie auszurotten, ungerechtfertigt sind?

In einem kürzlichen Leitartikel für das *Journal of Clinical Oncology* mit dem Titel „Die Verschiebung des Krebsparadigmas: Müssen wir töten um zu heilen?“ schlagen Schipper und seine Kollegen (1995) vor, daß Behandlungsansätze bei Krebs nicht auf das Abtöten jeder Zelle abzielen müssen, um eine Heilung zu erreichen. Sie meinen, daß das Ziel einer zukünftigen Krebstherapie „sich zu einem Ziel der erneuten Regulierung entwickeln wird. Hormone und Kommunikationspeptide werden oberste Vermittler werden. Sehr hoch dosierte oder intensive Abtötungstherapien, wie wir sie jetzt verstehen, werden weniger verwendet werden.“ Sie bemerken weiters, daß „subtilere Therapien“ angewandt werden würden, speziell jene, die sich auf biologische Reaktionsmodifikatoren konzentrieren, um einen erhöhten Grad an biologischer Kontrolle über den Krebsprozeß zu erhalten. Dieser Gedanke, *optimale* Kontrolle über den Krebsprozeß zu erhalten, statt maximaler Zytotoxizität ist ein Beispiel eines auftauchenden Paradigmas in der Krebsbetreuung: es ist dies das Paradigma der biologischen Vermittlung durch vernünftige therapeutische Strategien in der Behandlung fortgeschrittener oder chronischer, nicht so sehr jener von akuten Erkrankungen.

Indem unser Wissen über die Molekularbiologie und die Psychoneuroimmunologie immer tieferliegendere Ebenen der psychobiologischen Dynamik aufdeckt, scheint die Akzeptanz der Biopsychoonkologie als neues Paradigma durch die medizinische Gemeinschaft nahe bevorzustehen. Die kombinierten Einflüsse biologischer und psychosozialer Faktoren auf das Auftreten und Fortschreiten von Krebs hat sich als essentieller Forschungsschwerpunkt herausgestellt.

Die Medizin des 21. Jahrhunderts wird eine wahre Zusammenarbeit zwischen Arzt/Betreuer und Patient beinhalten müssen, die auf Vertrauen und offenem Dialog basiert. Bei dieser neuen Art, sich in den Patienten einzufühlen, werden Ärzte die Heilungskräfte des Körpers ihres Patienten respektieren und versuchen müssen, die profundesten Heilungsressourcen des Patienten – physische, seelische, emotionale, und spirituelle – anzuzapfen. Ich glaube, daß diese Ressourcen des Selbst, begleitet von einer zunehmenden Entwicklung und Verfeinerung der klinischen Onkologie, sich als zentrale Mitspieler im Krebsüberleben erweisen werden.

## Literatur

Barone J, et al (1989) Dietary fat and natural killer cell aktivity. Am J Clin Nutr 50: 861-7

Beecher HK (1959a) Factors said to produce variations in the pain threshold other than analgesics. In: measurement of subjective responses: quantitative effects of drugs. Oxford University Press, New York

Beecher HK (1959b) Reaction factors of the pain experience. In: measurement of subjective responses: quantitative effects of drugs. Oxford University Press, New York

Brutkiewicz RR, Suzuki F (1985) Antitumor mechanisms of germanium sesquioxide (GE-132) in experimental murine ascites tumors. Br J Cancer 52: 757-63

Hitch PJ, et al (1994) Effectiveness of self-help and support groups for cancer patients: a review. Psychology and Health 9: 437-48

Holland J (1996) Cancer's psychological challenges. Sci Am 275 (3): 158-61

Itoh K, Kumagai K (1983) Augmentation of NK activity by several anti-inflammatory agents. Proceedings of the international symposium on natural killer activity and its regulation (Fifth International Congress of Immunology)

Kabat-Zinn J (1996) The transformative potential of mindfulness in medicine. Lecture delivered at the 1996 medical conference, integrating mind, body and spirit in medical practice. Sponsored by the Duke University Medical Center, Chapel Hill, NC

Kiecolt-Glaser JK, et al (1995) Slowing of wound healing by psychological stress. Lancet 356: 1, 194-6
Lerner M (1994) Choices in healing: integrating the best of conventional and complementary approaches to cancer. MIT Press, Boston, p 344
Malter M, et al (1989) Natural killer cells, vitamins and other blood components of vegetarian and omnivorous men. Nutr Cancer 12:271-8
O'Regan, Hirshberg C (1993) Spontaneous remission. Institute for Noetic Sciences, Sausalito, CA
Plotnikoff N (1996) The placebo response. Seminar, University of Illinois, Chicago
Renneker R, Cutler M (1952) (March 8) Psychological problems of adjustment to cancer of the breast. JAMA 148: 833-8
Riordan NH, et al (1995) Intravenous ascorbate as a tumor cytotoxic chemotherapeutic agent. Med Hypotheses 44 (3): 205-9
Samid D, et al (1993) Phenylacetate and related nontoxic differentiation inducers in treatment of prostate, brain, and skin cancer. Proc Am Assoc Cancer Res 34: 377
Schipper H, et al (1995) Shifting the cancer paradigm: must we kill to cure? J Clin Oncol 13 (4)
Vojdani A, Ghoneum M (1993) In vivo effect of ascorbic acid on enhancement of human natural killer cell activity. Nutr Res 13: 753-4
Warrell RPJ, et al (1993) Acute promyelocytic leukemia. N Engl J Med 329: 177-89
Watson RR, et al (1991) Effect of beta-carotene on lymphocyte subpopulations in elderly humans: evidence for a dose-response relationship. Am J Clin Nutr 53: 90-4

# Das Ich, der Hunger und die Aggression

**H. P. Bilek**

Lassen Sie mich meinen Vortrag mit einer kurzen Hommage an den Begründer der Gestalttherapie F. Perls beginnen. Perls, Berliner Jude, Psychiater und Psychoanalytiker, flüchtete angesichts der zunehmenden Bedrohung durch die Nationalsozialisten, vorerst nach Holland. Als ihm auch dort die Situation zu gefährlich zu werden schien, entschied er sich – auf eine ganz vage Adresse hin – nach Südafrika zu gehen. Drei seiner Analytikerkollegen, die seine Vorsicht als übertrieben ansahen und in Holland blieben, kamen im KZ um. In der weiteren Folge wanderte Perls in die USA aus, ließ sich vorerst in New York nieder, arbeitete als Therapeut und widmete sich der Ausgestaltung einer neuen Psychotherapierichtung, die er später Gestalt-Therapie nannte. 1947 veröffentlichte er das Buch: Ego, Hunger and Aggression, eben jenes, dessen Titel ich für meinen Vortrag entlehnt habe. Darin setzt er sich mit den drei genannten Phänomenen auseinander und ich habe auch deswegen kurz seine Biographie angerissen, um zu zeigen, daß kein Unbedarfter diese Überlegungen gehabt hat. Perls hat dann in den USA gleichsam „Karriere" gemacht und ging in seiner Autobiographie „In and out the garbage pail" sogar soweit, sich bei Hitler zu „bedanken", weil er ihn gezwungen hatte, Deutschland zu verlassen; nie hätte er sonst ein so buntes, aufregendes und erfolgreiches Leben gehabt.

Mir ist klar, daß man das auch zynisch verstehen kann und möchte mich daher sicherheitshalber davon distanzieren und betonen, daß damit eine Sichtweise zum Tragen kommt, die für die Gestalttherapie typisch ist, nämlich daß man auch aus der schlechtesten Situation noch etwas Gutes machen kann, ein Aspekt, der gerade im Zusammenhang mit dem Thema, das uns hier zusammenführt, besonders wichtig ist.

Mit dem Dreieck das Ich, der Hunger und die Aggression ist ein Themenkreis abgesteckt, der wie kein anderer das menschliche Leben

bestimmt. Führen wir uns vor Augen, daß das Leben auf dieser Erde von Fressen und Gefressen werden beherrscht wird und daß wir Menschen am Ende der Nahrungskette stehen. Dabei ist Fressen eine unabdingbare Notwendigkeit und die Nahrungsaufnahme (vielleicht auch sicherheitshalber!) mit Lust verbunden; werde ich aber als Nahrungsobjekt anvisiert, löst das wiederum Todesangst aus. Damit ist ein Szenario gezeichnet, wie es dramatischer nicht sein könnte. Jenseits dieser grausamen Welt existiert – in unserer Vorstellung – das Paradies, wesentlich dadurch gekennzeichnet, daß es das Böse dort nicht gibt. Das Dilemma ist offenbar: die Umsetzung des Hungertriebes bedeutet – zumindest vordergründig – böse zu sein. Dieser schier unausweichlichen Zwickmühle möchte ich einige Gedanken entgegenstellen, die einerseits ganz allgemein gehalten sind, aber natürlich auch das Thema Krebs betreffen.
Es geht also um diese Verknüpfung zwischen Hungertrieb und dem Bösen und mit ein Grund, warum ich gerade das Buch von Perls ausgewählt habe ist, weil dessen Grundaussage in der Relativierung des Themas Aggression liegt.

Bin ich deswegen böse weil ich Hunger habe? Konrad Lorenz, Biologe und Österreichischer Vorzeigewissenschafter, ist mit seinem Buch „Das sogenannte Böse" berühmt geworden. Schon der Titel relativiert die Frage nach der Bösartigkeit und die Essenz des Buches heißt, das Verhalten der Tiere ist eigentlich gar nicht böse, im Gegenteil, Lorenz streicht u. a. heraus, daß Kämpfe wie etwa zwischen Bären und Tigern, Löwen und Elefanten etc., wie man sie gerne in Hollywood-Filmen gezeigt hat, in der Natur *nicht* vorkommen. Diese Spezien weichen einander aus und haben auch ganz verschiedene Territorien. Solche Kämpfe entstehen lediglich in den Gehirnen der Menschen, was noch einmal mehr die Problematik unterstreicht.

Schon nach dieser kurzen Betrachtung wird klar, daß aggressiv sein nicht unbedingt böse sein bedeutet, aber daß das Böse auch nicht wegzuleugnen ist. Ich möchte dies an einem Beispiel aufzeigen, welches auch, wie ich zum Schluß noch ausführen werde, Aktualität besitzt: Die nordamerikanischen Indianer haben einen Teil ihrer Nahrung von den Büffeln, die in großer Zahl die Prärien bevölkerten, bezogen. Sie töteten die Tiere in dem Maß, indem sie Nahrung brauchten; nach jedem Töten dankten sie Manitou dafür, daß ein Tier sein Leben ließ, um andere zu ernähren. Als die Weißen kamen, mußten die Indianer sehen, daß auch sie die Büffel töteten, aber aus einem anderen Motiv. Es war die pure Mord-Lust, das sich an dem letzten orgasmusartigen Zucken Begeilen, das das Sterben begleitet und dem Schützen sexuelle Potenz simuliert. Dieses Verhalten führte bekanntlich dazu, daß die Büffel in Nordamerika fast ausgerottet wurden.

Aggression kommt von lat. „aggredere“ und bedeutet „auf etwas zugehen“. Die Indianer waren also im eigentlichen Sinne auch aggressiv, aber sie waren es in einer Weise, die Eingebundenheit in den Kreislauf der Natur bedeutete. Die Weißen hatten diese Eingebundenheit verloren, ihre Aggressivität war eine „pervertierte“ und ich führe damit eine Definition ein, die von P. G. Zimbardo, Autor eines bekannten Psychologiebuches, stammt. Diese pervertierte Form der Aggression ist es aber, die wir in unserem Sprachgebrauch meinen und damit dem „aggredere“ Feindlichkeit unterlegen, was eigentlich eine Bedeutungsverschiebung darstellt. Diese Bedeutungsverschiebung ist allerdings sehr tief verankert und der Begriff der Aggression wird in zahlreichen Lehrbüchern der Psychologie im Sinne dieser Feindlichkeit und des auf den Tod des anderen ausgerichteten Verhaltens ausgelegt. Vielleicht mag das auch mit unseren Erfahrungen aus der jüngeren Geschichte zusammenhängen, so schreibt etwa Perls in seinem Buch: „Im gegenwärtigen Krieg wird kein Wort mehr gebraucht und mehr verachtet als „Aggression“!

Was mag es sein, daß jemand von einem aggressiven Verhalten zu einem bösen pervertiert? Dazu zwei kleine Geschichten:

Werner Arnedt, mein Lehrer in Gestalttherapie, kolportierte folgende Geschichte: Der Teufel ist ein gefallener Engel; der Teufel ist böse! Warum ist der Teufel böse? Weil er sich beim Fallen weh getan hat!

Alfred Polgar, ebenfalls Jude und beißender Literat der Zwischenkriegszeit, hat folgende Glosse verfaßt: Der Delinquent sitzt in der Todeszelle. Der Gefängnisdirektor kommt herein und teilt ihm mit, daß er morgen gehängt wird; er könne sich heute zu Essen und zu Trinken wünschen, was sein Herz begehre! Der Delinquent antwortete darauf: „Das ist aber schade, wenn Sie mir das vor einem Jahr geboten hätten, wäre der ganze Raubmord nicht passiert!“

Eine wesentliche Quelle für Antworten zu der aufgeworfenen Frage ist die Psychoanalyse. Freud selbst hat sich – man könnte sagen, selbstverständlich – mit dem Phänomen der Aggression auseinandergesetzt. Er kam zu dem Schluß, daß es einen Lebens- und einen Todestrieb geben müßte (Eros und Thanatos), doch ist diese Annahme auch innerhalb der Psychoanalyse nie richtig akzeptiert worden, was den Verdacht nahelegt, daß sie falsch war. In diesem sich seit Jahrzehnten hinziehenden Disput hat Uexküll in einem Aufsatz (Psychosomatische Medizin und Aggression: Überlegungen zur Theorie) eine neue und wie mir scheint sehr zutreffende Sichtweise eingebracht, indem er ein Konzept von Winicott weiterführt; ich zitiere:

*„In unserer Auseinandersetzung ist allerdings das Interesse auf die Funktion und die Rolle des Aggressions-Triebes im Rahmen des Winicott'schen Konzeptes fokusiert. Dieser Trieb ermöglicht es dem Kinde sich von der Identität mit der Mutter zu entbinden und zu einer ersten Erfahrung des Selbst zu kommen. Die erste vom Willen getragene motorische Aktion, d.h. eigentlich die Wahrnehmung der Intention, die zu einer motorischen Aktivität führt, setzt den Beginn für eine dramatische Entwicklung, die mit der Trennung von der Mutter beginnt und – wenn alles klappt – mit der Erschaffung eines Selbst und einer Welt, ausgestattet mit unabhängigen Objekten, endet."*

Damit hat Aggression, nämlich der Teil, der als „destruktiv" gedeutet wird und den Ursprung des Zerstörerischen bedeutet, einen neuen und doch sehr plausiblen Hintergrund, es geht um die Fähigkeit des Kindes sich von der Mutter endgültig zu trennen, um eine eigenständige Person zu werden. Mir ist klar, daß sie, wenn sie mit psychologischen Ausdrucksweisen nicht so vertraut sind, Schwierigkeiten haben werden zu verstehen, was denn das nun wirklich bedeutet „sich von der Mutter zu trennen", deswegen wechsle ich das Feld und bringe ein sehr plastisches aber nichtsdestotrotz zutreffendes Bild: sinngemäß meint Uexküll, daß die Aktion des Kükens, mit seinem Schnabel die Eihülle zu zerstören um das Licht der Welt zu erblicken, Ausdruck des Aggressionstriebes ist.

Hiermit sind wir an einem Schnittpunkt angelangt, der von großer Bedeutung ist, nämlich die Erkenntnis, daß Destruktivität – also das was wir so fürchten (die Mutter des Krieges!) – an einem entscheidenden Punkt in unserem Dasein lebensnotwendig ist. Die Fragestellung ist also nicht mehr: gibt es nun einen Aggressionstrieb oder gibt es ihn nicht, sondern wir können feststellen, es gibt ihn und er hat eine ganz instinktive, lebensnotwendige Funktion. Allerdings erhebt sich jetzt eine andere Frage: Was passiert denn, daß Menschen diesen vitalen Trieb mitunter zerstörerisch im landläufigen Sinne einsetzen, also – um die Definition von Zimbardo nochmals zu verwenden – in ihrer Aggressivität pervertieren?

Ich habe mir dazu Gedanken gemacht und möchte Ihnen eine Antwort in Form eines Liedes von Ludwig Hirsch geben. (Ich möchte noch hinzufügen, daß ich auf dieses Lied durch einen Krebspatienten aufmerksam gemacht wurde.): Das Lied beschreibt einen fiktiven Dialog zwischen Kain und dessen Vater. Der Vater fragt seinen völlig verstörten Sohn, was er denn schon wieder für Faxen mache und fügt hinzu, daß sein Bruder Abel niemals so dumm reagieren würde. Der Dialog wiederholt sich mehrfach in der gleichen Weise immer wieder mit der abschließenden Feststellung des Vaters, daß der Bruder niemals so blöde sein würde, bis der Vater zum Schluß Kain fragt, wieso er denn Blut an seinen Händen habe und selbst die Antwort darauf gibt: „Weilst Dich g'schnitten hast mit der Sichel!" und Kain antwortet: „Papa, Papa, ich hab' meinen Bruder erschlagen!"

Ich glaube, es herrscht in der Psychologie Einigkeit darüber, daß das Kind mit dem Gefühl der Uneingeschränktheit auf die Welt kommt. Heranwachsen, reif werden, bedeutet auch verzichten lernen. Es ist mit eine der bedeutsamsten Aufgaben der elterlichen Erziehung, dem Kind Grenzen zu setzen, in einer Weise, die akzeptierbar sind. Aber was heißt akzeptierbar? Stellen sie sich folgende Szene vor: Ein kleines Kind nervt seine Mutter beim Einkauf, weil es ununterbrochen etwas will. Zum Schluß – bei der Kassa (gemeine Verführung!) – will es natürlich noch ein Eis. Daraufhin die entnervte Mutter: „Gib eine Ruhe du blöder Bub, jetzt gibt es kein Eis!"

Ich meine also, daß der Umgang mit dem Verzicht respektive mit der Verweigerung – unabdingbare Voraussetzungen für das Existieren – entscheidend ist. Einerseits kann die Mutter das Kind wertfrei in seine Schranken weisen, seinen Forderungen ein klares „Nein!" entgegenstellen, andererseits kann sie die Verweigerung – und das geht sehr schnell – mit einer Entwertung koppeln. Unser Hunger, unsere Bedürftigkeit, macht uns zu Bettlern, den Bettler zu verachten gibt uns Machtgefühle. Aber die Rache des Bettlers ist uns gewiß! Dieses Thema ist u. a. in zahlreichen Sagen und Märchen abgehandelt, stellvertretend möchte ich die Tiroler Sage von der Frau Hitt erwähnen: Die „Frau Hitt" ist eine mächtige Felsformation im Tiroler Oberland, die der Sage nach so entstanden ist, daß eine sehr reiche und harte Frau, die einen Bettler abwies, dafür versteinert wurde.

Das Feld ist also abgesteckt. Lassen sie mich nun zu unserem engeren Bezugsrahmen dem Thema Krebs übergehen. Das Böse findet sich auch in der Medizin; diese unterscheidet, merkwürdig genug, gutartige und bösartige Erkrankungen. Merkwürdig deswegen, weil man ja auch davon ausgehen könnte, Krankheit grundsätzlich als etwas Böses zu sehen, weil diese immer die Integrität des Individuums bedroht; dem ist aber nicht so. Bösartige Erkrankungen sind in der Medizin solche, die in ihrem

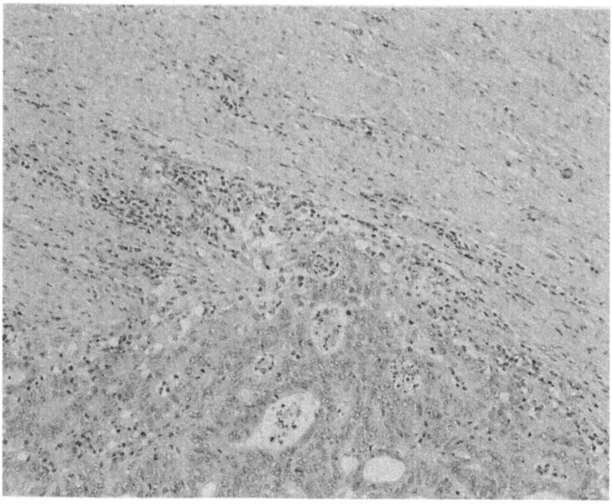

**Abb. 1.** Plattenepithelcarcinom mit Einwachsen in quergestreifte Muskulatur

Prozeß gewachsene Strukturen zerstören und damit den Tod des Individuums zur Folge haben. Auch hier könnte man einwenden, daß dies ja jede Entzündung schlußendlich auch macht, aber wie auch immer – der Begriff der Bösartigkeit ist nun einmal so in der Medizin etabliert und in mir taucht der Verdacht auf, daß es vielleicht ein ganz anderes Merkmal war, das den Krebs zur bösartigen Erkrankung hat werden lassen. Ich zeige Ihnen in der Folge ein Bild, wie so etwas aussieht* (Abb. 1).

Wir kennen alle die deletären Konsequenzen, die sich für das Individuum aus einer derartigen Wachstumsform ableiten. Aber nun zeige ich Ihnen ein anderes Bild (Abb. 2).

Im Prinzip sehen sie das Gleiche, ein Gewebe wächst in ein anderes ein und zerstört es damit. Allerdings handelt es sich hier um ein Ur-Phänomen, nämlich das Einwachsen des Trophoblasten (der Dezidua) in die Uteruswand (in diesem Fall ist es die Wand der Tube, ein Vorgang, der zum Tode der Mutter durch verbluten führen kann!).

Diese absolute Gleichheit der Bilder hat mich vor einigen Jahren veranlaßt, eine grundsätzlich veränderte Sicht zur Pathologie einzunehmen. Wenn man nämlich Krankheit in ihrem Prozeß genau betrachtet, so wird klar, daß die zugrundeliegenden Mechanismen physiologische sind und es kann auch gar nicht anders sein. Der Körper hat ein bestimmtes Reper-

* Ich danke Herrn Doz. Chott vom Pathologisch Anatomischen Institut an der Universität Wien für die Zuverfügungstellung des Bildmaterials.

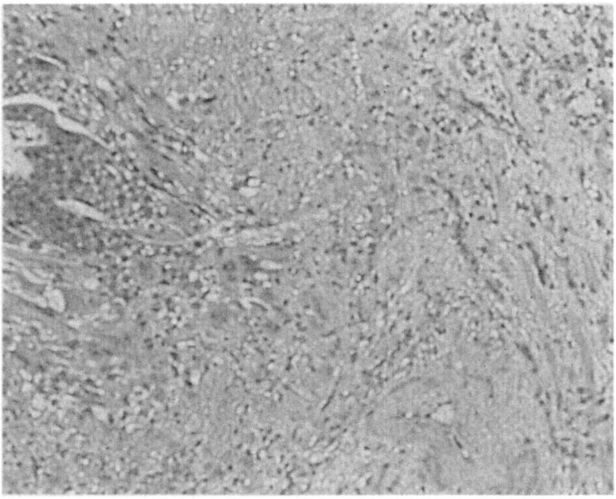

**Abb. 2.** Einwachsen des Trophoblasten in die Wand der Tuba uterina

toire an Reaktionsformen; es ist der gleiche Prozeß aber zur falschen Zeit, am falschen Ort und mit der falschen Konzentration. Ich habe dafür den Begriff „verschobene Physiologie" geprägt. All dies gilt auch für die Krebserkrankung; hier ist die physiologische Grundlage der fetale Prozeß, die – einzigartige – Fähigkeit des Eises in vorhandene Strukturen einzuwachsen. Die Notwendigkeit, oder wenn sie so wollen, das Motiv: Hunger! Die Dezidua eröffnet den mütterlichen Blutkreislauf, um die Ernährung des Feten zu gewährleisten (Ein weiterer Beweis, daß es sich beim Krebs um einen embryonalen Prozeß handelt, ist das Vorhandensein embryonaler Proteine, die auch als Tumor-Marker verwendet werden!). Das Pathologische ist eben wieder einmal mehr die Sichtweise der Medizin, die großteils den Blick auf das Gesunde verloren hat und die in pathologischen Denkweisen – die Zweideutigkeit ist bewußt gewählt – operiert (Inzwischen hat sich auch schon eine Gegenströmung entwickelt, die „Salutogenese", also die Heilserforschung möchte ich es nennen, zum Ziel hat) .

Das Ergebnis dieser Betrachtungen ist doch verblüffend: Auch auf der Ebene des Somatischen existiert die Aggressivität in zweierlei Formen; einerseits als unabdingbare Voraussetzung für die Ernährung des Feten und damit die Erhaltung der Art und andererseits – und jetzt bin ich drauf und dran zu sagen – als pervertierte Form, als Form, die die Zerstörung des Individuums zur Folge hat.

Für mich schließt sich hier der Kreis und ich fasse zusammen: Das Thema war: Das Ich, der Hunger und die Aggression. Es stellt aus meiner Sicht einen gewagten Versuch dar, Aggression und das Böse zu entkoppeln. Einen wesentlichen Baustein dafür hat mir Uexküll mit seiner sehr klaren Hypothese geliefert: Der Aggressionstrieb, der bisher in der gesamten Wissenschaftstheorie sehr unbefriedigend gedeutet wurde, dient dazu, sich von der „psychischen Nabelschnur" zu trennen. Gelingt diese Trennung nicht, und das wissen wir aus der psychotherapeutischen Erfahrung, kommt es zu einer mangelhaften Identitätsbildung respektive einer mangelhaften Autonomie und in der Folge zur Ausbildung einer „pervertierten Aggression". Der „pervertierten Aggression" begegnen wir im späteren Lebensverlauf des Individuums, als mörderischer oder narzißtischer Wut, in ihrer ausgeprägtesten Form kennen wir sie als Amoklauf.

Der zweite Schritt in meinen Überlegungen war die Erstellung einer Analogie zum Thema Hunger, Aggression und Krebs. Wesentlich erscheint mir dabei die Rückführung des Krebsphänomens auf seinen ursprünglichen physiologischen Mechanismus. Diese Erkenntnis ist auch nicht neu, sie wurde unter anderem schon 1966 – also vor 30 Jahren – vor der New Yorker Akademie der Wissenschaften von D. Jonas geäußert. Auch beim Krebs geht es um Wachstum – Neoplasma ist der medizinische Begriff dafür und auch hier findet sich diese Doppeldeutigkeit wieder: Das Neoplasma ist – ohne daß ich den Hintergrund definiere, also zum einen das herankeimende Wesen, zum anderen die Krankheit – nicht eindeutig definiert. Neoplasma bedeutet somit: Ausgestattet mit einem in der Natur einzigartigen Phänomen, nämlich der Fähigkeit in gewachsene Strukturen eindringen zu können. Ob dieses Neoplasma im Ergebnis ein neues Individuum ist, oder dessen Tod bedeutet, weiß ich erst, wenn ich etwas über den Hintergrund erfahre (Wir stoßen hier auf das gestaltpsychologische Phänomen, daß sich die Figur nur durch die Angabe des Hintergrundes eindeutig definiert!).

Das Kalb wird geschlachtet! Aber es geht noch weiter! Wir zermahlen es mit den Zähnen und unsere Verdauungssäfte sorgen dafür, daß der Zerstörungsprozeß des Schnitzels so weit vorangetrieben wird, bis es zu Aminosäuren, Fettsäuren und Zucker zerlegt ist; erst dann können wir uns die Nahrung zunutze machen.

Ein alltäglicher wenngleich auch grausamer Vorgang. Aber es ist die Welt, in die wir hineingeboren sind mit ihren unausweichlichen Gesetzen. Primitive, ich meine damit Ureinwohner, in meinem Beispiel die nordamerikanischen Indianer, zeigen uns einen Weg, wie man trotzdem die Achtung vor dem Lebendigen erhalten kann, auch wenn man sich von diesem ernährt.

Die Art, wie ich lebe entscheide ich; das Ich trifft Entscheidungen. Das Ich, das ist die dritte Position im Dreieck zwischen Hunger und Aggression. Ich kann entscheiden, welchen Weg ich wähle, ob ich zum Raubmörder werde oder ob ich den – wahrscheinlich längeren – legalen Weg zu einem opulenten Mal wähle. Es ist hier nicht der Ort und die Zeit über grundsätzliche Voraussetzungen für eine gesunde Ich-Entwicklung zu sprechen, aber ich denke, daß schon das bisher Gesagte klar gemacht hat, daß es darum geht, dem Kind die Möglichkeit zu geben, ein stabiles Ich zu entwickeln, damit es später zwischen Hunger und Gier – zwischen Sättigung und Unersättlichkeit – unterscheiden lernt und die Tenazität aufbringt, seine Ziele zu verfolgen ohne in Respektlosigkeit gegenüber dem Lebendigen abzugleiten.

Ich komme zum Schluß. Wenn man die Literatur über die Aggressionsforschung studiert, so fällt auf, daß alle Autoren offenbar das Bedürfnis haben, am Ende ihrer Ausführungen auch Gedanken zu äußern, wie sie sich eine Welt vorstellen könnten, in der das Aggressionsproblem, also eigentlich das Problem der pervertierten Aggression, gelöst ist. Auch ich möchte mit einem solchen Gedanken schließen. Einem Zeitungsartikel, den ich vor ein paar Wochen in die Hand bekam, habe ich entnommen, daß die Zahl der Büffel in Nordamerika wieder zunimmt, da es eine Reihe von Menschen gibt, die es sich zur Aufgabe gemacht haben, dafür zu sorgen, daß die Prärien wieder von diesen Tieren bevölkert werden.

# Bochumer Gesundheitstraining (BGT) – ein ganzheitliches Übungsprogramm

E. Beitel

## Einleitung

Welche Hilfen kann ein Krebspatient – zusätzlich zu seiner medizinischen Versorgung – von der psychologischen Seite her bekommen?

Die Diagnose Krebs stellt für die Betroffenen einen massiven Einbruch ihres bisherigen Lebenskonzeptes dar. Nach einer Phase der Verwirrung/ Verzweiflung stellt sich für sie die Frage: „Was soll jetzt geschehen, was kann ich tun?"

Menschen unterscheiden sich hinsichtlich ihrer Überzeugung, ob und inwieweit sie durch eigene Aktivität und Initiative ihren Genesungsprozess unterstützen können. Manche verharren über lange Zeiträume in Passivität und Depression und haben eine entsprechend schlechte Prognose, andere werden aktiv, geraten aber in obskure Hände. Diejenigen aber, die bereit sind, zusätzlich zu einer guten medizinischen Versorgung auch ihren Lebensstil und bestimmte belastende oder krankmachende Aspekte ihres Alltags zu ändern, haben die besten Voraussetzungen einer konstruktiven Bewältigung.

Wenn in diesem Prozeß der Suche von professioneller Seite, in Gruppen- oder Einzelkontakten, bestimmte unterstützende Angebote gemacht werden, die Optimismus und Lebenszuversicht begünstigen, wichtige Konflikt- und Krisenfelder unseres Alltags thematisieren und dabei sowohl stärkend und unterstützend als auch konstruktiv-konfrontierend sind, sollten sich Bewältigungsmöglichkeiten verbessern und Heilungschancen erhöhen. Ein Trainingsprogramm, das durch geeignete Übungen in einer ganzheitlichen Weise die Vitalkräfte stärkt, den eigenen Lebensstil und krankmachende Gewohnheiten und Verhaltensweisen bewußt macht und Möglichkeiten einer besseren Alltagsbewältigung anbietet, könnte hier besonders erfolgversprechend sein. Die Erfahrung, selbst aktiv zum eigenen Revitalisierungsprozeß beizutragen, stärkt das Gefühl eigener Kompetenz und vermittelt Zuversicht.

Ein solches Programm zu entwickeln war unsere Absicht, als wir 1982 in der Arbeitsgruppe Vegetative Funktionen der Ruhr-Universität Bochum (Walter Niesel, Erhard Beitel) mit den ersten Überlegungen und Entwürfen begannen. Bevor ich jedoch das Übungsprogramm und seine Entstehung darstelle, möchte ich einige grundsätzliche Bemerkungen vorausschicken:

Wohl jeder von uns macht die Erfahrung, daß wir in Phasen der Niedergeschlagenheit oder Ausweglosigkeit eine erhöhte Bereitschaft haben, Infekte oder sonstige Erkrankungen zu bekommen, und daß wir andererseits in Zeiten des Hochgefühls und der Zuversicht auch im allgemeinen gesundheitlich belastbarer sind. Unsere Selbstheilungskräfte sind stärker und zuverlässiger, wenn wir uns seelisch stabil fühlen – und um so schwächer, je schlechter es uns seelisch geht, je mehr wir uns mißachtet oder gekränkt fühlen oder im Bewußtsein eigener Minderwertigkeit und Nutzlosigkeit leben.

Es besteht eine enge Wechselwirkung zwischen unseren Gedanken und Vorstellungen einerseits und unserem gleichzeitigen körperlichen Geschehen andererseits. Diese Wechselwirkung ist intensiver als wir allgemein annehmen. Ob wir einen aufregenden Film sehen oder ob wir entspannt mit geschlossenen Augen uns bestimmte Vorstellungen von angenehmen oder schrecklichen Dingen machen – immer reagieren wir gleichzeitig auch körperlich: Die Vorstellung, an einem ruhigen und schönen Ort zu sein und sich dort ungestört und frei zu fühlen, bewirkt eine Beruhigung der Herzrate und die Normalisierung anderer physiologischer Parameter – Voraussetzungen, unter denen Heilung begünstigt wird. Hier hat also eine geistige, eine mentale Vorstellung eine körperliche Veränderung bewirkt.

Wenn wir die Augen schließen und uns vorstellen, von einer Zitrone abzubeißen, so wird bei vielen von uns „das Wasser im Mund zusammenlaufen“, vielleicht werden einige sogar Magen- und Darmbewegungen spüren.

Bei besonders erschreckenden oder belastenden Vorstellungen (Unfälle, Katastrophen, Brutalität usw.) wird sich wahrscheinlich unser Herzschlag beschleunigen, vielleicht bricht uns kalter Schweiß aus, die Weite unserer Pupillen ändert sich und es werden andere charakteristische körperliche Veränderungen eintreten. Der Volksmund formuliert solche Zusammenhänge sehr deutlich: „Da bleibt mir die Spucke weg“,

„Ich kriege kalte Füße", „Mir läuft die Galle über" oder „Mir stehen die Haare zu Berge".

An vielen Sporthochschulen wird das „Mentale Training" eingesetzt. Die Sportler werden angehalten, sich im entspannten Zustand und bei geschlossenen Augen einen bestimmten Bewegungsablauf vorzustellen, z. B. beim Schwimmen, Stabhochsprung oder Kugelstoßen – und zwar jedes Bewegungselement in seinen einzelnen Abläufen. Man weiß heute, daß diese Vorstellungen, besonders wenn sie im Zustand der Entspannung realisiert werden, für die danach tatsächlich auszuführende Bewegung bahnende und erleichternde Wirkung haben.

Umgekehrt gilt das gleiche: Auch körperliche Veränderungen haben Einfluß auf unser seelisches Befinden: Wenn wir für einige Zeit den Kopf und auch die Schultern hängen lassen, so bemerken wir allmählich Gefühle von Antriebslosigkeit, Ernst oder gar Trauer, vielleicht aber auch von Besinnlichkeit und Ruhe. Heben wir danach jedoch den Kopf ein wenig über seine normale Haltung nach oben, geben die Schultern zurück und die Brust heraus, so wird uns dies wiederum deutlich in unserer Stimmung verändern: Gefühle von Aktivität, Elan und Zuversicht, vielleicht von Freude und Lebenskraft werden uns bewußt. Hier hat also die willkürliche körperliche Veränderung, das Bewegen weniger Muskeln, zu deutlichen seelischen Veränderungen geführt. Wenn wir uns für einige Zeit zusammengekauert und eingekrümmt hinsetzen, so haben wir bald ein Gefühl von Unlust, vielleicht sogar von Depression und Minderwertigkeit. Wenn wir hingegen mit betont aufrechter Körperhaltung und gehobenem Blick eine Weile umhergehen, so werden wir bald ein Gefühl der Befreiung, Gelassenheit und Zuversicht verspüren.

Körperliche Bewegung, verbunden mit einer Sauerstoffanreicherung im Blut, führt zu einer nachweisbaren Mobilisierung der Freßzellen unseres Immunsystems. Gleichzeitig veranlaßt körperliche Bewegung unser Gehirn aber auch, bestimmte „Stimmungshormone" zu bilden, die in ihrer Einwirkung auf unser Limbisches System uns in eine zufriedene Stimmung, in ein Hochgefühl versetzen.

Wie haben wir uns aber die Zusammenhänge zwischen unserer Psyche und unserem Immunsystem vorzustellen? Ein Trauerfall, der Verlust eines Lebenspartners ist häufig mit Gefühlen der Depression, der Antriebslosigkeit und Sinnlosigkeit des eigenen Lebens verbunden. Untersuchungen haben ergeben, daß sechs Wochen nach einem solchen Ereignis die Aktivität bestimmter Immunzellen (die Vermehrungsrate der Lymphozyten, die die Antikörper produzieren) auf ein Zehntel abgesunken ist. Ein anderes Beispiel: In keinem Lebensabschnitt sterben prozentual soviele Erwachsene wie in dem Jahr nach ihrer Versetzung in den Ruhestand.

Noch Mitte der siebziger Jahre hat die Hochschulmedizin das Immunsystem des Menschen für eigenständig und nahezu unbeeinflußbar gehalten und konnte sich auch keine Mechanismen einer Wechselwirkung zwischen Gefühlen und Immunreaktion vorstellen. Heute haben wir Nachweise sowohl für hormonale als auch neuronale Wechselwirkungen zwischen unseren Gedanken, Gefühlen und Vorstellungen einerseits und unserer Immunabwehr: Ein Gefühl der Niedergeschlagenheit veranlaßt bestimmte Nervenzellen unseres Gehirns, bestimmte Hormone, sogen. „Neuropeptide" zu bilden, von denen mittlerweile etwa 60 verschiedene Arten nachgewiesen sind. Je nach Gefühlslage, ob hochgestimmt oder niedergeschlagen, werden vermutlich ganz spezifisch unterschiedliche Arten dieser „Stimmungshormone" im Gehirn gebildet. Diese treffen im Blut auf die Freßzellen (Makrophagen) des Immunsystems, auf deren äußerer Membran man Rezeptoren für eben diese Neuropeptide nachgewiesen hat. Je nach spezifischer Gefühlslage des Menschen und demzufolge je nach Art der gebildeten Neuropeptide kommt es zu einer Mobilisierung oder aber zu einer Hemmung der Aktivität der Freßzellen. Neben dieser hormonalen Verbindung konnte eine direkte nervliche Verbindung nachgewiesen werden, eine Verbindung zwischen bestimmten Teilen des Gehirns, dem Limbischen System und den in der Milz und in den Lymphknoten befindlichen Freß- und Helferzellen des Immunsystems. Das Limbische System ist der Sitz unserer Stimmungen, Gefühle, Wünsche und Wertvorstellungen. Vieles deutet darauf hin, daß unsere Gefühle, Phantasien und Stimmungen sowohl auf hormonalem Weg als auch durch eine direkte neuronale Verbindung Einfluß auf die Aktivität unserer Immunzellen nehmen. Unter dem Einfluß unserer Phantasien und Gefühle nimmt die Vermehrungsrate der Immunzellen zu oder ab, je nachdem, und es verändert sich gleichzeitig die Zahl der pro Lymphozyt gebildeten Antikörper. Es liegt also nahe, durch geeignete mentale Übungen Einfluß auf unser Immunsystem zu nehmen.

Der gegenwärtige Stand der Krebstherapie-Forschung läßt sich etwa folgendermaßen zusammenfassen: Insbesondere in den USA versuchen Wissenschafter mit Hilfe der Gentechnologie spezifische Antikörper (körpereigene Abwehrstoffe, die im Blut bei Vorhandensein von Antigenen von bestimmten weißen Blutzellen, den Lymphozyten, gebildet werden), künstlich herzustellen. Ziel ist, von bestimmten Krebsarten spezifische Antikörper zu gewinnen und diese zu klonen (d. h. unter Beibehaltung sämtlicher Merkmale zu vermehren, sogen. „monoklonale Antikörper"), um so eine bestimmte Krebsart gezielt bekämpfen zu können. Eine dauerhafte Heilung wäre die Folge.

Tumorzellen lösen eine höhere Immunreaktion des Körpers aus als andere krankhafte Zellen. Eine Forschungsrichtung setzt demzufolge hier an und versucht, die Krebszellen selbst gentechnisch so zu verändern, daß sie vom körpereigenen Immunsystem zuverlässiger erkannt und vernichtet werden.

Die Wissenschafter unterscheiden die „passive" und die „aktive" Behandlung von Krebs: Bei der *passiven* Krebstherapie werden dem Patienten tumorspezifische Antikörper appliziert. Diese lagern sich an die Antigene der Tumorzellen an. Sie sollen dort die Antigene blockieren und die Krebsgeschwulste selbst abbauen oder zumindest in ihrem Wachstum hemmen. Bei dieser Therapie ist das körpereigene Immunsystem des Patienten nicht beteiligt. Die *aktive* Krebstherapie versucht, das Immunsystem des Patienten durch verschiedene Methoden zu aktivieren: Eine Forschungsrichtung setzt Impfstoffe ein, z. B. ein aktives kloniertes Tumorantigen. Dieses ruft eine immunologische Antwort des Körpers hervor und regt zur vermehrten Bildung bestimmter weißer Blutzellen (sogen. T-Zellen und Killerzellen) und von spezifischen Antikörpern an. Dieser Impfstoff besteht somit aus gentechnisch hergestellten Tumorantigenen.

Eine weitere Forschungsrichtung versucht, als Impfstoff spezifische Antikörper einzusetzen. Diese spezifischen Antikörper imitieren in bestimmten Strukturen das originale Tumorantigen. Der Organismus wird hier auf eine raffinierte Weise „getäuscht", ihm wird nämlich das Vorhandensein spezifischer Antigene vorgetäuscht, auf die das Immunsystem des Patienten mit einer vermehrten Bildung eigener Antikörper reagiert, die die Tumorzellen angreifen. Der Vorteil dieser Methode liegt darin, daß hier ein ständiger hoher Spiegel von Antikörpern im Blut vorhanden ist.

Andere Versuche einer aktiven Krebstherapie verwenden die Erkenntnisse aus der Transplantationsmedizin: Die Wissenschafter bemühen sich, die Mechanismen der Abstoßungsreaktion des Körpers gegenüber fremdem Gewebe für die Behandlung von Tumoren zu nutzen. Nach einer Organverpflanzung produziert der Organismus sogen. „Transplantations-Abstoßungs-Gene", die das fremde Gewebe markieren und damit für die Abwehrzellen des Blutes erkennbar machen. Normalerweise würde nun die immunologische Abwehr des Körpers innerhalb kürzester Zeit dieses fremde Gewebe abtöten. Bei Transplantationen muß diese Abstoßungsreaktion des Körpers jedoch durch Medikamente unterdrückt werden. Injiziert man aber solche „Transplantations-Abstoßungs-Gene" direkt in das Tumorgewebe eines Patienten, so wird das Tumorgewebe damit für den Organismus als „fremd" markiert und löst die körpereigene Abstoßungsreaktion aus. Damit sind günstige Voraussetzungen geschaffen, daß der Tumor vom Immunsystem abgestoßen wird. Die Wissenschafter nehmen an, daß nur etwa 3 bis 5% der Zellen eines Tumors von diesen „Transplantations-Abstoßungs-Genen" markiert werden müssen, damit infolge der zellularen Vermehrung der Immunzellen der ganze Tumor als fremd erkannt wird.

Andere Forscher richten ihre Aufmerksamkeit auf die Tatsache, daß Tumorzellen einen sehr viel längeren Zeitraum teilungsfähig bleiben als gesunde Körperzellen, also anders ausgedrückt, viel älter werden als diese. Macht eine normale gesunde Körperzelle etwa 100 Teilungszyklen durch und stirbt dann ab, kann sich eine Krebszelle in geeigneten Lebensbedingungen nahezu unbegrenzt teilen und vermehren. Dafür scheint ein Enzym namens Telomerase verantwortlich zu sein, das sich in Krebszellen findet, nicht jedoch in gesunden Zellen. Sollten sich diese Zusammenhänge bestätigen und könnte dann mit einem Enzym-Blocker die Telomerase unwirksam gemacht werden, könnten sich die Krebszellen gewissermaßen totwachsen und der Patient wäre geheilt.

Diese noch sehr vorläufigen und im klinischen Versuch noch nicht voll bestätigten Versuche zeigen, wo die derzeitigen Forschungsschwerpunkte liegen. Es ist zu erwarten, daß schwere Krankheiten wie AIDS, Krebs, MS usw. durch diese Forschungen in einigen Jahren oder Jahrzehnten heilbar sein werden oder zumindest mit großen Fortschritten gegenüber heute behandelt werden.

Ich komme zur konkreten Situation eines Krebspatienten zurück und zu dem Trainingsprogramm, das ich hier vorstellen möchte: An den oben beschriebenen Zusammenhängen und Gesetzmäßigkeiten, daß mentale Vorstellungen uns körperlich und immunologisch beeinflussen und umgekehrt körperliche Veränderungen (z.B. Bewegungsübungen nach Feldenkrais, tanzen, laufen usw.) Einfluß auf unser seelisches Befinden und die Stärke unserer Immunreaktion haben, setzt das Bochumer Gesundheitstraining an. Es versucht, durch gezielte Übungen diese Gesetzmäßigkeiten in den Dienst der eigenen Gesundheit zu stellen.

## Entstehung und Aufbau

Als wir 1982 an die Konzeption und Ausarbeitung des Trainings gingen, konnten Walter Niesel und ich auf umfangreiche eigene Erfahrungen mit dem „Autogenen Training“ (AT) und dem „Katathymen Bilderleben“ (KB) zurückgreifen. Wir fragten uns, mit welchen Themen sollten sich Krebspatienten auseinandersetzen, was sollten sie erlernen, welche Angebote sollten wir ihnen machen, um zusätzlich zu einer medizinischen Behandlung von psychischer bzw. psychologischer Seite her eine weitere Stabilisierung ihrer Gesundheit zu erlangen. Da wir damals in erster Linie die Krebskranken als Zielgruppe vor Augen hatten, fragten wir uns: Mit welchen Methoden wollen wir welches Ziel bei dieser Patientengruppe erreichen? Es wurde uns dann allerdings schnell klar, daß wir hier auf so allgemeingültige psychische Mechanismen des Krankwerdens und Gesundwerdens aufmerksam wurden, daß wir die Zielgruppe recht bald über die Krebskranken hinaus auf alle psychosomatischen Krankheiten ausweiteten, ja, daß selbst jeder sogen. „Gesunde“ von diesen Übungen und Fragestellungen Nutzen haben würde bis hin zu den „professionellen Helfern“ im gesamten psychosozialen und pädagogischen Bereich, die überwiegend in der „gebenden“ Funktion sind und in ihrer Berufstätigkeit sich für andere einsetzen.

Wir stellten uns eine Gruppe von 8–10 Teilnehmern vor, die sich einmal pro Woche für etwa zwei Stunden mit einem Gruppenleiter trifft. Welches sollten die großen übergeordneten Lebensbereiche sein, die in der Gruppen- (oder auch Einzel-)Arbeit angesprochen werden sollten, wenn es um eine Stabilisierung der Gesundheit geht?

Als Ergebnis dieser Überlegungen sahen wir die folgenden fünf Bereiche als die wichtigsten an, die schließlich in die inhaltliche Ausarbeitung des Trainings eingegangen sind:

1. Das Erlernen eines Entspannungsverfahrens
2. Vorstellungsübungen im Zustand der Entspannung
3. Auseinandersetzung mit psychologischen Themen
4. Freude und Spiel
5. Die biologischen Grundlagen: Ernährung, Bewegung, Schlaf

### *1. Das Erlernen eines Entspannungsverfahrens*

Als grundlegendes Entspannungsverfahren vermitteln wir unseren Teilnehmern das Autogene Training nach J. H. Schultz. Auch Übungen nach der Methode der progressiven Muskelentspannung sind geeignet, die sich in der Regel schnell erlernen lassen und bei den Teilnehmern zu motivierenden Erfolgserlebnissen führen. In vielen, u. a. auch eigenen empirischen Untersuchungen konnte nachgewiesen werden, daß allein ein über mehrere Monate regelmäßig durchgeführtes Autogenes Training zu bedeutsamen positiven Veränderungen beim Übenden führt (s. Lit.).

## 2. *Vorstellungsübungen im Zustand der Körperentspannung*

Wir haben in der Einleitung davon gesprochen, daß mentale Vorstellungen und Phantasien Einfluß auf unsere körperlichen und immunologischen Funktionen haben. Wenn wir uns dabei noch zusätzlich im Zustand körperlicher Entspannung befinden, wird diese Einflußnahme noch zuverlässiger und intensiver sein. Wenn ich mir zu einem gefaßten Vorsatz „Ich setze mich durch" oder „Bei Konflikten bleibe ich ruhig" Vorstellungen von diesem Zielverhalten mache, so prägt sich dieses erwünschte Zielverhalten stärker ein, es wird mir „anschaulicher". Geschieht dies alles nun zusätzlich im Zustand körperlicher (und damit auch geistig-seelischer) Entspannung bei geschlossenen Augen, so „lerne" ich diese neuen erwünschten Verhaltensweisen noch intensiver. Aus Untersuchungen der Lernpsychologie ist dies seit langem bekannt: Mentale Vorgänge, formelhafte Sätze, Vorsätze oder auch die Vokabeln einer fremden Sprache werden von uns intensiver gelernt, wenn sie uns im Zustand der Körperentspannung „durch den Kopf gehen". Wenn ich bis drei zähle und jemanden auffordere, er solle bei drei Speichelfluß haben, so wird sich kaum etwas tun. Sage ich ihm aber, er soll bei drei, sofern er hungrig ist, an ein appetitliches Essen denken oder, sofern er durstig ist, an ein Glas Limonade oder dgl., so wird die Reaktion schon viel deutlicher sein. Ist der Betreffende jedoch gleichzeitig körperlich gut entspannt, ist die körperliche Reaktion, vielleicht sogar verbunden mit Magen- oder Darmbewegungen, wahrscheinlich am stärksten. Bitte ich einen Migräne-Patienten, sich im Zustand körperlicher Entspannung die bildliche oder gefühlsmäßige Vorstellung vom Nachlassen des Schmerzes, von einem freien, klaren und schmerzfreien Gefühl im Kopf zu machen, so werden sich, vor allem, wenn diese Übung regelmäßig geschieht, wahrscheinlich deutliche Linderungen im Laufe der Zeit einstellen. Mache ich mir beim Autogenen Training Vorstellungen von angenehmer Schwere und Wärme in meinem rechten Arm, so sind die körperlichen Veränderungen sowohl deutlich spürbar als auch meßbar: Der Muskeltonus nimmt ab (durch ein EMG-Gerät nachweisbar) und die Hauttemperatur steigt infolge der vermehrten Durchblutung an (durch ein Hautkontaktthermometer meßbar). Nur am Rande sei bemerkt, daß Versuchspersonen es sogar innerhalb kurzer Zeit gelernt haben, gezielt und beliebig eines ihrer Ohren wesentlich stärker zu durchbluten als das andere.

### *3. Auseinandersetzung mit psychologisch-therapeutischen Themen und Fragestellungen*

Krankheiten entstehen häufig infolge langwieriger zwischenmenschlicher Konflikte, langanhaltender Sorgen und Überlastungen, durch den Verlust einer Lebensperspektive oder des Lebenssinns überhaupt. Viele von außen auf uns einwirkende Belastungen werden von uns unterschiedlich bewertet und unterschiedlich leicht bzw. schwer verarbeitet, je nachdem, in welcher allgemeinen Verfassung wir uns gerade befinden, je nachdem, ob wir es uns „erlauben", Freunde um Hilfe zu bitten, auch mal „egoistisch" zu sein, auch mal „nein" zu sagen – ob wir die Kraft finden, uns über erlernte Erziehungsgebote und -verbote hinwegzusetzen, wenn sie uns schwächen und unsere Lebenskraft blockieren.

Es war uns daher von besonderer Wichtigkeit, den Seminarteilnehmern ausführlich Gelegenheit zur Auseinandersetzung mit Themen und Fragestellungen zu geben, die sich mit diesen Zusammenhängen befassen. Fragen wie: „Welches sind meine Stärken, welches meine Schwächen in Beziehungen zu anderen Menschen?" oder „Wie gehe ich mit Kränkungen um?" oder „Wie möchte ich in Zukunft mit Konflikten umgehen?" sind nur einige Beispiele.

Bei der Reihenfolge der Themen im Trainingsablauf haben wir zunächst für die ersten Sitzungen Fragestellungen und Vorstellungsübungen ausgearbeitet, die in erster Linie unterstützend und Zuversicht vermittelnd sind, die Lebensfreude und Vitalität stärken und in der Gruppe ein Klima des Vertrauens und der Offenheit schaffen. Dann sind, nach einigen Wochen der gemeinsamen Arbeit, die Voraussetzungen geschaffen, um nun gemeinsam auch an schwierige und belastende Themen zu gehen.

### *4. Beschäftigen mit Dingen, die Freude und Spaß machen*

Ein Mensch, der nicht mehr lachen und sich über nichts mehr freuen kann, ist zu bedauern. Obwohl wir in einer Zeit großer Arbeitslosigkeit und wirtschaftlicher Schwierigkeiten leben und eigentlich „nichts zu lachen" haben, können wir uns selbst und gegenseitig dennoch Freude bereiten. Als Kinder haben wir das alles ganz selbstverständlich gekonnt und gemacht und es gehörte zu unserem Alltag – als Erwachsene verlieren wir allzu oft diese Bereicherung und erlauben es uns nicht mehr, „spielerisch" oder „ausgelassen" zu sein. Unsere Kultur setzt das schnell mit „oberflächlich" oder „leichtsinnig" gleich. Viele Menschen werden allein deshalb krank, weil ihnen die Freude am Leben abhandengekommen ist.

Es hat auch mit der eigenen Gesundheit zu tun, sich die Freude wieder zugänglich zu machen und die inneren Blockaden und Verbote des „erwachsenen" und „reifen" Menschen zu überwinden. Auch wir mußten hier bei uns selbst anfangen und wieder das von langer ernster Berufstätigkeit überdeckte Spielerische und Schöpferisch-Leichte in uns ausgraben und freisetzen. Ich will bekennen, daß mir dies zu einer großen Bereicherung geworden ist.

Besonders der Kursleiter wird hier Mut und Selbstsicherheit brauchen, um den Gruppenmitgliedern die ersten, manchmal zunächst als peinlich empfundenen Schritte in dieses spannende und oft amüsante und aufregende Neuland zu erleichtern. Dem Einfallsreichtum aller Beteiligten sind keine Grenzen gesetzt: Ob es sich um gemeinsame amüsante Spiele handelt, um Vorlesen oder Singen, um gemeinsames Bewegen nach Musik oder dgl. – alles, was Freude macht, auflockert und die Stimmung und das Wohlbefinden fördert, ist hier willkommen.

### *5. Die biologischen Grundlagen: Ernährung, Körperbewegung, Schlaf*

Das Reflektieren eigener, vielleicht krankmachender Ernährungs- und sonstiger Lebensgewohnheiten, die möglicherweise aus frühester Kindheit in uns wirksam sind, sind Schwerpunkte dieser Themen.

Körperbewegung spielt in unserer Gruppenarbeit eine durchgehende und wichtige Rolle, indem wir in jeder Gruppensitzung Angebote aus diesem Bereich machen. In unseren Gruppen wird getanzt, es werden Feldenkrais- und Yoga-Übungen gemacht, Gruppenspiele mit Bewegung sowie Übungen zur Kreislaufbelastung (Laufen auf der Stelle) usw.

Wegen der Wichtigkeit dieser drei Themen Ernährung, Bewegung, Schlaf ist für sie eine eigene Übungseinheit in diesem Training vorgesehen.

Nachdem wir uns über die genannten fünf Bereiche im klaren waren, ging es darum, bestimmte konkrete Themen festzulegen und für jedes dieser Themen ein strukturiertes Übungsprogramm auszuarbeiten. Dabei sollte das Training gleichermaßen in einer Gruppe (etwa zehn Teilnehmer) als auch in Einzelsitzungen anwendbar sein, in beiden Fällen jedoch das regelmäßige häusliche Üben betonen.

Bei der Wahl und der Reihenfolge der einzelnen Themen befragten wir die Teilnehmer unserer Gruppen von Anfang an nach ihren Wünschen. Wir gingen davon aus, daß zunächst mit ermutigenden und „angenehmen" Themen („Ort der Ruhe", „Lebensfreude" usw.) bei den Teilnehmern Zuversicht in den Sinn eigenen Bemühens entstehen sollte und daß damit verbunden ein Klima des Vertrauens in der Gruppe aufgebaut werden soll, damit die Voraussetzungen für die dann folgenden belastenden und problembezogenen Themen („Kränkung", „Beziehungen", „Konflikte" usw.) geschaffen sind.

An der Krebsberatungsstelle in Bochum fingen wir an, das entstehende Training für Krebskranke anzubieten und von den Teilnehmern einschätzen und korrigieren zu lassen. Schließlich haben sich folgende 16 Themen herauskristallisiert, die im allgemeinen in der hier aufgeführten Reihenfolge behandelt werden:

1. Ort der Ruhe und Kraft
2. Lebensenergie
3. Vorsätze
4. Selbstvertrauen
5. Lebensfreude
6. Grundbedürfnisse
7. Ernährung-Bewegung-Schlaf
8. Abwehrsystem
9. Innerer Berater/Innere Beraterin
10. Beziehungen
11. Kränkung
12. Konflikte
13. Krankheitsgewinn
14. Abschied – Tod – Neubeginn
15. Lebensweg
16. Lebensplanung
17. u. U. ein Gruppen-Abschiedsfest

Einige Bemerkungen noch zum theoretischen Konzept bzw. dem psychosomatischen Verursachungsmodell, das dem vorliegenden Training zugrundeliegt.

In der ärztlichen sowie in der psychologisch-therapeutischen Arbeit wird jeder Therapeut, entsprechend seiner Ausbildung und theoretischen Position arbeiten. Dem Bochumer Gesundheitstraining liegen insbesondere lernpsychologische Überzeugungen zugrunde, die von mir jedoch nicht in klassischer Strenge und ausschließlich vertreten werden. Junge Therapeuten nach ihrer ersten Zusatzausbildung vertreten in der Regel recht engagiert und ausschließlich ihre erworbene Sicht- und Arbeitsweise – so habe ich das auch gemacht. Mit weiteren Ausbildungen und Erfahrungen weitet sich das Blickfeld und das Spektrum eigener therapeutischer Methoden. In das vorliegende Training sind theoretische Konzepte sowie praktische Erfahrungen aus folgenden Therapierichtungen eingegangen: Gesprächspsychotherapie, Verhaltenstherapie, Autogenes Training, Gestalttherapie, Katathymes Bilderleben, Feldenkraispädagogik und systemische Familientherapie.

Das Aufzählen der genannten Therapierichtungen bedeutet weder, daß ein Gruppenleiter, der mit diesem Training arbeiten will, selbst Erfahrungen mit diesen Richtungen haben müsse, noch, daß nicht auch Therapeuten und Pädagogen gänzlich anderer theoretischer Ausrichtung damit arbeiten können. Ihre Schwerpunkte, ihre methodischen Angebote und gesprächsweisen Aufarbeitungen werden jedoch unterschiedlich sein. Für wichtig halte ich nur, daß ein Anwender seine theoretischen Positionen reflektiert hat und sich über seine methodischen Angebote und Interventionen Rechenschaft ablegen kann.

Eine solche Standortbestimmung hat Auswirkungen auf den Umgang mit Problemen, die berichtet werden, auf den Umgang mit Bildern, die gemalt und besprochen werden, mit Träumen oder Phantasien, die erlebt und reflektiert werden.

## Methodik und Anwendung

Ich möchte nun unsere wichtigsten Erfahrungen in der langjährigen Anwendung des Trainings mitteilen und Hinweise zu seiner Methodik geben.

*Allgemeine äußere Bedingungen der Gruppen- bzw. Einzelarbeit:* Als günstig erwies sich eine Gruppengröße von neun bis zehn Teilnehmern. Das ist intim genug und bietet doch viele anregende Möglichkeiten; die gleichzeitige Arbeit in mehreren Kleingruppen ist gegeben. Pro Zusammenkunft einer Gruppe haben sich zwei Stunden als richtig erwiesen, während beim Einzelkontakt eine Stunde das äußerste sein sollte.

Die *Anzahl der Sitzungen* haben wir von vornherein auf eine bestimmte Zahl festgelegt, z. B. zehn oder fünfzehn Abende. In Institutionen, in denen die Patienten nur wenige Wochen sind, wird der Kursleiter sein Angebot auf seine Gegebenheiten abstimmen, d. h. er wird vielleicht zweimal pro Woche für je 90 Minuten, insgesamt acht oder zehnmal, eine Gruppe anbieten und seine Auswahl aus den Themen entsprechend gestalten. Schlechte Erfahrungen haben wir mit „offenen" Gruppen gemacht, in die also jedesmal Teilnehmer neu hinzukommen können – gute Erfahrungen jedoch mit „gemischten" Gruppen, in denen Teilnehmer mit verschiedenen Krankheiten bzw. Beschwerden sind.

Ein typischer *Gruppenverlauf* sieht in seinem formalen und zeitlichen Ablauf etwa folgendermaßen aus:

- „Blitzlicht", d.h. jeder gibt kurze Mitteilung zur eigenen aktuellen Befindlichkeit (ca. 10 min)
- Bewegungsübung: freies Bewegen zu Musik, Atem- oder Feldenkraisübungen, tanzen, ggf. aber eine zum jeweiligen Thema hinführende Übung, ggf. kurze Reflexion dazu (ca. 15 min)
- Einführung ins Thema durch die Gruppenleitung (ca. 15 min)
- schriftliches Beantworten des zum Thema gehörenden Fragebogens (ca. 10 min)
- Vorstellungsübung zum Thema, von der Gruppenleitung gelesen, während die Teilnehmer entspannt sitzen oder liegen (ca. 20 min)
- Malen eines Bildes als Ausdruck dessen, was durch dieses Thema aktualisiert wurde (ca. 15 min)
- Kleingruppengespräche (ca. 15 min)
- Gespräch in der Gesamtgruppe und Abschluß (ca. 15 min)

Da wir gleichzeitig in der Gruppenarbeit das AT vermitteln, hat es sich als praktikabel erwiesen, das Lernen des Entspannungsverfahrens mit allgemeinen Bewegungsübungen jeweils von Sitzung zu Sitzung abwechseln zu lassen.

Als *Beispiel,* stellvertretend für die anderen Themen, folgen nun die Texte des Fragebogens und der Vorstellungsübung des Themas „Innerer Berater/ Innere Beraterin" sowie der am Ende einer jeden Sitzung auszuteilende Aufgabenplan:

*Fragebogen „Innerer Berater/Innere Beraterin"*

Versuche im folgenden, deinen inneren Ratgeber/deine innere Ratgeberin zu verschiedenen wichtigen Lebensbereichen zu befragen, und schreibe die Antwort möglichst in wörtlicher Rede so auf, als würde eine Stimme ganz deutlich in dir sprechen:

1. Was sagt mein innerer Berater/meine innere Beraterin zu mir bei dem Bereich *Ernährung, Bewegung, Schlaf?*
2. Was sagt er/sie zu mir bei dem Bereich *Freude* und *Spiel, Erholung* und *Entspannung?*
3. Was sagt er/sie zu mir bei dem Bereich *Partnerschaft, Familie, Beziehungen* zu anderen Menschen?
4. Was sagt er/sie zu mir bei dem Bereich *Beruf, Lebensziele* und *Lebensplanung?*

*Vorstellungsübung: Innerer Berater/Innere Beraterin*

„In der folgenden Vorstellungsübung werden verschiedene Gesichtspunkte des heutigen Themas angesprochen. Wählen Sie das für sich aus, was Sie besonders anspricht und lassen Sie das andere beiseite. -

Wähle dir eine bequeme Lage, setze oder lege dich bequem und locker hin und schließe die Augen. Verändere solange deine Haltung, bis du ganz entspannt sitzt oder liegst. Achte darauf, ob dein Körper wirklich ganz locker, ganz entspannt ist.

Spüre, wie dein Gewicht auf deine Unterlage drückt. Dein ganzer Körper entspannt sich. Der Stirnbereich und die Augenpartien sind ganz locker und gelöst. Dein Schultergürtel ist ganz entspannt. Dein ganzer Körper ist angenehm schwer und angenehm warm. Alles um dich herum ist jetzt völlig gleichgültig. Du mußt jetzt nichts leisten. Gib dich diesem Zustand der Entspannung einfach hin, einfach innerlich nachgeben und geschehenlassen.

Richte nun deine Aufmerksamkeit auf deine Atmung und spüre, wie sich beim Ausatmen der Bauch und die Brust senken und wie sie sich beim Einatmen wieder heben. Deine Atmung geht ruhig und gleichmäßig. Erlebe deine tiefen Atemzüge und spüre, wie du dich bei jedem Ausatmen tiefer und tiefer entspannst. Bei jedem Ausatmen wird dein Körper schwerer und wärmer.

Laß dir Zeit beim Erleben deiner Atmung. – Spüre, wie deine Atmung ein ruhiges und gleichmäßiges Fließen wird und wie deine Entspannung immer tiefer und angenehmer wird.

Und nun wende dich den Erfahrungen zu, die du bisher mit deiner inneren Stimme, mit deinem inneren Berater hattest. Wie hast du bisher diese Stimme in dir, dieses Wissen oder diese Kraft in dir bezeichnet? Erlebst du es eher als etwas männliches oder eher als etwas weibliches in dir, was sich dann schützend und wohlmeinend meldet?

Gehe nun mit deiner Aufmerksamkeit zu dem Bereich Ernährung, Bewegung, Schlaf und achte darauf, welche Hinweise und Antworten dir deine innere Stimme geben wird. Stell' dir vor, wie du ganz deutlich deine innere Stimme in dir hörst. Vielleicht gelingt es dir, mit deinem inneren Berater in ein Gespräch zu kommen – vielleicht kannst du ihm Fragen stellen und auf seine Antworten achten.

Und dann gehe mit deiner Aufmerksamkeit zu dem Bereich Erholung, Freude, Spiel und Entspannung. Achte wieder darauf, welche Hinweise und Antworten dir dein innerer Berater zu diesem Bereich gibt.

Und dann richte deine Aufmerksamkeit auf den Bereich Familie, Partnerschaft, Beziehungen zu anderen Menschen. Welche Hinweise und Antworten gibt dir deine innere Stimme zu diesem Bereich?

Gehe jetzt mit deiner Aufmerksamkeit zu deinen Lebenszielen und zu deiner Lebensplanung. Welche Fragen möchtest du an deinen Berater richten? Welche Hinweise und Antworten gibt er dir?

Und nun gehe mit deiner Aufmerksamkeit zu einem bestimmten Lebensbereich, wo du zur Zeit besondere Fragen hast. Stell' dir vor, wie du deinem inneren Berater bestimmte Fragen aus diesem Bereich vorlegst und auf seine Antworten und Hinweise achtest. Laß dir Zeit dabei.

Und nun verabschiede dich allmählich von deinem inneren Berater und bedanke dich bei ihm für seine Antworten und Hinweise. Triff vielleicht eine Verabredung mit ihm, wie du wieder mit ihm in Kontakt treten möchtest.

Nimm dir vor, in Zukunft noch mehr als bisher auf deine innere Stimme zu hören.

Stelle dich nun allmählich darauf ein, diese Übung bald zu beenden.

Beende nun die Übung in der folgenden Reihenfolge: Die Augen bleiben zunächst geschlossen. Wende dich wieder deiner Atmung zu und stell' dir vor, wie du jedesmal beim Einatmen Kraft und Gesundheit in dich aufnimmst, was immer du darunter verstehst. Fülle einfach deine Lungen mit einem Gefühl von Kraft und Gesundheit. Stell' dir vor, daß du beim Ausatmen dieses Gefühl von Kraft und Gesundheit in deinen ganzen Körper strömen läßt – laß dieses Gefühl durch deinen ganzen Körper fließen. Wiederhole dieses Atmen, indem du mit immer tieferen und stärkeren Zügen atmest, bis sie hörbar werden.

Dann bei geschlossenen Augen die Hände ein paarmal kräftig zu Fäusten ballen und wieder öffnen, die Arme und Beine kräftig bewegen, so daß die Muskulatur angestrengt wird, recken und dehnen und ganz zum Schluß die Augen weit öffnen.

Laß dir nun wieder Zeit, in deiner Gegenwart richtig anzukommen. – –

Wenn Sie diese Vorstellungsübung im Liegen gemacht haben, so drehen Sie sich bitte jetzt langsam auf die Seite und setzen Sie sich auf. Bleiben Sie mit geöffneten Augen nun noch eine Weile ruhig sitzen."

*Aufgabenplan/Notizen*

Auf dieser Seite können Sie sich Ihre Notizen machen und Vorsätze niederschreiben, was Sie in den Tagen bis zur nächsten Gruppen- bzw. Einzelsitzung für Ihre Gesundheit tun wollen und welche der bisher kennengelernten Übungen Sie wiederholen wollen.

1. Welche der bisherigen Übungen (AT, Vorstellungsübungen usw.) möchte ich in den nächsten Tagen besonders wiederholen?
2. An welchen Tagen und zu welcher Zeit werde ich dies tun?
3. Welche äußeren Störeinflüsse muß ich dabei besonders beachten bzw. ausschalten?
4. Wie kann ich das Wertvolle dieser Übungen in meinen Alltag einbeziehen?

Selbstkontrolle
(kurz vor der nächsten Gruppensitzung auszufüllen):

5. Was von dem, was ich mir vorgenommen habe, konnte ich verwirklichen? Und was nicht?
6. Was fiel mir besonders schwer, was besonders leicht?
7. Was hat mir große Freude gemacht?
8. Hatte ich mir zu viel vorgenommen?
9. Welche Zweifel sind mir gekommen? Und was will ich in der nächsten Sitzung fragen oder einbringen?

Platz für sonstige Notizen:

Der oben skizzierte Ablauf einer Sitzung erweckt den Eindruck eines sehr formalisierten Arbeitens. Ich habe zahllose Sitzungen nach diesem

Schema geleitet, und in mindestens ebensovielen Sitzungen bin ich davon abgewichen. Entscheidend ist zum einen, daß ein vorgegebenes Schema dem Teilnehmer und auch dem Therapeuten Sicherheit gibt und dem Teilnehmer Erfahrungen auf verschiedenen Erlebnisebenen ermöglicht, die er sonst nicht aufsuchen würde, zum anderen, daß bei Bedarf und Anlaß von diesem Schema zugunsten aktueller Bedürfnisse abgewichen werden muß.

Die *Vorstellungsübungen* sollten möglichst nicht von einer Tonkassette abgespielt werden. Sie erfordern keinen besonders tiefen Entspannungszustand, so daß ein Üben sowohl im Sitzen als auch auf Decken oder Matten am Boden liegend erfolgen kann, auch wenn beispielsweise das Autogene Training gar nicht in der Gruppe vermittelt wird.

Die Texte der Vorstellungsübungen sind absichtlich so gehalten, daß sie das betreffende Thema aus möglichst verschiedenen Gesichtspunkten betrachten. Es würde jedoch den Teilnehmer überfordern, wollte er versuchen, all die genannten Angebote und Aspekte einer Vorstellungsübung auch tatsächlich imaginativ zu realisieren. Hier ist es wichtig, ihn zu einer „Ausfilterung" des für ihn Wichtigen zu veranlassen und ihn aufzufordern, das andere und für ihn derzeit Unwesentliche möglichst zu überhören und beiseitezulassen.

Noch ein Wort zur *Realisierung der Imaginationen,* wie sie in den hier verwendeten Vorstellungsübungen angeregt werden. Die Art und Weise der Vorstellungen kann auf drei verschiedenen Wegen erfolgen: Wir können uns ein „Bild" machen (eine „visuelle" Vorstellung), wir können uns einen Zielzustand „im Gefühl" vergegenwärtigen (eine „kinästhetische" Vorstellung) oder wir „hören" in unserer Vorstellung den Vorsatz ausgesprochen (eine „auditive" Vorstellung). Menschen sind sehr unterschiedlich in ihrer Bevorzugung einer dieser drei Strategien, wenn sie vor der Aufgabe stehen, sich „etwas vorzustellen". Sicher wird zumindest eine dieser drei Möglichkeiten von der betreffenden Person realisiert, möglicherweise sogar Kombinationen, und es ist Aufgabe des Trainingsleiters, für diese verschiedenen Möglichkeiten sensibilisiert zu sein. Sonst kann es passieren, daß der Gruppenleiter immer nur nach „Bildern" fragt, und der Teilnehmer, der „im Gefühl" reagiert hat und von seinen Eindrücken und Erlebnissen berichten möchte, sich ganz mißverstanden fühlt, glaubt, etwas Wichtiges falsch gemacht zu haben und vielleicht den weiteren Sitzungen fernbleibt.

*Beendet* werden die Vorstellungsübungen immer in der Weise, wie auch das Autogene Training beendet wird: Dieses sogen. „Zurücknehmen" ist sorgfältig zu beachten und sollte immer in der Reihenfolge verstärkte Atmung, Muskelanspannung und Augen öffnen ausgeführt werden. Der Organismus muß nach der Entspannung wieder auf Wachheit und Reaktionsbereitschaft umgeschaltet werden: Das tiefe Atmen bringt Sauerstoff ins Blut und regt den gesamten Kreislauf an, die Muskelanspannung reguliert den abgesunkenen Muskeltonus wieder in den normalen Bereich, reguliert den Blutdruck und läßt die Reflexe wieder normal und zuverlässig funktionieren – und das weite Öffnen der Augen, vielleicht verbunden mit schnellem Blinzeln und wiederholtem Fixieren mehrerer Stellen im Zimmer, bringt die endgültige Orientierung im Raum und in der Gegenwart zurück. Die Übenden sollen nach dem Zurücknehmen noch einige Augenblicke Zeit für sich haben und, sofern im Liegen geübt wurde, aufgerichtet am Boden sitzend mit geöffneten Augen ohne zu sprechen verweilen. Wird eine solche Vorstellungsübung abends im Bett vor dem Einschlafen gemacht, so entfällt selbstverständlich dieses Zurücknehmen.

Das *Malen* stößt häufig auf Widerstand oder Ablehnung in der Gruppe. Dennoch ist es ein ganz wichtiges Element, auf das wir nicht verzichten sollten. Kein anderes methodisches Angebot bringt so wie das Malen das Gestaltende, Darstellende und Anschauliche in die Gruppenarbeit. Symbole, Farben, bis hin zu magischen Ausdruckselementen werden sichtbar und an-schau-bar, d. h. anschaulich. Entsprechend gefühls- und erlebnisintensiv können Bilder sein. Hinweise, daß hier ja keine Zensuren verteilt werden, daß keiner sein Bild zeigen muß, daß hier nicht interpretiert wird usw. mögen erleichternd wirken verbunden mit der Bemerkung, daß mich ein von mir gemaltes Bild auf einer symbolischen Ebene noch intensiver mit mir selbst in Berührung bringen kann.

Keine Sitzung ohne *Pause!* Patienten sind hinsichtlich ihrer Kräfte und Verarbeitungskapazität nicht vergleichbar mit einem gesunden und in psychologischen Prozessen geschulten Gruppenleiter. In meinen Gruppen, die ich mit MS-Patienten machte, haben wir sogar in unseren 90-Minuten-Sitzungen jeweils zwei Pausen eingelegt. Geben Sie unbedingt vor Beginn der Arbeit den Hinweis, wann bzw. nach welchem methodischen Schritt die Pause kommen wird. Legen Sie die Pause niemals zwischen Vorstellungsübung, Malen und nachfolgendem Gespräch: egal, ob Einzelsitzung oder Gruppe, diese Prozesse dürfen durch keine Pause unterbrochen werden, weil durch diese drei Angebote soviele verschiedene persönliche und gefühlsmäßige Erlebnisse aktualisiert werden und ins Bewußtsein gelangen, daß eine Unterbrechung mit Unruhe etc. hier außerordentlich störend wäre.

Am *Ende einer Sitzung* sollte mit einem Angebot abgeschlossen werden, das die gemeinsamen Erlebnisse der Sitzung mit ihren oft berührenden und emotionalen Ereignissen gleichsam wieder abschließt und die Teilnehmer in eine Verfassung bringt, sich nun auch wieder der Gegenwart (z.B. dem Straßenverkehr auf dem Nachhauseweg) zuzuwenden. Sehr gute Erfahrungen habe ich hier mit dem abschließenden Lesen eines passenden Textes (eine Geschichte, ein Gedicht, eine wahre Begebenheit, ein Zeitungsausschnitt usw.) gemacht, wobei das Vorlesen auch von einem Gruppenmitglied übernommen werden kann. Je nach Thema der Sitzung können dies freilich auch andere abschließende Aktivitäten sein. Schließlich wird der „Aufgabenplan" verteilt, der in der Zwischenzeit bis zur nächsten Sitzung dem Teilnehmer die Möglichkeit zur Selbstkontrolle bietet.

Dem regelmäßigen *häuslichen Üben* wird hier wie im Autogenen Training eine zentrale Wichtigkeit beigemessen. Die Teilnehmer werden aufgefordert, von den Anregungen der Sitzungen möglichst viel in ihren Alltag zu übernehmen und beispielsweise täglich eine Entspannungsübung zu machen, in die sie ihre persönlichen Ziel-Formulierungen, verbunden mit mentalen Phantasien und Vorstellungen ihres erwünschten Zielzustandes, einbeziehen sollten. Die Texte der Vorstellungsübungen des vorliegenden Trainings sind zunächst einmal nur als erste Annäherung und als ein Vorschlag zu verstehen mit der Aufforderung, der einzelne Teilnehmer möge sich für seinen persönlichen Gebrauch seine eigenen Formulierungen wählen. Hierfür ist ein häufiges Nachfragen und gemeinsames Beraten mit dem einzelnen Teilnehmer wichtig.

Die einzige *Kontraindikation* für die Anwendung dieses Trainings sehe ich bei psychotischen Patienten. Bei ihnen könnten durch die imaginativen Angebote unserer Arbeitsweise psychotische Episoden auftreten. Auch sei an dieser Stelle betont, daß der Gruppenleiter bestimmte Patienten mit besonders schwerer Problemlage u.U. an Psychotherapeuten bzw. Ärzte verweisen muß, sofern Gruppenleiter und Gruppe mit diesem Problem überfordert sind.

Was die Reihenfolge der einzelnen methodischen Angebote pro Sitzung betrifft (s. oben), so liegen diesem Vorgehen folgende *didaktische Überlegungen* zugrunde: Wir haben uns gefragt, durch welche methodischen Angebote in welcher Reihenfolge ein Teilnehmer am Ende der einzelnen Gruppensitzung die umfassendste Lernerfahrung gemacht hat. Antwort: wenn er in einer Sitzung zu einem bestimmten Thema möglichst auf mehreren verschiedenen Erlebnisebenen persönliche, d.h. individuelle und emotionale Erfahrungen macht. Konkret heißt das, wenn er sowohl spricht, und zwar in der Gesamt- und auch in einer geschützteren Kleingruppe, wenn er durch Gestik und Bewegung, pantomimisch paarweise oder in der Gesamtgruppe mit seinem Körper Erfahrungen zum Thema macht, wenn er schreibt, und zwar Antworten auf Fragen, die seine persönlichen Erfahrungen mit einem bestimmten Thema erfragen, (denn durch die Notwendigkeit des Schreibens bin ich zu klaren Gedankengängen und zu Entscheidungen gezwungen), wenn er zu dem Thema seine Phantasien zuläßt und in seiner Imagination Bilder und Vorstellungen aufsteigen läßt, wenn er sich auf einen gestalterisch-kreativen Prozeß einläßt und zu diesem Thema etwa ein Bild malt und wenn er am Ende dieser Sitzung erneut verbal über die Gesamtheit der gemachten Erfahrungen mit den anderen Teilnehmern reflektieren kann.

In Tabelle 1 sind die einzelnen methodischen Angebote einer Sitzung (das jeweilige Thema spielt hier keine Rolle) und die davon angesproche-

**Tabelle 1.** Darstellung der durch die aufeinanderfolgenden methodischen Schritte einer Trainingseinheit beim Teilnehmer angesprochenen und aktivierten Erlebnis-Ebenen (E.E.)

| | ganzheitl. E.E. | allgemeine verstandes-mäßige verbale E.E. | individuelle gefühlsmäßige verbale E.E. | individuelle gefühls-verbale E.E. *zusätzlich:* intens. Reflexion und Feedback | individuelle gefühlsm. E.E. *zusätzlich:* Phantasien, Symbole, Spiritualität | individuelle gefühlsm. E.E. Phantasien, Symbole, Spiritualität *zusätzlich:* darstellendes, schöpferisches Gestalten |
|---|---|---|---|---|---|---|
| Bewegung bzw. ganzheitliche Aktivität | × | | | | | |
| Einführung in das Thema | | × | | | | |
| schriftl.: Fragebogen | | | × | | | |
| Kleingruppengespräch | | | | × | | |
| Vorstellungsübung | | | | | × | |
| Malen | | | | | | × |
| Gesamtgruppengespräch | | × | × | × | | |
| Bewegung bzw. ganzheitliche Aktivität | × | | | | | |

nen Erlebnisebenen (E.E.) dargestellt. Aus dem Gesagten wird auch deutlich, daß die *Zeiteinteilung* der Gruppensitzung so gestaltet werden sollte, daß zu Beginn eher zügig in das Thema eingeführt wird, damit für die dann folgenden Prozesse, bei denen der einzelne Gruppenteilnehmer gefühlsmäßig und persönlich stark angesprochen und beteiligt ist, entsprechend mehr Zeit zur Verfügung steht.

Die *Einbeziehung von Angehörigen in den Veränderungsprozeß* ist von großer Wichtigkeit. Die spürbare, vielleicht grundlegende Veränderung eines Menschen, seiner Einstellungen, Gewohnheiten und seiner Verhaltensweisen als Folge einer Therapie ist fast immer für die Angehörigen eine große Herausforderung, die Ängste und Widerstand auslöst. In diesem Widerstand drückt sich die große Verunsicherung aus, mit der neuen und unvertrauten Situation umgehen zu können. Indem ein Individuum plötzlich eine gewohnte Rolle verläßt und ein neues Verhalten zeigt, fällt es auf und wird leicht als Störenfried behandelt. Individuelle Schuldzuweisungen sind die Folge. Ein von Destabilisierung bedrohtes soziales System versucht sich wieder zu festigen, indem es eines seiner Mitglieder stigmatisiert und ausgrenzt.

Gelingt es aber, die Angehörigen oder den Lebenspartner an dem Veränderungsprozeß zu beteiligen und sie/ihn in Gespräche einzubeziehen, so wird oft deutlich, wie groß auch auf der Seite der Angehörigen die innere Not ist und daß sie für sich nur eben andere Bewältigungsstrategien als der „Symptomträger" gefunden haben, mit diesem Druck zu leben. Plötzlich wird aus dem „Du hast ein Problem!" oder „Du bist sonderbar!" die Erkenntnis „Wir haben ein gemeinsames Problem!" und aus der Frage „Warum ... ?", die ohnehin bei dem Bemühen um Veränderung wenig hilfreich ist, wird die Frage nach dem „Wie können wir gemeinsam ...?". Es ist leider recht schwierig, Angehörige, insbesondere Männer, zu einer Mitarbeit zu gewinnen. Als hilfreich hat sich in unserer Arbeit erwiesen, etwa in der Mitte der Gruppenarbeit, nach 6 bis 7 Sitzungen, ein kleines Fest zu arrangieren und beispielsweise zum Thema „Ernährung" auch die Angehörigen miteinzuladen. Oft haben sich bei dieser Gelegenheit Kontakte ergeben, auf die wir aufbauen konnten.

Was die aufgeführte *Reihenfolge der Themen* des Trainings betrifft, so stellt sie im gewissen Sinn einen Idealfall dar: Kaum eine Gruppe wird die genannte Reihenfolge in genau dieser Weise durchlaufen. Aktuelle Anlässe und besondere Erlebnisse einzelner Gruppenmitglieder, Kränkungen, Verlust von Angehörigen oder gar Gruppenmitgliedern durch Tod, Schwierigkeiten in Beziehungen usw. sind Anlässe, vom Vorgegebenen abzuweichen und das Thema dem aktuellen Anlaß entsprechend zu wählen. Auch ist es ein gutes Arbeiten, auf ein Thema, das in der Gruppe auf besondere Resonanz gestoßen ist, vielleicht zwei, vielleicht drei Sitzungen zu verwenden und dafür andere Themen fallenzulassen. Weniger ist hier mehr und es ist besser, wenige Themen ausführlich und umfassend genug erarbeitet zu haben, als den ganzen Kurs mechanisch zu durchlaufen.

Der Gruppenleiter, der sich zu einem Angebot dieser Art entschließt, sollte sich in erster Linie selbst fragen, an welchen Themen er Freude hätte, wie groß die Teilnehmerzahl sein soll, damit er sich nicht überfordert fühlt, wieviele Sitzungen er zunächst einmal anbieten möchte usw. Er sollte also, wenn er zum ersten Mal eine Gruppe nach diesem Training anbietet, eher auf sich selbst schauen und nicht darauf, was seine Institution von ihm erwartet oder wie groß der Andrang der Patienten ist. Es kommt darauf an, daß der Gruppenleiter zu Beginn Erfolgserlebnisse mit diesem Training hat, die ihm Zuversicht zu weiteren Schritten geben. In seiner zweiten Gruppe wird er dann schon gelassener sitzen und voll Freude auf die Arbeit, wenn er seine erste quasi für sich selbst gestaltet hat (an dieser Stelle möchte ich interessierte Therapeuten auf meine Fortbildungsseminare hinweisen, in denen die praktische Anwendung des Trainings eingeübt wird).

## Schlußbemerkung

Ich habe viele Teilnehmer unserer Gruppen erlebt, die ein Leben lang das befolgt und ausgeführt haben, was ihnen irgendeine Autorität angewiesen oder vorgesagt hat, die nie ermutigt wurden oder die Chance hatten, darauf zu achten und zu hören, was sie selbst wollten, was zu ihnen paßt oder nicht paßt. Krankgeworden und aus der eigenen Not heraus ergreifen sie nun die Angebote dieses Trainings mit unglaublicher, fast beängstigender Aktivität. Sehr hoch ist dabei ihre Motivation, vieles, ja fast alles im Leben ab sofort zu verändern. Dabei kann es sein, daß diese Menschen ihr bisheriges, möglicherweise krankmachendes Muster nur einfach auf ein neues, für sie nun so existentiell wichtiges Betätigungsfeld übertragen und dadurch aber an der Chance einer Korrektur, eines wirklichen Neubeginns vorbeigehen.

Hier ist es unsere Aufgabe, die Teilnehmer dahin zu führen, in einer mehr gelassenen und ganzheitlichen Weise die Quellen ihrer Lebensfreude zu erschließen. Das wird zu einem sanfteren Umgang mit sich selber führen.

## Literatur

Baltrusch HJ (1979) Einige psychosomatische Aspekte der Krebskrankheit unter Berücksichtigung psychotherapeutischer Gesichtspunkte. Z Psychosom Med Psychoanal 15: 31–36

Beitel E (1996) Bochumer Gesundheitstraining. verlag modernes lernen, Dortmund

Beitel E, Kröner B (1982) Veränderung des Selbstkonzepts durch Autogenes Training. Z Klin Psychol 1: 1–15

Fast J (1971) Körpersprache. Rowohlt, Rheinbeck bei Hamburg

Feldenkrais M (1995) Bewußtheit durch Bewegung – Der aufrechte Gang. Insel, Frankfurt

Hartmann MS (1991) Praktische Psychoonkologie. Pfeiffer, München

Kröner B, Beitel E (1980) Längsschnittuntersuchung über die Auswirkung des Autogenen Trainings auf verschiedene Formen der subjektiv wahrgenommenen Entspannung und des Wohlbefindens. Z Klin Psychol Psychother 2: 127–133

Kröner B, Beitel E (1981) Erfolgserwartung und Therapieerfolg beim Autogenen Training. Psychother Med Psychol 31: 166–167

Le Shan L (1982) Psychotherapie gegen den Krebs. Klett-Cotta, Stuttgart

Miketta G (1991) Netzwerk Mensch. Thieme, Stuttgart

Richter HE (1981) Krebs und Psyche – Sterben lernen, um leben zu können. Rowohlt, Rheinbeck bei Hamburg

Simonton OC, Matthews-Simonton S, Craighton J (1982) Wieder gesund werden. Rowohlt, Rheinbeck bei Hamburg

Tausch AM (1981) Gespräche gegen die Angst. Rowohlt, Rheinbeck bei Hamburg

Teegen F (1983) Ganzheitliche Gesundheit. Rowohlt, Rheinbeck bei Hamburg

Watzlawik P (1977) Die Möglichkeit des Andersseins. Huber, Stuttgart

Watzlawik P (1983) Anleitung zum Unglücklichsein. Piper, München

# Im Spannungsfeld der Aggression: der Tumor – der Patient – der Therapeut

C. B. Bahnson

Wir begegnen Aggression auf vielen verschiedenen Ebenen: auf zellulärer und biologischer Ebene, auf persönlicher und zwischenmenschlicher Ebene, auf sozialer Ebene und nicht zuletzt auf internationaler Ebene, wie wir gerade jetzt wieder in Zaire oder ein paar Monate zuvor in Grosny gesehen haben. Aus vielen ähnlichen Konfliktsituationen wissen wir, was wir Menschen einander antun: dies ist ein Faktum, nicht nur Spekulation. Wie der Vorsitzende der ÖGPO, Hans Peter Bilek in der Eröffnung schon gesagt hat, ist Aggression nicht nur per se destruktiv oder mit Destruktionen verbunden, sondern auch mit Neubildung und Kreativität, mit Neoplasma und mit Schwangerschaft. Es ist ja eine aggressive Verhaltensweise, die die Foeten da zeigen, indem sie alles verlangen und nehmen, was sie benötigen. Währendessen muß die Mutter alles liefern und kann sich eigentlich nicht zurückziehen; sie ist gezwungen, alles zu liefern, was ihr Fötus verlangt.

Die folgenden acht Aspekte von Aggression sind immer sporadisch wirksam und beinhalten sowohl biologische als auch zwischenmenschliche Faktoren. Im folgenden werde ich versuchen, diese acht Aspekte zu nennen und weiter kommentieren.

## 1. Die zelluläre Aggression

Die zelluläre Aggression in Form von Weiterentwicklung, Zellteilung und Entdifferenzierung, ohne Rücksicht auf Integration mit den Nachbarzellen ist gleichbedeutend mit einer malignen Entwicklung. Bei dem neugeschaffenen Zellmaterial handelt es sich nicht um fremdes Zellmaterial, sondern um die Weiterentwicklung eines Selbstanteils. Dieses ist signifikant, da wir immer hören, daß wir der Wirt (engl. „host") seien für eine Krankheit, und unberücksichtigt lassen, daß die Krankheit ja aus

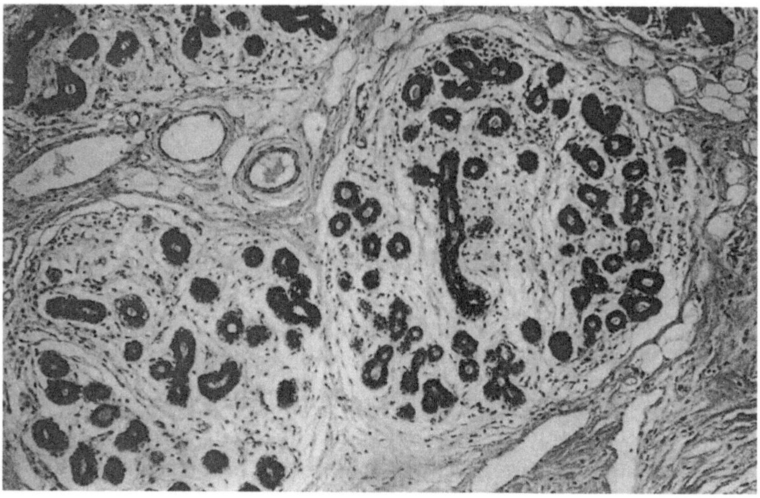

**Abb. 1.** Histologische Struktur des normalen Lobulus

unseren eigenen Zellen – und nicht wie eine Infektion durch Zellen von außen – entwickelt wurde.

Abbildung 1 zeigt die histologische Struktur des normalen Lobulus einer gesunden Brustdrüse. Wie Sie sehen, sind die einzelnen Lobuli hier schön abgegrenzt, die Zellen darin benehmen sich „konstruktiv", nehmen Rücksicht aufeinander und formen ein System, so daß das „Kind" auch die notwendige Ernährung bekommen kann. Auch die umgebenden Zellen benehmen sich vernünftig. Somit ist eine gewisse Ordnung und Anpassung, man könnte sagen, ein System, vorhanden. Bei diesem System handelt es sich um ein Mikrosystem, von dem wir ja tausende im Körper haben. Als Kontrast sehen Sie in Abb. 2 was geschieht, wenn sich z. B. eine sarkomatöse, angioplastische Komponente eines malignen Mischtumors in der Brust entwickelt hat. Hier sehen wir ein Exempel, von dem man glauben könnte, daß dies ein Bild eines modernen Malers sei, weil es sehr kreativ und sehr bewegt erscheint. Bei genauer Betrachtung ist es aber auch desorganisiert, und es scheint, daß sich die verschiedenen Zellgruppen recht selbständig und ohne gegenseitige Rücksichtnahme ausbreiten. Diese Desorganisation präsentiert sich visuell. Ich bin kein Pathologe und verstehe nicht im Detail, was hier zellpathologisch abläuft, sondern sehe nur eine gewisse Ordnung im Zusammenleben im ersten Bild, im Gegensatz zu einer recht chaotischen Situation in Abb. 2.

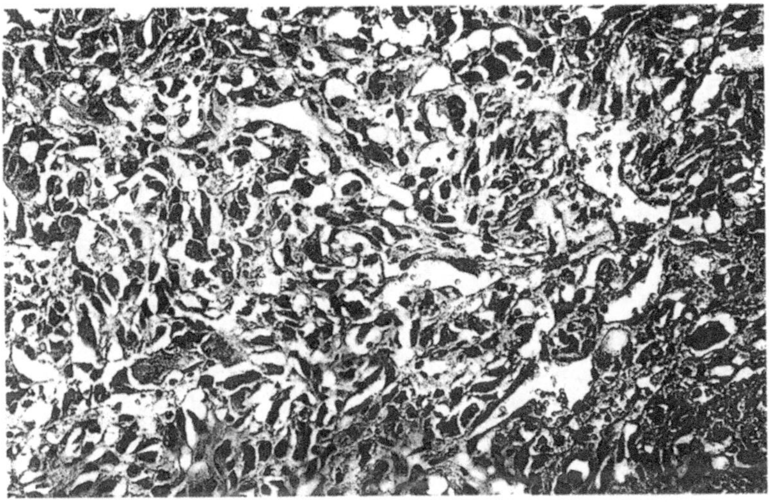

**Abb. 2.** Sarkomatöse angioplastische Komponente eines malignen Mischtumors der Mamma

Die Kreativität von Künstlern besitzt ja eine ähnliche Qualität, denn wenn sie zu ordentlich sind, sind sie keine Künstler – dann sind sie nur Pedanten.

In der nächsten Abb. 3 sehen wir das Rhabdomyosarcom der Mamma, das wieder undifferenzierte Zellen, in teils soliden, teils alveolären Formationen enthält. Wir sehen auch, daß die Regelmäßigkeit, die wir vorher im gesunden Gewebe sahen, hier nicht vorhanden ist, und daß wir eine mangelnde Organisation oder Systematik vor uns haben.

So sehen wir, daß auf dieser – der zellulären Ebene – einige Zellen eine aggressive Dominanz über andere Teile des biologischen Selbst zeigen. Nicht nur zwei biologische Mitspieler sind aktiviert, sondern eine Vielzahl von interaktiven Zellvorgängen und verschiedenen Immunabwehrfunktionen sind miteinbezogen, worauf ich später detailliert eingehen werde. Es ist wichtig, daß wir es auch auf zellulärer Ebene fast immer mit einem System von interaktiven Funktionen zu tun haben. Zum Beispiel gibt es im Immunsystem zahlreiche verschiedene Aktivitäten, die einander bremsen, stützen oder fördern. Es handelt sich hier um ein komplexes Zusammenspiel, das gar nicht einfach oder eindimensional zu betrachten ist, ähnlich wie Aggressionen in der Familie oder Aggressionen hier im Saal oder in der Diskussion keine einfachen Angelegenheiten sind.

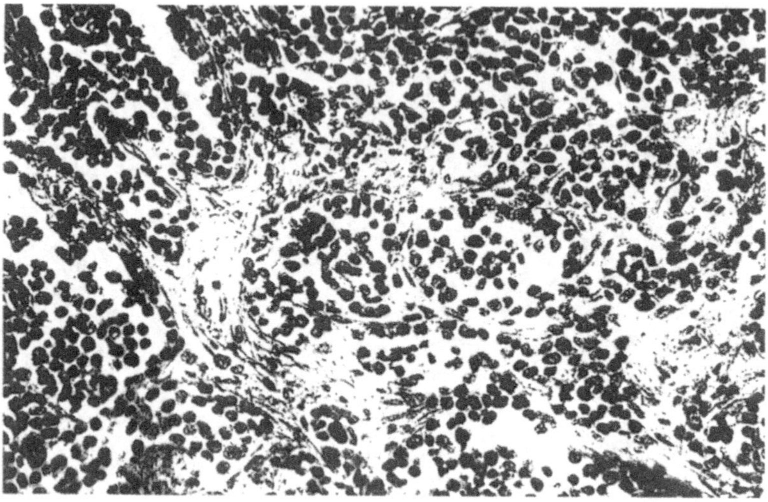

**Abb. 3.** Alveoläres Rhabdomyosarkom der Mamma. Undifferenzierte Zellen in teils soliden, teils alveolären Formationen

## 2. Die Aggression gegen das eigene Selbst („Ich")

In der Psychologie ist es bekannt, daß ein Teil des Selbst sich aggressiv gegen andere Teile des Selbst mobilisieren kann. Zum Beispiel ist die erlebte Depression eine Folge von Aggressionen seitens internalisierter moralisierender Figuren – in der Analyse das „Über-Ich" genannt – oder von Schuldgefühlen, wenn Sie es anders formulieren möchten. Es handelt sich um Aggressionen gegen zentrale Ich-Vorgänge, die in einer solchen Depression münden. Die internalisierte Aggression ist ja ein Teil unseres menschlichen Lebens und auch sehr wichtig für das Verständnis der Entwicklung von Krebs, besonders weil wir epidemiologisch und klinisch wissen, daß depressive Zustände, die nicht in das Bewußtsein dringen, sehr oft mit der klinischen Manifestation eines Krebsvorganges in Zusammenhang stehen. Ich betone den *klinischen* Aspekt, weil die subklinischen Vorstufen eines Krebses ja, wie die Onkologen wissen, viele Jahre existent sein können, ohne daß sie klinisch manifest werden, sondern daß sie auch häufiger in situ (engl. „dormant") verbleiben. Wir wissen durch die Obduktionen älterer verstorbener Menschen, daß diese oft viele solcher Nexi (Vorstufen), in sich trugen, die das Potential zu einer Krebserkrankung hatten und hätten gefährlich werden können für eine maligne Entwicklung, die sich aber offenbar jahrelang nicht klinisch manifestiert haben.

### 3. Aggression gegen andere Menschen

Wohl bekannt sind Aggressionen anderen Menschen gegenüber, sowohl in der Familie, als auch im sozialen Umfeld. Darauf werde ich an dieser Stelle nicht näher eingehen.

### 4. Aggression gegen Krankheit

In der Betreuung onkologischer Patienten sind die aggressiven Gefühle, die diese ihrer eigenen Krankheit gegenüber entwickeln, sehr bekannt. Der Tumor oder andere maligne Veränderungen werden als Feinde oder feindliche Objekte erlebt, und aggressive Haltungen und Gefühle werden mobilisiert.

### 5. Aggression gegen Ärzte/Behandlung

In der Betreuung von Krebspatienten ist es auch eine wiederholte Beobachtung, daß Patienten sehr oft aggressive Gefühle ihren Ärzten oder ihrer Behandlung gegenüber äußern. Oft werden die aggressiven Gefühle von der Krankheit auf die Behandlung der Krankheit verlegt oder verschoben oder auf diese projiziert. Das „geliebte Kind hat viele Namen", und diese Verschiebung oder Projektion, wie es in der Analyse heißt, repräsentiert einen bekannten Abwehrmechanismus. Anstatt gegenüber seiner Krankheit wütend und aggressiv zu sein, empfinden viele Patienten Aggressionen gegenüber ihrer Behandlung oder ihren behandelnden Ärzten. Von Frau Dr. Brodersen haben wir ja auf dieser Tagung ein so feines und komplettes Beispiel für diese bekannte Problematik gehört.

### 6. Aggression des Arztes auf die Krankheit

Ärzte zeigen und verbalisieren öfter aggressive Haltungen dem Krebs gegenüber. Bekannt sind z. B. die aggressiven emotionalen Bemerkungen von Chirurgen, wenn sie mir ihren Kollegen im Operationssaal eine Krebsgeschwulst entdecken. Ausdrücke wie „du Schwein", „du schmutzige Ratte", oder noch profanere Beschimpfungen sind nicht selten zu hören. Diese verbalen Aggressionen sind so zu erklären, daß ganz tiefe emotionale Reaktionen bei den Chirurgen mobilisiert werden. Eine Krebsgeschwulst bildet einen Kontrast zu einer „sauberen", beispielsweise koronaren Erkrankung. Herz-Kreislauferkrankungen werden immer als „saubere" und fast mechanische (Fehl-)Prozesse erlebt, während Krebs sehr viel Abstand und Abscheu mobilisiert. Deshalb sind Kardiologen auch ganz andere Menschen als Chirurgen und Onkologen.

### 7. Aggression des Arztes/Therapeuten gegen den Patienten

Ärzte und Therapeuten haben und zeigen oft auch aggressive Gefühle oder ein aggressives Ausagieren Patienten gegenüber, besonders wenn die Patienten nicht ihre Vorschriften und Empfehlungen befolgen. Das ist wohlbekannt.

### 8. Aggression des Arztes/ärztlichen Therapeuten gegenüber nichtärztlichen Therapeuten

Ärzte und ärztliche Psychotherapeuten äußern oft Aggressionen ihren nichtärztlichen, nicht schulmedizinischen oder psychotherapeutischen Kollegen gegenüber. So sind die ärgerlichen Bemerkungen, die ärztliche Kollegen oft gegenüber der Alternativmedizin, der Naturheilkunde, Homöopathie und anderen, nicht schulmedizinischen Behandlungsmethoden zum Ausdruck bringen, einzuordnen. Dieser Aspekt sei hier nur als eine formelle Gruppierung wiederholt. Aus der Betrachtung dieser aggressiven Haltungen ergeben sich einige Konsequenzen für psychotherapeutische Behandlung und psychotherapeutische Ziele.

## Psychotherapeutische Ziele in Betrachtung dieser aggressiven Haltungen

Ein therapeutisches Ziel besteht in einer Umdeutung oder einem sogenannten „Re-fraiming" (ein Wort aus der amerikanischen Therapie, gleichbedeutend in diesem Kontext mit „einen neuen Rahmen geben", „ein neues Setting geben"), von Zielen mit einer Spannweite vom zellulären zum zwischenmenschlichen Bereich.

Die Frage ist dann: was versucht der Organismus durch den malignen Prozeß auszudrücken, und was versuchen die Zellen, die ja ein Teil unseres biologischen Ichs sind, auszudrücken? Wichtig in Beantwortung dieser Frage ist eine Aufdeckung der möglichen Ursachen der Aggression,

z. B. zwischenmenschliche Unzufriedenheit, Depression, Verzweiflung auf tiefster Ebene und die damit verbundenen Wünsche nach einer Neugestaltung des Lebens. Das alte Beispiel ist der „Vogel Phönix". Er mußte verbrennen, um ein neues Leben und ein perfektes Selbst entstehen zu lassen. Das „Vogel-Phönix-Problem" ist oft unbewußt, oder auch vorbewußt vorhanden bei vielen, die fühlen, daß das Alte jetzt zerstört werden muß, um sich das Neue, sozusagen die Wiederauferstehung zu sichern.

In der Psychotherapie werden die Aggressionen gegen den Aggressor stufenweise und vorsichtig umgedeutet. Wir versuchen zunächst, das Aggressionspotential von der Krankheit auf die Mitmenschen, die am meisten Ärger und Enttäuschung verursacht haben oder verursachen, umzudeuten. In einem zweiten Schritt werden die Aggressionen gegen andere, zu Aggressionen gegen Selbstanteile umgedeutet. Eine weitere Aufgabe besteht dann darin, zu formulieren, worin eine psychologische oder zwischenmenschliche „Neubildung" bestehen könnte. In diesem Stadium der Therapie steht die Neubildung, das neue Leben, das veränderte, das befreite Leben, im Mittelpunkt.

## Die Aggressionskreise einer Krebserkrankung

Dieses System (Abb. 4) war schwierig umzusetzen, da ich zentriert ein Bild von einem Schalentier als Metapher darstellen wollte. Sie wissen vielleicht, daß die Bezeichnung „Krebs" von Galen stammt, der observiert hat, daß Frauen mit Mamma-Carcinom ein krebsartiges Gebilde auf der Brust entwickelten. Deshalb ist diese Erkrankung überhaupt Krebs (oder Cancer), genannt worden.

Wir haben hier über die Zellaggressionen gesprochen und auch über die intrapsychischen Aggressionen, die meist unbewußt ablaufen. Ich möchte hier unterstreichen, daß man in der Analyse und auch in postanalytischen Formulierungen vermutet, daß die intrapsychischen Aggressionen nicht bewußt verlaufen. Es ist etwas, was wir uns selbst antun, von dem wir in der Regel kein Bewußtsein haben. Darüber hinaus haben wir auch interpersonelle, also zwischenmenschliche Aggressionen, zum Beispiel in der Familie, die dann im Familiensystem hin und hergetragen werden, und öfter zu einer (unbewußten) Aggression und Kritik des Selbst leiten. Hauptsächlich sehen wir aber in der Familie eine bewußte Aggression.

Aggression gegenüber Ärzten und medizinischem Personal mobilisiert Gegenreaktionen bei den Ärzten, so daß Aggression nicht nur wir in

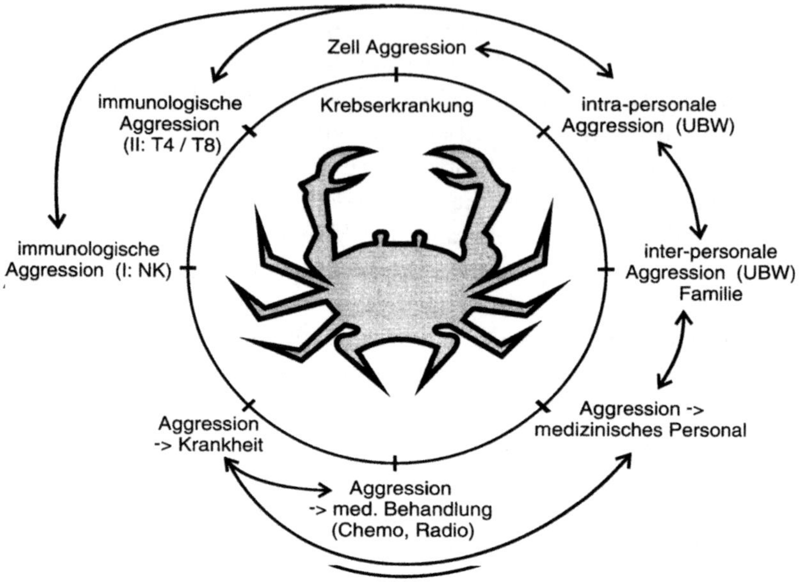


**Abb. 4**

einer Einbahnstraße unidirektional, sondern immer interaktiv verläuft. Weiter hören wir von vielen Patienten, daß sie Aggressionen gegen ihre Behandlung haben, gegen die Chemotherapie oder gegen Bestrahlungsapparaturen. Ich erinnere mich an eine Krebspatientin in den USA, die fast phobische Aggressionen gegen die Bestrahlungsapparaturen hatte. Nicht gegen ihre Krankheit, nicht gegen die Ärzte, aber gegen diese „verdammte Maschine". Das war in ihrer Vorstellung eine Todesmaschine, die alles zerstören konnte. Die Aggressionen, und die Phobien, die sich um diese Apparatur entwickelten, waren ja dann, wie die bisherigen Ausführungen vermuten lassen, eine Verlegung von Aggressionen. Wir finden selbstverständlich auch Aggressionen gegen die eigene Krankheit. Wir sehen in Abb. 4, daß dort Kreuz- und Querverbindungen bestehen, und daß sich die Ziele der Aggression bei den Patienten mit der Zeit ändern, abhängig davon, ob die Ärzte „alles falsch gemacht haben" durch falsche Protokolle und Apparaturen und damit die Hauptaggression auf sich ziehen, oder ob die Krankheit doch das aggressive Ziel bleibt. „Diese Ärzte verstehen ja nichts, sie geben mir nicht immer das neueste Protokoll, und jetzt muß ich mit England oder den USA telefonieren, denn es gibt sicher bessere Protokolle". Diese oft zu hörenden Äußerungen von

Patienten machen deutlich, daß die Aggressionen zu diesem Zeitpunkt gegen die Behandlung gerichtet sind. Die Schwerpunkte können sich bei den Patienten mit der Zeit ändern, abhängig davon, ob die Ärzte – in ihren Augen – alles falsch gemacht haben und selbstverständlich auch alle Apparaturen und Protokolle falsch angewendet wurden, oder ob die Krankheit doch das eigentliche Aggressionsobjekt ist und bleibt.

Wir kommen jetzt zu etwas Wichtigem, was uns zu unserer Zellaggression zurückführt. Wir finden immunologische Aggressionen auf verschiedenen Ebenen. Wir verfügen über eine Reihe verschiedener Mechanismen. Einer der Mechanismen sind die „Natural-killer-cells", NK-Zellen, die ja archaische Zellen sind, die ohne große Vorbereitungen oder ohne viel Vorarbeit, wie bei der konditionierten Immunität erforderlich, fremde Zellen zerstören. Und wir haben Zellen, die erst alles lernen müssen, die Thymuszellen, T4 und T8 Zellen. Im populären Sprachgebrauch nennen wir die T4 Zellen die Helferzellen und T8 Zellen die hemmenden Zellen. Zwischen diesen beiden besteht eine wichtige Balance (die sogenannte T4/T8 Ratio). Wenn wir mehr T4 Zellen haben, dann verteidigen wir uns besser gegen fremdes oder untypisches körpereigenes Material, und wenn mehr T8 Zellen prädominieren, haben wir einen bremsenden oder hemmenden Einfluß auf unser Immunsystem. Wir wissen durch viele Untersuchungen, daß Emotionen und das Gefühlsleben maßgebend für diese Balance sind. Es kommt also darauf an, das Gefühlsleben zu steuern, um das Immunsystem und das Aggressive im Immunsystem zu beinflussen. Darauf kommen wir in Kürze zurück. Hier finden wir somit eine Verbindung zwischen persönlichen Reaktionen auf Aggressionen und Immunreaktionen und auch zwischen dem Immunsystem und dem persönlichen Aggressionspotential.

Aggressionsmanifestationen formen ein komplexes System, in dem Verschiebungen und Umdeutungen von Ebene zu Ebene oder von Schicht zu Schicht vorkommen. Aggressive Vorgänge sind auf allen Ebenen observierbar, so daß eine Äquivalenz besteht zwischen zellulären, immunologischen, endokrinologischen, interpersonellen und intrapersonellen aggressiven Prozessen. Diese Stufen sind also miteinander verbunden, und nichts anderes besagt ja die moderne Systemtheorie. Hierzu ein Beispiel, eine Erkenntnis, die L. Pasteur auf seinem Totenbett geäußerst haben soll: „Le terrain c'est tout." Also nicht der Bazillus, sondern die Umgebung – wie wir sind – ist alles. Als der erste, der Bakterien identifiziert und sich Zeit des Lebens mit Ihnen befaßt hat, hat Pasteur erkannt, daß es nicht die Bakterien allein sind, die zur Krankheitsentwicklung führen, sondern daß die Umgebung (le terrain) ausschlaggebend ist, „le terrain c'est tout".

Heute wissen wir mehr als Pasteur damals wußte. Wir wissen, daß wir ganz feine Veränderungen in den Nervenzellaktivitäten haben – nicht nur im Gehirn, sondern auch in den peripheren Nervenzellen überall im Körper – die dann aufgrund neuester Untersuchungen mit Genveränderungen zu tun haben. Die „Alten" (die Unbeugsamen), die glauben, daß Gene in Zement oder Granit gemacht und nicht modifizierbar seien, haben gar nichts verstanden. Sie haben wie auch die Immunologen geglaubt, daß der genetische Code ein unabhängiges System sei. Neuere Untersuchungen haben jedoch gezeigt, daß die sogenannten Neurotransmitter, also Peptide und Peptidketten, eine direkte Wirkung auf den genetischen Code haben und zu Genveränderungen führen können. Diese können nicht nur künstlich herbeigeführt werden (Gentechnik), sondern wir selbst bewirken genetische Veränderungen in unserem Körper. Das Ausmaß der Genveränderungen ist auch abhängig davon, was draußen in der veränderlichen Umgebung geschieht. Auch hier sehen wir wieder, daß die genetischen Veränderungen Folgen für unser Befinden und unser Verhalten (engl. Behavior) haben. Auf molekularer Ebene bewirken sie sogenannte Rezeptorveränderungen. Jede Zelle hat eine bestimmte Anzahl von Rezeptoren, die man sich als kleine Kanäle vorstellen kann, die Mitteilungen vom Gehirn, vom endokrinen System oder vom Immunsystem auffangen und darauf reagieren müssen. Damit spielt man in der Immunitätsforschung, zum Beispiel in der AIDS-Forschung und der Krebs-Forschung, wo man künstlich versucht, Rezeptoren zu blockieren und andere zelluläre Veränderungen zu bewirken. Die Rezeptoren in jeder Zelle kann man sich auch als kleine Hörapparate vorstellen, so daß Mitteilungen, die immer durch die Peptidketten, z. B. Peptid T und Peptid P präsentiert wird, weitergeleitet werden können. Diese Neurotransmitter steuern Zell-Prozesse und bewirken auch Veränderungen in den Rezeptoren. Diese Veränderungen werden dann unter anderem in offene Aktivitäten übersetzt und das hat dann wieder – systemisch gedacht – Effekte in der Außenwelt. Man ändert also selbst seine Umgebung, so daß die Umgebung anders reagiert, und dies führt dann wieder zu vielen veränderten Interaktionen. Diese verschiedenen Aspekte, diese verschiedenen Stufen, sind alle voneinander abhängig und spielen immer zusammen (siehe Abb. 5). Diese Zusammenhänge hat man früher nicht richtig verstanden, und erst in jüngerer Zeit beginnt man diese Komplexität zu verstehen. Jedoch ist die Schulmedizin immer

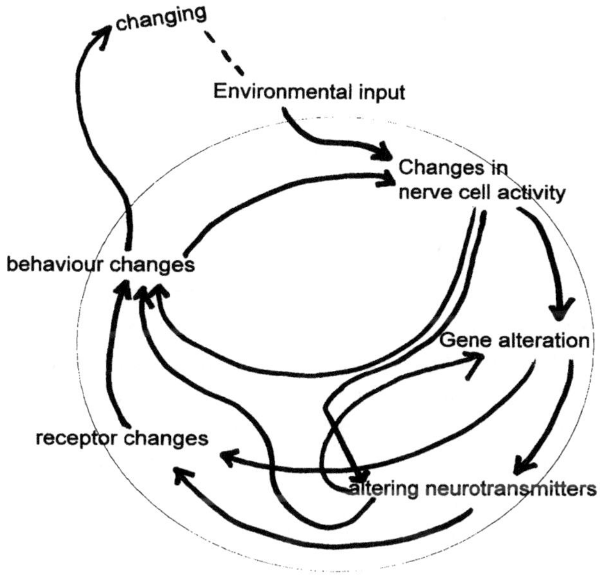


**Abb. 5.** Pasteur: „ . . . le terrain c'est tout . . ."

noch ein bißchen skeptisch und sagt in der Mentalität eines Chirurgen, „ich sehe was ich sehe, und das schneide ich raus". Der Paradigmawechsel von linearen zu systemischen Denkweisen wird in der Psychophysiologie und in der Krebsforschung nur langsam vollzogen.

Wir kommen zurück zur Bedeutung der Aggressionen. In der Psychotherapie werden die Aggressionen gegen den Aggressor stufenweise umgedeutet, wie bereits erwähnt, von der Krankheit zur Aggression gegen andere und dann gegen das Selbst.

Aggressionsmanifestationen formen ein komplexes System von Verschiebungen und Umdeutungen von Ebene zu Ebene oder von Schicht zu Schicht. Aggressive Vorgänge sind auf allen Ebenen observierbar, so daß eine Äquivalenz besteht zwischen zellulären und endokrinologischen, intrapersonellen und interpersonellen Aggressionen. Bei der Darstellung der Beziehungen habe ich ja schon die Äquivalenz auf systemischer Ebene zwischen zellulärer und interpersoneller Ebene gezeigt.

Im folgenden werden wir die systemtheoretischen Aspekte von „Emergenz-framing" beleuchten. Wenn wir davon sprechen, daß Aggressionen von der biologischen Ebene zur psychologischen intra- und interpersonellen Ebene „übersetzt" werden, beinhaltet ja jede Ebene Aspekte der vorhergehenden Ebene, die jedoch durch „Emergenz" in spezifischen

Terminologien neu formuliert werden müssen. Das Konzept der Emergenz stammt von von Bertalanffy und er hat ja eigentlich gezeigt, daß neue Konzepte in Betracht kommen, wenn wir uns von einer Ebene zur nächsten bewegen. Zum Beuspiel brauchen wir eine andere Terminologie, wenn wir zelluläre Vorgänge beschreiben, als wenn wir ein Organ beschreiben. Das Organ besteht aus Zellen, die miteinander kommunizieren und auf nächst höherer Ebene zur Organfunktion führen. Um diese Organfunktion zu beschreiben, brauchen wir eine neue Terminologie, die nicht in Zell-Termini ausgedrückt werden kann. Wenn wir weiter die Organe zu unserem Körper „zusammensetzen", haben wir wiederum das Bedürfnis, andere Terminologien zu verwenden, um unseren Körper zu beschreiben und so geht es weiter vom Körper zur Psyche, zur Familie, zum sozialen System usw. Auf jeder neuen Systemebene haben wir eine Emergenz von neuen Phänomenen, die einen neuen Namen brauchen.

Zum Beispiel ist Familienkohärenz nicht beschreibbar in einer individuellen Terminologie. Dem Konzept von Emergenz zum Trotz sind die Prozesse auf verschiedenen Ebenen doch erstaunlich vergleichbar – wenn wir von Aggressionen sprechen – nicht nur dadurch, daß entweder aufbauende (metabole), oder destruktive (katabole) Prozesse ablaufen, sondern auch dadurch, daß diese Prozesse immer in einem Netz von Ko-Faktoren, von Interaktionen, stattfinden. Wir könnten viele Beispiele auf zellulärer, endokrinologischer, immunologischer oder psychologischer Ebene geben. Vielleicht reicht es hier zu sagen, daß wir diese Emergenzprobleme wahrnehmen müssen, aber auch nicht übertreiben oder ihnen zuviel Gewicht geben sollen.

## Psychotherapeutische Konsequenzen

Damit kommen wir zu den psychotherapeutischen Prozessen in dieser Welt von systemischen Interaktionen. Die Komplementaritätshypothese von Krebsentwicklung besteht darin, daß aggressive Prozesse anstatt auf einer interpersonellen, zwischenmenschlichen Ebene durch Verdrängung oder durch regressives Re-fraiming auf die biologische Ebene verlegt werden. So verbleiben unangenehme und verbotene aggressive Regungen nicht länger bewußt, sondern erleben stattdessen eine Repräsentation und Abfuhr auf biologischer Ebene. Die Aggressionen, die wir nicht zeigen dürfen, werden also von höheren Schichten auf primitive biologische Schichten verlagert. Das ist eine ganz einfache Hypothese, die auf Freuds klassischer Konversationstheorie basiert. Später sind Felix Deutsch – mein Lehrer in den USA – und auch Franz Alexander viel weiter gegangen, indem sie auch chronische Krankheiten als eine symbolische Übersetzung verstanden haben. Das haben viele moderne Analytiker aber nicht verstanden, weshalb diese alten „Kämpfer" leider bereits halb vergessen sind. Ich werde versuchen, sie wieder zu beleben! Viel ist geschrieben worden über die häufig anzutreffende Abwesenheit von offenen aggressiven Regungen bei Krebspatienten, und eine lange Reihe objektiver Forschungen hat eine solche Aggressionshemmung bei Krebspatienten demonstrieren können. Obwohl ich unterstreichen möchte, daß selbstverständlich jede Regel ihre Ausnahme hat, und daß, wenn wir eine Haupttendenz observieren, es nicht bedeutet, daß alle Patienten sich ähnlich sind, oder daß sie alle so sind. An dieser Stelle muß ich wiederholen, daß wir nicht nur über Patienten reden, sondern auch über *uns*, über die nicht Betroffenen oder noch nicht Betroffenen, denn wir sind ja auch selbst „Patienten", die zu einem viertel oder fünftel an Krebs erkranken werden. Die Realität der Konversion, also eine Übersetzung von der psychologischen Ebene auf eine biologische Ebene, hat neue Quellen bekommen. Von Lilienfeld und anderen, die sich in der Analyse damit beschäftigen, haben begonnen, ganz frühe Fehlentwicklungen besser zu verstehen, die ganz frühe Kommunikationsprobleme zwischen Mutter und Kind widerspiegeln. Es dreht sich deshalb hier nicht um die ödipalen Kämpfe in der Familien-Triade, sondern um prä-verbale Beziehungen zwischen Mutter und Kind. Von Lilienfeld hat zum Beispiel gezeigt, daß es keinen Nutzen hat, mit den somatischen Patienten viel zu sprechen, sondern daß die nichtverbalen oder vielleicht symbolischen Kommunikationen viel wichtiger sind für diese Patienten, die auf einer ganz frühen Ebene ein Problem mit der Kommunikation mit ihrer Mutter oder ihrer Pflegeperson hatten. Diese Observationen erweitern die Hypothese von Felix Deutsch und zeigen, daß wir vielleicht nicht immer nur mit diesen Patienten, oder diese mit uns, sprechen sollen, sondern daß wir etwas ganz anderes tun müssen. Und das sehen wir ja auch in dem Wiedererstehen von körperlichen Behandlungen und in all diesen modernen Bewegungstherapien und veränderten Therapieformen, in denen Kunst und Ausdruck und andere Symbole wichtig geworden sind.

Ein therapeutisches Ziel besteht darin, daß unzufriedene, aggressive und enttäuschte Gefühle, die früher keinen Zugang zum Bewußtsein gefunden haben, durch psychotherapeutische Hilfe – daß heißt innerhalb der psychologischen Übertragung und innerhalb der Sicherheit der

Therapiesituation – aufgedeckt und ausgedrückt werden können, so daß die regressive Übersetzung und das biologische Re-fraiming nicht länger stattfinden müssen und daß der Druck, aggressive Gefühle in biologische Prozesse umzusetzen, dadurch vermindert wird. Anstelle einer Aggression auf körperlicher Ebene müssen wir diese Aggression auf einer zwischenmenschlichen Ebene zulassen, auch uns selbst gegenüber in der Therapie, und damit arbeiten, so daß es nicht notwendig wird, diese Verlegung von Aggressionen auf eine biologische Ebene weiter durchzuführen.

Wir haben es hier eigentlich mit einer ganz einfachen Denkweise zu tun, aber so etwas Einfaches ist wohl sehr schwierig zu verstehen. Die Gefahren liegen darin, daß das psychologische Ich öfter nicht ohne weiteres ungewohnte, frühe, unbewußte aggressive Gefühle meistern, integrieren und projizieren kann; und daß dies nur während der therapeutischen Situation mit Hilfe der Ruhe und des Verständnisses des Therapeuten möglich wird. Das therapeutische Setting ist also sehr wichtig, um dieses Re-fraiming, die Übersetzung von Biologie zu zwischenmenschlichem Verhalten zu ermöglichen. Das Verbotene auszusprechen, die Wut, die Anklagen gegen andere, die unschönen und furchtbaren Erlebnisse und Erfahrungen aus der Kindheit zum Bewußtsein kommen zu lassen, und die Wut gegen die Ärzte und die jetzige Lebenssituation äußern zu dürfen, geschieht nur stufenweise und mit größter Ängstlichkeit. Eine Gefahr besteht darin, daß das Ich des Patienten und das Ich des Therapeuten die schwierigen aggressiven Erlebnisse und Gefühle nicht auffangen können, weil Therapeuten ja auch Angst haben, und daß deshalb eine temporäre Regression im psychologischen Sinne stattfindet. Therapeuten sind besonders ängstlich, wenn Patienten regredieren und verstehen oft nicht, daß eine temporäre Regression, das heißt das Ausdrücken der Aggressionen auf einer regressiven psychologischen Ebene für Patienten heilend sein kann. Viele Therapeuten haben Angst, wenn sie Regressionen sehen, sie sagen dann, das ist nichts für mich, das ist etwas für den Psychiater, das ist eine Psychose. Mein Hauptgedanke ist dagegen, daß wir diese kleinen, oder vielleicht auch länger dauernden psychotischen Tendenzen in uns allen nicht fürchten sollen, daß wir sie auffangen müssen und keine Angst davor haben sollten. Das ist so wie mit Kindern. Anna Freud hat einmal gesagt, daß Kinder regredieren, wenn sie krank sind. Und wenn man sehr viel dagegen ankämpft, fixieren sie sich auf diese Regression und werden immer mit einer psychologischen Narbe davongehen. Aber wenn man sie regredieren läßt, und sie dann wieder gesund werden läßt, geht es vorwärts. In ein paar Wochen sind sie wieder da und sind entwicklungsmäßig weiter als früher, fast magisch. Also wenn man Regressionen zuläßt und keine Angst davor hat, dann geschieht etwas sehr Wichtiges in der Therapie. Ich meine deshalb, daß diese Regressionen, die wir bei Krebspatienten sehen, heilend sein können, und zwar deshalb, weil erstens die Notwendigkeit für eine biologische Ausdrucksweise dadurch reduziert ist und zweitens, weil die Stärke der Patienten-Therapeuten-Alliance sozusagen als ein kombiniertes Ich, oft solche regressiven Phänomene ohne zuviel Angst auffangen und dadurch die alten Ängste beruhigen und sättigen kann. Es ist eine Erfahrung der Therapeuten, die sich mit Krebspatienten beschäftigen, daß, wenn wir weniger Angst vor der Regression und den oft primitiven aggressiven Wünschen unserer Patienten zeigen, diese Aggressionen dann auf andere Art, auf mehr kreative Weise, übersetzt werden können, so daß die regressive Periode nur für kurze Zeit als ein Übergangsphänomen besteht. Ich hatte vor nicht allzulanger Zeit eine Patientin, selber Ärztin, mit einer doppelten Mastektomie und auch Metastasen, die trotz schlechter Prognosen schon recht lange ihre Krankheit überstanden hatte. In der Therapie ist diese Patientin richtig regrediert, so daß man eigentlich hätte Angst haben sollen. Anstelle von Füßen hatte sie Teufelshufe, ihr Ohr war plötzlich auf den Kopf gewandert und ihr Selbstbild, ihr Körperbild war ganz verdreht und verändert. Aber wir haben beide durchgehalten, und es ging ihr viel besser: sie wurde nicht psychotisch und entwickelte sich zu einer noch besseren Ärztin und Therapeutin.

Die Berichte von Spontanheilungen von O'Regan, Ikemi, Simonton und anderen sind alle dadurch gekennzeichnet, daß die Patienten als Reaktion auf ihre Diagnose oder erste Behandlung für sich die volle Verantwortung übernommen haben und teilweise mit viel Rücksichtslosigkeit ihren Ärzten und Familien gegenüber ihre Lebenssituation radikal verändert oder verlassen haben, um einige ihrer oft transzendentalen Wünsche direkter ausleben zu können. Das heißt, die Aggressionen sind ausagiert und nicht länger vorhanden als ein Nexus, der auf eine biologische Ebene übersetzt wird, und dort weiterleben muß. Anstatt ein neues Leben, wie der Vogel Phönix, durch Vernichtung des eigenen Selbst zu erreichen, versuchen diese Patienten durch Zurückziehen aus ihrem jetzigen Leben das Ziel hier und jetzt zu erreichen. Sie sind dann unsozial, unfreundlich, rücksichtlos, ihrer Behandlung, ihren Ärzten und oft ihren Familien gegenüber und lassen ihre aggressiven und narzißtischen Haltungen und Gefühle prädominieren. Das jetzige restriktive Leben zu verlassen ist oft mit religiösen Vorstellungen verbunden, das ist dann sozusagen ihre Auferstehung. Diese Patienten suchen die himmlische Familie, anstatt der schlechten weltlichen Familie und suchen auch ihre freischwebende Unabhängigkeit zu erreichen. Daß diese Reaktion keine ideale Lösungsformel darstellt ist klar. Im therapeutischen Milieu ist es dann auch möglich, ähnliche Ziele zu erreichen ohne Zerstörung der zwischenmenschlichen Beziehungen.

## Relativierung von Aggressionen

Hier focussieren wir aggressive Gefühle und die Bedeutung und Signifikanz einer Akzeptanz und eines sich Bekennens zu aggressiven, verwundeten und wütenden Gefühlen. Auch andere Gefühle sind oft bei Krebspatienten verdrängt und atrophiert, obwohl diese nicht zur Themenvorgabe dieser Tagung gehören. Libidinöse und erotische Gefühle werden oft von Krebspatienten mehr als von anderen Gruppen verdrängt, und obwohl wir erwarten würden, daß Krebspatienten aufgrund ihrer Situation depressiv sein würden, zeigt es sich in der Forschung, daß bewußte Depressionen von Krebspatienten auch verneint und verdrängt werden. Internalisierte Aggression führt zu Depression, aber auch Depression kann dann verdrängt werden und wird verdrängt.

Hierauf werden wir nicht weiter eingehen, aber unterstreichen, daß die Aggression wohl eine der wichtigsten verdrängten Emotionen ist. Wie schon erwähnt, kann Aggression unter Umständen nicht nur ein negatives oder destruktives Phänomen sein, sondern auch eine selbstbestätigende und kontaktsuchende emotionelle Haltung. Das zeigt sich auch in unserem Sprachgebrauch und in den meisten zwischenmenschlichen Beziehungen. Falls integriert mit den Bedürfnissen anderer, kann eine kreative aggressive Entwicklung sehr hilfreich für das gesamte Beziehungssystem und nicht nur für den Aggressor selbst sein. Sie findet aber nur statt, wenn ein aggressives Verhalten nicht abgespalten, sondern verbunden mit integrativen Bemühungen und mit Bedürfnissen anderer Zellen oder anderer Menschen oder anderer innerer Bedürfnisse einer Person abläuft. Die gespaltene Aggressivität kann zerstörerisch sein, aber die integrative Aggressivität ist ein Freund. Deshalb besteht in der Therapie auch eine wichtige Aufgabe darin, Aggressionen, die synchron und synkritisch (das ist mein Neologismus) mit anderen Menschen ausgedrückt werden können, zu fördern.

In unserer Zivilisation ist es ja notwendig, Aggression zu binden oder zu verfeinern. Sigmund Freuds Artikel über „das Unbehagen in der Kultur" beschreibt in differenzierter Weise, daß wir nur aufgrund von Aggressionshemmungen eine Kultur aufrechterhalten können. Wenn wir einander alle nur bekämpfen und zerschlagen würden, wäre es wohl schwierig für eine Kultur zu überleben. Das gilt ja auch heute. Deshalb sind wir in einer Krise. Wir kommen zu der wichtigen Einsicht, daß eine Umformung aggressiver Regungen, die ja archaische, biologische Vorläufer hat, zugunsten aller umgeformt werden kann durch die sogenannte Sublimation: das heißt Neutralisierung oder Verschiebung. Der große psychobiologische Fehler unserer Kultur besteht darin, daß anstatt einer Sublimation zugunsten unserer Kultur hauptsächlich Verdrängung und Verneinung geübt werden. Durch Verdrängung wird die Aggression nicht integriert, nicht in unserer sozialen Situation, wo die Rechtsradikalen anderen die Köpfe einschlagen oder Häuser von Asylanten abbrennen, sie wird nicht integriert oder verfeinert in einer Weise, die für das größere System hilfreich ist, sondern wird ganz einfach auf einer zwischenmenschlichen und psychologischen Ebene ungeschehen gemacht. Das Ungeschehenmachen ist ja die erste primitive Abwehr des Kindes. „Nein, es ist nicht passiert", „nein es existiert nicht", „nein es ist nicht da". Dadurch wird die Somatisierung gefüttert.

Die therapeutische Akzeptanz von Aggressionen erlaubt eine Reifung und Verfeinerung von aggressiven Impulsen in kulturelle und zwischenmenschliche Formen, die sehr produktiv sein können und daruch den biologischen Regressionsdruck vermindern. Deshalb besteht die Aufgabe, glaube ich, von Therapeuten und therapeutischen Institutionen darin, dem aggressiven Element Platz zu geben und es so umzuformen, daß die Konsequenzen konstruktiv und nicht zwischenmenschlich und somatisch destruktiv sind. Das bedeutet in unserer zeitgenössischen Terminologie – und das war vor dem vorzüglichen Vortrag von gestern über „Salutogenese" geschrieben worden – eine salutogenetische anstelle einer pathogenetischen Entwicklung. Vorwärts und nicht rückwärts. Was wollen wir, nicht, was ist schief gegangen. Die Aggression soll unser Antrieb sein, nicht unsere Vernichtung.

# Mein Leben mit Krebs

**W. Hribar**

Danke für die Einladung, heute vor Ihnen über mein Leben mit Krebs zu sprechen.

Es ist dies Anlaß, mich wiederum mit mir selbst ausführlich auseinanderzusetzen, um nicht einfach zu vergessen, das Tabuthema Krebs anzusprechen, dazu beizutragen mit der Angst besser umgehen zu können und Mut zu machen zum Leben mit Krebs.

Ich bin es mir auch selbst, dem Herrgott, meinen Ärzten, meinen Angehörigen, Freunden, den Wissenschaftern, kurz allen, die dazu beigetragen haben, daß es mir heute gut geht, schuldig, meinen Beitrag zu leisten, der aufzeigt, daß heute immer mehr Menschen Krebs gut überleben.

Kurz zu meiner Person: 52 Jahre alt, verheiratet, 2 Töchter 27 und 30 Jahre, seit 1974 in der Politik – typische Karriere: Gemeindeebene: Gemeinderätin, Gemeindevorstand, 1. Vizebürgermeisterin Tirols, ÖVP-Ortsleiterin, Bezirksleiterin und Landesleiterin der Tiroler ÖVP Frauen; heute nur mehr Abgeordnete zum Tiroler Landtag, Kultursprecherin der VP und Vorsitzende des Ausschußes für Kunst, Kultur, Schule und Sport; beruflich: Leiterin des Sozial- und Gesundheitssprengels Telfs u. U.

Ich war immer sehr engagiert, insbesondere um Frauen und Menschlichkeit bemüht. Hatte immer sehr viel Erfolg auch im unmittelbaren Helfen und im Umgang mit Menschen und das Gefühl, direkt für Menschen viel bewirken zu können. Dies beflügelte mich auch zu ungeheuer viel Arbeit. Ich war jedoch ständig unter großem Druck, da ich doch neben einer guten Politikerin auch eine gute Frau und Mutter sein wollte. Bis dann alle Notwendigkeiten und die Beziehungsarbeiten erledigt waren, blieb für mich selbst, meine Beziehung zu mir selbst nur mehr wenig oder gar nichts mehr übrig.

So war ich auch die Karriere- und Vorzeigefrau in Tirol. Zum Zeitpunkt meiner Krebserkrankung im Jahre 1991 war ich immerhin Landesleiterin der ÖVP-Frauen und Stellvertreterin des Landesparteiobmannes. Sozusagen hatte ich die höchste Karriereleiter erklommen.

Doch meine „Krebskarriere" begann schon viel früher.

Meine Mutter erkrankte im Jahre 1976 mit 68 Jahren an Brustkrebs. Sie war eine sehr selbstbewußte, selbstbestimmte Person, überstand sehr viele schwere Schicksalsschläge – wie es bei dieser Generation eben war: Armut in der Kindheit, viel Arbeit, 2 Weltkriege, Tod von 2 Kindern, 2x Witwe. Sie war sehr aufgeschlossen, bereit, Probleme zu bewältigen und zukunfstorientiert.

Sie war auch im Alter die agile Frau, bei körperlicher Arbeit weit stärker als ich und unterstützte unsere Familie, da wir Tür an Tür wohnten, sehr. Wir hatten immer das Gefühl: „Unsere Mama wird ewig leben! Sie wird 100 Jahre alt".

Ihre größte Angst galt allerdings dem Krebs, nicht mehr selbst das Leben bestimmen zu können, pflegebedürftig zu werden, oder gar jemandem zur Last fallen zu müssen – d. h. nicht mehr selbst stark zu sein.

Diese Angst war es wohl, die sie, als sie einen Knoten in der Brust bemerkte, über Monate hinweg zur Selbstmedikation greifen ließ, mit verschiedenen Naturheilmitteln, wie Tees und diversen Einreibungen.

Erst nach einem Versprecher zwang ich sie zum Arzt zu gehen.

Doch es war schon viel zu spät. Der Schonungslügenkreislauf aller Beteiligten und das Versteckenspielen begannen.

Die Ärzte klärten nur mich auf, daß lediglich die Entfernung der Brust und entsprechende Nachbehandlungen eine Lebensverlängerung bringen könnten.

Meine Mutter ließ man im Glauben, daß es nur ein kleiner Eingriff sei.

Während ihres Erwachens aus der Narkose spürte ich das erste Mal die Begrenztheit ihres Lebens. Und ihr Entsetzen beim Begreifen, daß ihre Brust weg war, schmerzt mich heute noch.

Und ich habe es mit ihr mitgefühlt, diesen so schmerzlichen Verlust eines Teiles ihrer so empfundenen Weiblichkeit.

Trotzdem stand ich hilflos daneben und es dauerte einige Zeit, bis sie erfuhr, daß die in den BH gestopfte Watte durch eine Prothese ersetzt werden kann. Ich weiß nicht, warum auch ich so gelähmt und hilflos war, wo ich doch sonst immer für alle Rat wußte.

In diesem einen Jahr, welches sie noch lebte, und das ausgefüllt war mit Bestrahlungen, Zytostatika, Aufsuchen von immer wieder neuen

Fachärzten, Spezialisten und Wunderheilern wurde nie über Krebs gesprochen.

Dieses Wort gab es zwischen den Ärzten und meiner Mutter und auch in unseren gemeinsamen Gesprächen nicht mehr. Früher hatten wir oft darüber gesprochen. Aber Krebs haben nur andere!

Vielmehr bewiesen wir beide viel Phantasie bei den Erklärungen, warum sie widerum an Gewicht verloren hatte, später fast nichts mehr essen konnte, der Durchfall nicht gestoppt werden konnte, die Leber geschwollen war, etc.

Sie selbst und alle Beteiligten erklärten unermüdlich, daß sie sich wieder erholen werde. Noch beim letzten Krankenhausaufenthalt getraute sie sich dem Pflegepersonal nicht zu sagen, daß sie in der Schamgegend wegen des scharfen Harns und der mangelnden Pflege, weil sie ihre Not und Scham versteckte, fingertiefe Löcher hatte.

Ich war gelähmt: vom Mitleid (dabei wußte ich, daß mit-leiden nichts nützt), meiner Ohnmacht mit der Situation des langsamen Sterbens nicht umgehen zu können, meiner Angst vor ihrer Angst, mir als zu Pflegende zur Last zu fallen.

Dabei war mir die Pflege ein Bedürfnis und Anliegen, es tat mir gut, etwas aktiv tun zu können.

Aber ich konnte es nicht ausdrücken.

Ich hatte ungeheure Angst vor dem Sterben.

Erst 4 Tage vor ihrem Tod, als sie schon fast nicht mehr sprechen konnte, gestand sie ihre Situation ein und die Tatsache, daß sie sterben müsse. Wir konnten endlich in einer großen Erlösung gemeinsam weinen.

Auch unsere Kinder machten wir glauben, daß die Oma schon wieder gesund werde und schickten sie in den letzten Tagen zu einer Freundin, damit sie das Sterben daheim nicht miterleben mußten. Sie durften erst zurückkehren, als der Sarg aus dem Haus war.

Sie haben es mir bis heute noch nicht ganz vergeben, daß sie sich von ihrer geliebten Oma, die oft auch Muttterersatz für sie war, nicht verabschieden konnten.

Seither habe ich keine Angst mehr vor dem Tod, aber vor dem, was vorher kommt.

Ich bedauere es bis heute, daß wir so viel Kraft für das Verstecken, Nicht-Wahrhabenwollen des Krebses und für Schauspiel aufgewendet haben und dieses eine Jahr nicht gemeinsam gegen den Krebs gekämpft haben.

Wenigstens die Zeit der letzten Phase hätten wir ehrlicher miteinander leben und nützen können, um uns gemeinsam mit der Krankheit, unserem Leben und dem Tod auseinanderzusetzen.

Mein Arzt machte mich sofort darauf aufmerksam, daß ich bezüglich einer möglichen Vererbung des Brustkrebses, mastopathischer Veränderungen und immer wieder auftretender Zysten sehr vorsichtig sein möge.

Mir sollte auch nicht das gleiche passieren, wegen des nicht Wahrhabenwollens, zu spät Krebs zu erkennen. Mammografie und Sonografie waren ein fixer Bestandteil meiner Vorsorge.

Während eines Urlaubsaufenthaltes im August 1990 auf Ischia sagte mir plötzlich mein Gefühl: In meiner Brust ist etwas verändert!

Nach der Heimkehr suchte ich sofort den Röntgenarzt auf, sagte ihm von meiner Ahnung der Veränderung – doch er beruhigte mich – es gäbe keine auffallenden Veränderungen.

Ich stand nach der Mammografie auf der Straße und wußte, daß ich einen anderen Arzt aufsuchen sollte – ich brach den Befund auf – und er bestätigte schriftlich, daß es keine Veränderungen gab. Er war mir willkommen, um meine Ahnung, die bestehen blieb, zu unterdrücken.

Ein halbes Jahr später war der Knopf von außen nicht mehr zu übersehen.

Nach einigen Wochen bestätigte derselbe Röntgenarzt, daß zu 50% angenommen werden mußte, daß er bösartig sei, ich möge mir ehest einen guten Chirurgen suchen.

Die Welt bach zusammen. Ich fuhr weinend nach Hause – ich weiß nicht mehr wie. Meine Familie war erschüttert. Ich suchte mir nach anfänglicher Panik mit Hilfe meines Hausarztes „meinen guten Chirurgen." Ich hatte sofort Vertrauen zu ihm und so konnte ich es mir leisten, die Operation noch 3 Wochen aufzuschieben, da der Bundestag der ÖVP-Frauen in Tirol abgewickelt werden mußte. Da ich von meiner Untentbehrlichkeit überzeugt war und immer noch nicht die Wahrheit begriffen hatte, spielte ich in diesen 3 Wochen meine Rolle der souveränen Landesleiterin als Gastgeberin perfekt.

Am Operationstag brauchte ich nach der Gewebsentnahme und Schilderung des Risikos keine lange Überlegung und Absprache mit meinem Mann, um der totalen Amputation zuzustimmen.

Und doch, das Erwachen im Krankenbett war wie ein Alptraum – oder war es vielleicht doch nur ein böser Traum? Vielleicht war es nicht wahr! Der Griff zum flachen Verband bestätigte mein dumpfes Wissen immer wieder. Es war doch Krebs, sonst hätte ich jetzt nicht diese Verstümmelung. Ich traute mich einige Tage nicht in den Spiegel zu blicken. Ich fühlte mich verstümmelt, schämte mich und trauerte um meine Brust als ein Stück meines Frauseins!

Ich hatte eine unbändige Wut auf diesen meinen Körper, ich wollte ihn eigentlich nicht mehr. Er war mir doch bisher immer ein guter bedingungsloser Diener, er gehorchte mir immer, wenn ich ihn zwischendurch belohnte und ich konnte ihn viele Jahre nutzen. Ich wollte diese Haut abstreifen. Aber ich hatte nur den einen – meinen – Körper. Ich hatte bisher alles mit meinem Verstand, Willen und auch Herzen rasch bewerkstelligen können. Alle Termine, Aufgaben, Probleme und alle anderen Leute waren wichtig, nur mein eigener Körper nicht. Ich ahnte: ich war gelernte Tochter meiner Zeit – ich hatte nie einen Bezug zum eigenen Körper gehabt. Ein in Fleisch und Blut übergegangener Spruch meiner Mutter war: „Zuerst das Notwendige, dann das Nützliche, dann das Angenehme!"

Endlich verständigte ich meine Sekretärin, sie möge die Termine der nächsten 4 Wochen absagen.

Dann würde es bei aller Problematik schon wieder halbwegs gehen.

Nach einigen Tagen kam der Befund. Der Primar kam am Sonntag mittag extra herein, um mir sehr einfühlsam und vorsichtig zu sagen, daß mehrere Lymphknoten befallen waren und deshalb eine Chemotherapie notwendig sei. Ich war so entsetzt darüber, daß er mir rasch versicherte, daß ich wahrscheinlich die Haare nicht verlieren würde.

Verzweifelt hielt ich mich dann im Krankenbett an den Notfallstropfen, einer auftauchenden Freundin und am Gedanken, die Haare nicht zu verlieren, fest.

Ich erlebte diese Zeiten der intensiven Behandlungen und die Auseinandersetzung mit Krebs immer wieder als einen Absturz in tiefe, dunkle Löcher und hatte Angst, nicht mehr herauszukommen.

Am liebsten wollte ich all meine Wut, Zorn und Trauer hinausschreien, wollte schreien wie ein Tier, unkontrolliert, bisher hatte ich alles immer kontrolliert gemacht. „Warum gab es kein Schreizimmer", um mich anschließend in eine gut verschließbare Muschel zurückzuziehen. Ich wollte beschützt werden.

Erst durch den Krebs mußte ich lernen, mich mit meinem Körper und meinen Schwächen auseinanderzusetzen und mich auch in meiner Schwäche anzunehmen.

Und daß ich nicht alles mit meinem Kopf machen kann.

Besonders die Auseinandersetzung mit der Angst machte mir meine

Grenze des „Machen Könnens“ bewußt. Ich weiß vieles, auch daß Angst nichts bringt, aber beim Auftreten von irgendwelchen, meist harmlosen Symptomen steigt sie auf, vom Bauch, schnürt die Brust und dann den Hals ein und nimmt fast die Luft weg und blockiert dann den Kopf. Ich muß etwas dagegen tun, aber allein werde ich es kaum schaffen.

Ich wollte noch nicht sterben, ich möchte zumindest 50 werden und ich träumte von einer Geburtstagswiedergeborenseinfeier mit Freunden statt der unmittelbar bevorstehenden Silberhochzeit.

Werde ich im Winter noch einmal Schi fahren?, auf die Hohe Munde gehen, auch wenn ich 20 Jahre keine Zeit mehr hatte, da ja Bewegung, Fitness und Kondition nicht zu meinen Bedürfnissen gehörten.

Ans Krankenbett gefesselt hatte ich Zeit, zu begreifen, welch reiches und intensives Leben ich bisher hatte. Ich hatte eine Familie, die ich liebe und die mich liebt, finanzielle Sicherheit, ich konnte viel bewegen, hatte viele Erfolge, und ein Netz, das mich von vielen Seiten her auch menschlich aufgefangen hatte. Und ich war so verzweifelt!

Dieser verfluchte Krebs, der noch dazu ein Tabu ist, der nur andere erwischt, oder gar als ansteckend oder als Strafe empfunden wird.

Wie muß es erst Menschen gehen, die an Krebs erkranken, die nicht so wie ich auf die Butterseite gefallen sind, und dies alles nicht haben?

Ich bin doch eine im Sternzeichen des Löwen Geborene, und gebärde mich manchmal brüllend, häufig kampferprobt. Eine Kämpferin. Warum soll ich als Löwin nicht mit dem Krebs fertigwerden?

Ich entschloß mich auch deshalb, nach Rücksprache mit meiner Familie, selbst auf die Gefahr hin, daß damit meine politische Karriere zu Ende gehen könnte, den Weg der völligen Offenheit zu gehen und beauftragte meine Angehörigen und Mitarbeiterinnen bei Rückfragen ganz klar zu sagen, daß ich Krebs habe. Ich habe nichts anderes – eine Lüge wäre mir nicht möglich gewesen. Ich will damit zumindest beitragen, das Tabu Krebs zu brechen. Und, daß der Krebs jeden erwischen kann, auch Privilegierte und vom Leben Bevorzugte, und, daß man dagegen kämpfen muß.

Die Kunde ging wie ein Lauffeuer. Und es machte mir ungeheuer viel Mut, daß mir viele Menschen ihre Verbundenheit mitteilten. Daß durch die Offenheit ein unverkrampftes Aufeinanderzugehen möglich war.

Ich betete sehr viel in dieser Zeit – allerdings um Gottvertrauen, mich fallen lassen zu können in das Vertrauen auf Gott, um nicht selbst „machen zu müssen“. Leider gelang dies Fallenlassenkönnen sehr selten.

Ich glaube aber daran, daß es heilsam ist, für andere zu beten und für mich heilsam war, daß viele für mich beteten. Manche Freundschaften wurden vertieft, aufgefrischt oder entstanden neu.

Ich befand mich ständig in einem Wechselbad der Gefühle.

Immer mehr wurde mir in den langen Tagträumen des Krankenhausbettes bewußt, daß Krebs nicht nur die Erkrankung meiner Brust war, sondern mich als ganzen Menschen auch in meinem Wesen erfaßte. Daß auch meine Familie und mein ganzes Umfeld mitbetroffen war. Dies mußte auch zur Folge haben, über mich selbst, mein bisheriges Leben, mein Verhalten, meine Fehler und Qualitäten, meine Umwelt, kurz über mein Leben bisher nachzudenken – nachzuforschen.

Die Konsequenz daraus mußte sein, daß diese Krankheit Krebs wie jede Krise im Leben für mich auch ein Chance sein konnte – wenn ich wollte, eine Chance sein mußte! Und, daß ich vieles ändern werden müßte. Sicher bräuchte ich dafür aber Hilfe. Dabei hatte ich doch immer bisher anderen geholfen!

Ich erfuhr nun selbst, wie unverzichtbar zwischenmenschliche Beziehungen innerhalb des geschützen Rahmens des Krankenhauses und in den übrigen Bereichen der Medizin waren.

Vertrauenswürdigkeit durch medizinische Fachkompetenz, menschliche Zuwendung, Offenheit, verständliche, richtig dosierte und einfühlsame Aufklärung und Geduld sind für Ärzte im und außerhalb des Krankenhauses trotz häufiger Überlastung unverzichtbar.

Nur wenn ich weiß, was in mir vorgeht, warum welche Symptome auftreten, wie das Medikament wirkt, kann ich gegen den Krebs in mir und gegen die Angst kämpfen.

Gewünscht hätte ich mir von der Schulmedizin viel mehr Ermutigung, ja sogar Unterstützung, sich selbst ergänzende Heilungswege zu suchen: wie Alternativmedizin, psychische Hilfe, Umstellung der Ernährung, anderer Lebensstil, und dergleichen mehr.

Nur wenn ich selbst aktiv etwas tun konnte, konnte ich wieder stark werden.

Nur ich war privilegiert: hatte eine massiv unterstützende Familie, hatte viele Verbindungen, hatte mich mit dem Gesundheitswesen vorher schon auseinandergesetzt, hatte die nötigen Geldmittel, wußte, daß z. B. psychologische Hilfe notwendig war usw. Aber was war mit der Billa-Verkäuferin, die an Krebs erkrankt, im Monat S 8.000,– verdient, allein lebt und dieses ganze Umfeld nicht hat?

Die Krankenschwestern waren in ihrer menschlichen, oft liebevollen

Zuwendung, dem Verstehen und ihrer umfassenden Pflegearbeit auch die großartige seelische Stütze in allen elenden Stunden. Da sie dem Patienten am nächsten waren, waren sie auch ein wesentlicher Teil zum Wieder-Mut-fassen und Wieder-gesund-werden-Wollen. Die tröstende Hand wirkt Wunder.

Als ich einmal, wenige Tage nach der Operation, bitterlich wegen der Trauer um meine Brust weinte, sagte mir eine junge Schwester: „Ich weiß schon, daß es hart ist, aber das Leben ist halt so kostbar!" Das war eine der Wenden, um wieder Boden unter den Füßen zu haben.

Nach dem Verlassen des rundum versorgenden, geschützten und geborgenen Nestes des Krankenhauses kam ich verändert nach Hause. Alles schien verändert zu sein!

Vielleicht sehe ich jetzt vieles anders? Schaue ich anders aus? Wie werde ich gesehen?

Hat jemand Angst vor der Begegnung mit mir? Es tut gut, wenn mich jemand einfach ohne Scheu anspricht! Oder soll ich einfach auf jemanden zugehen?

Eine selbst betroffene Frau schilderte mir, wie sie gelernt hatte, mit dem Verlust der Brust umzugehen. Seither wußte ich, wie unverzichtbar die direkte Hilfe durch Selbstbetroffene ist.

Ich lernte, die angebotene Hilfe anzunehmen, gehemmte Bekannte offen anzureden und über die eigene Situation offen zu reden. Gesunde brauchen oft Anleitung, wie mit Betroffenen umzugehen ist, um Verkrampfungen und Tabus aufzuheben.

Dabei muß klar sein: Krebs ist nicht ansteckend, keine Schande, keine Strafe, und kann, muß aber nicht zum Tod führen.

So spürte ich das Aufatmen, die Betroffenheit und die Bemühungen auch im politisch beruflichen Bereich, da ich auf meine Kollegen und unsere Hauptverantwortlichen zuging und meinen Kranheitszustand, meine Aussichten und mein Bemühen klar darlegte.

Und es war gut, daß mein Klubobmann einen Monat nach der Operation trotz meines erbärmlichen Zustandes von mir verlangte, im Landtag meinen Antrag zu Einführung des Tiroler Pflegegeldes selbst zu vertreten, da ich dafür schon ein halbes Jahr gekämpft hatte. Auch wenn ich mich mies fühlte, so war es doch ein Sieg.

Die schwierigste Situation ist für die eigene Familie selbst gegeben. Sie ist mitbetroffen. Mein Mann bekam eine Schuppenflechte und meine ältere Tochter war nicht fähig, an ihrer Diplomarbeit weiterzuschreiben. So spielt sich manche Hilflosigkeit, Aufarbeitung, Aggression und

Schuldsuche auf allen Seiten ab. Als Krebskranke kann ich selbst etwas tun, um wieder gesund zu werden. Angehörige leben alle Phasen der Erkrankung auch durch und können doch nur mit dabeisein, unterstützen und Mut machen und bräuchten selbst oft Unterstützung. Auch dies wäre eine der Notwendigkeiten!

Doch es bietet sich auch die Chance der Aufarbeitung und die inneren Beziehungen neu zu überdenken und fester zu verknüpfen. So ist es ein großes Glück und es erfüllt mich mit Dankbarkeit, die Unterstützung der Familie zu haben.

Und es war wichtig, daß im Sozialsprengel, in der Frauenarbeit und im Landtag trotz Gedächtnislücken, Perücke, Schwächezustände und physischen und psychischen Abstürzen meine Mitarbeiterinnen für mich mitarbeiteten, mittrugen und mich trotzdem miteinbezogen. Auch die Erkenntnis, nicht die Beste sein zu müssen, sondern gemeinsam besser zu sein, war heilsam.

Beim ersten Besuch bei der Kontrollärztin war ich beleidigt, als sie meinte, daß ich nun wohl ein halbes Jahr bis Abschluß der Chemotherapie nicht arbeiten gehen könnte, und ich sagte ihr, daß ich während der chemofreien Zeit sehr wohl arbeiten gehen würde.

Beim zweiten Besuch, öffnete ich im Wartezimmer den zu überbringenden Befund und las die Diagnose: „Die Prognose ist in anbetracht der Jugend und des ausgedehnten Befundes eher unerfreulich . . . Die Patientin selbst weiß, abgesehen von der unerfreulichen Prognose, über alles genau Bescheid.“

Jetzt war ich nicht mehr beleidigt, als sie mir sagte, ich müsse erst wieder in 4 Wochen kommen. Jetzt wußte ich, warum mir alle Ärzte immer sagten, wir könnten nur die Hälfte machen, die andere Hälfte müßten sie selbst machen.

Aber sie sagten mir nicht wie ich die andere Hälfte machen sollte? Jeden Tag mindestens 2 Stunden spazieren, leben sie gesund, usw. – aber wie? Es war mir bisher kein Bedürfnis.

Ich besorgte mir alle nur erdenkliche Literatur über Krebs – jetzt wollte ich alles genau wissen. Alle befaßten, erreichbaren Ärzte und ein befreundeter Arzt, der in der Krebsforschung arbeitet, waren Opfer meines Wissensdurstes. Was geht genau vor? Was bewirkt was usw. Ich saugte alle Informationen wie einen trockenen Schwamm auf!

Eine Freundin schleppte mich zur Bachblütentestung und es war erstaunlich, welche Selbsterkenntnis ich dadurch erhielt: Ungeduld, Einsamkeit, selber machen müssen, etc.

Ich suchte einen Ganzheitsmediziner auf, der durch homöopatische Medikamente Unterstützung des Immunsystems ermöglichte, mir Anleitung gab, meine Ernährung und meinen Lebensstil zu ändern.

Ich verlegte meinen Schlafplatz, da von 3 unabhängigen Radiästhesisten festgestellt wurde, daß ich auf einer Wasseraderkreuzung lag und wohl deswegen schon Jahre unter Schlafstörungen gelitten hatte.

Ich trank Tee von den Kräuterweibern und begann meinen Tag in aller Früh mit Atemübungen.

Täglich machte ich meine Kassettenmeditationen nach Simonthon: Wieder gesund werden.

Ich kämpfte mit allen Mitteln, die mir zur Verfügung standen. Vor allem mit dem Kopf.

Trotzdem, der ständige Absturz der Leukos traf mich schwer – doch ich bin ein Stehaufmandl.

An die ständige Übelkeit gewöhnte ich mich teilweise. Und es gab wieder ein neues Medikament, das half. Toll – diese medizinische Wissenschaft!

Doch als ich beim Duschen die ersten Haarbüschel in Händen hielt, war ich wohl mehr als verzweifelt. Die Brust weg und jetzt auch noch die Haare. Und wie ich überhaupt ausschaue! Und auch später empfand ich, daß die verlorenen Haare immer als ein Stück von mir starben.

In dieser Zeit starb auch plötzlich eine um einige Jahre jüngere Nachbarin an Krebs, die man mir als Vorbild aufgezeigt hatte, da sie den Kampf gegen den Krebs gewonnen hatte, wieder gesund war und sie mit den nachgewachsenen kurzen Haaren so hübsch aussah.

Kurz darauf starb eine weitere, ebenfalls junge Frau, mit der ich viel geredet hatte und die ein halbes Jahr vor mir erkrankt war. „Aber bei Dir ist es doch ganz etwas anderes“, war die einfache tröstende Antwort.

Diese Unheimlichkeit, außen sah man den Krebs nicht, und die Angst blockierten mich völlig.

All dies und eine schwere Grippe stürzten mich bei einem Krankenhausaufenthalt in eine schwere psychische Krise. „Eigentlich will ich nicht mehr! Ich bin müde und möchte in Ruhe gelassen werden. Ich will auch keine Chemo mehr!“

Es bedurfte eines langen Gespräches mit einer Krankenschwester und des Primars, um mir begreiflich zu machen, daß ich eigentlich keine andere Wahl hatte und man sich nicht einfach zum Sterben hinlegen könnte.

Und, daß ich mir psychologische Hilfe holen müßte.

Und – es gibt keine Zufälle – sondern nur gute Fügungen und ich besuchte ein einwöchiges Seminar zum Thema „Lebenskunst – Heilkunst“ .

Ich lernte den Panzer um meinen Körper und meine Blockierungen kennen, aber auch Entspannung und Berührung und lernte loslassen, ich ließ mich fallen in Tänzen und Körpererfahrungen, spürte, wie sehr Wut und Enttäuschung beim Malen aus mir herausbrachen. Unzählige Gespräche ließen vieles aus der Vergangenheit und für die Zukunft in anderen Sichtweisen erkennen.

Von meinem Balkon aus hatte ich eine schöne Sicht auf den Schwarzsee und es war prägend für mich, daß mir die Nebel über dem See wie tanzende Elfen mit ihren Schleiern erschienen. Und am Nachmittag, beim Schwimmen, war das Wasser des Sees wie Eintauchen in weichen Samt.

Und ich begriff endlich, daß ich wegen mir selbst wieder gesund werden wollte!

Am vorletzten Tag spürte ich bei einer Übung im Freien, daß die Sonne auf die Haut am Hinterkopf schien. Beim Angreifen spürte ich die Glatze.

Jetzt war ich aber auch reif und bereit, die Perücke aufzusetzen, als ich heimkam.

Ich fühlte mich zwar sehr fremd damit, manche erkannten mich auch nicht gleich, die mit den anderen Landtagskollegen gemachten Pressefotos wurden nie verwendet. Wenn ich sie heute anschaue, weiß ich warum und bin ich froh, ich sah schrecklich aus!

Aber ich wußte, diese Zeit geht vorbei.

3 Monate später beschloß ich: „Morgen gehe ich mit meinen 1 bis 2 cm kurzen neuen Haaren zum Budgetlandtag.“ Diese ersten Begegnungen mit dem neuen Haar waren eine der positivsten Erlebnisse meiner Krebszeit. „Laß dir ja nie mehr die altmodischen ÖVP Locken wachsen“, sagte mir ein sehr eitler Kollege.

Seither trage ich die Haare so kurz – nie hätte ich einen Kurzhaarschnitt früher gewagt, heute ist er ein Audruck meines neuen zweiten Lebens nach dem Krebs.

Eineinhalb Jahre später stellte ich im Landtag einen Antrag auf Rehabilitation nach der Krebserkrankung und dieser wurde einstimmig angenommen. Eine ganzheitliche Betreuung von krebskranken Menschen muß sowohl im stationären als auch im niedergelassen Bereich dringendst forciert werden (Dabei denke ich immer wieder daran, wie mühsam ich mir trotz meiner privilegierten Gesamtsituation alle Maßnahmen zusammensuchen mußte). Bereits vom Beginn der Erkrankung an und zumindest sofort nach dem Krankenhausaufenthalt muß eine umfassende Hilfe angeboten werden können.

Inzwischen wurde in Igls das Ganzheitsmedizinische Zentrum Dr. Wirth eingerichtet. Leider fehlt bisher die Bereitschaft zur Finanzierung durch die Öffentliche Hand weitgehendst, sodaß die Finanzierung für nicht Privatversicherte oft schwierig ist. Wir haben für diese Fälle wohl einen Verein gebildet, doch auch diese Mittel sind beschränkt.

Zugang müßte aber für alle möglich sein.

Die ambulante Hilfe wurde sehr verbessert: psychologische Hilfe, Netzwerk, Vernetzung der Angebote, Sozialsprengel.

Vieles ist noch zu tun!

Obwohl mein Krebs allgemein bekannt war, so habe ich doch ÖVP-intern die äußerst hart geführte Vorwahl gewonnen und mir mein Landtagsmandat selbst verdient. Allerdings habe ich aufgrund von einigen mit mir selbst unvereinbaren parteiinternen Vorkommnissen meine politischen Ämter der Stellvertreterin des Landesparteiobmannes und später auch mit gewisser Trauer das der Landesleiterin zurückgelegt. Das wäre vor dem Krebs undenkbar gewesen. Heute sehe ich auch das mit Gelassenheit.

Ich habe dann auch 1994 meinen 50er gefeiert. Die Geburtstagsfeier wurde von meiner Familie so ausgerichtet, wie ich es im Krankenbett erträumt hatte. Eine doppelte Geburtstags- und Wiedergeburtsfeier mit Menschen, die ich liebe.

In 11 Tagen werde ich den 6. Jahrestag nach meiner Operation feiern. Das heißt, ich feiere den 6. Geburtstag meines neuen Lebens! Sechs Jahre, die nicht selbstverständlich sind, da jedes Jahr ein Geschenk ist. Diese meine Zeit hat für mich eine andere Lebensqualität.

Ich habe inzwischen ein anderes Outfit und eine neue Lebenseinstellung gewonnen. Mein Denken ist großzügiger geworden und Urteile lasse ich anderen über. Es ist mir ein Bedürfnis körperlich fit zu sein und nehme mir dafür auch Zeit. Die Hohe Munde habe ich erstiegen und war im Feber auf einer Tourenwoche. Und das alles mit Freude und Genuß.

Einige meiner Weggefährtinnen sind gestorben. Derzeit kämpft eine mir liebe 10 Jahre jüngere Freundin nicht mehr gegen den Krebs. Sie hat auch nie wirklich gekämpft.

Dies erfüllt mich mit tiefer Trauer.

Ich weiß, daß ich unzähligen Mitkämpfern und meinem eigenen

Kampf mein Leben verdanke. Bei der letzten Kontrolle sagte mein Chirurg – „Wenn ich an die Ausgangslage denke, so haben sie 70 % erkämpft". Richtig ist, wir haben es gemeinsam geschafft!

Vielen ist bekannt, daß ich Krebs hatte und so werde ich von vielen kontaktiert, die betroffen sind. Oft rufen mich auch fremde Menschen an und ich kann ihnen Mut machen zum Kampf. „Wenn die Frau Hribar das geschafft hat, dann muß ich das auch schaffen!"

Gemeinsame Betroffenheit ergibt oft eine tiefe Verbindung und Vertrautheit, besonders aber Ermutigung.

So konnte ich auch viele Menschen begleiten. Aus dieser Erfahrung glaube ich an die Wunder der Medizin, – es gibt doch täglich neue medizinische Fortschritte – an die Wunder des Gebetes für andere, der menschlichen Kraft und des Vorbildes.

So sind auch viele trotz schlechter Prognosen wieder gesund geworden. Und es haben sich immer wieder neue Chancen der Lebensveränderung ergeben.

Heute sehe ich vieles auch mit einem gewissen Abstand und Objektivität. So ist Krankheit und ich glaube besonders Krebs auch eine Situation, die mitunter auch angenehm ist. Man darf auch einmal schwach sein und bekommt Zuwendung ohne etwas dafür aktiv leisten zu müssen.

Lassen Sie mich abschließend zusammenfassen:

- Wir bestehen aus Körper, Geist und Seele.
- Krebs betrifft uns im Gesamten.
- Deshalb muß der gesamte Mensch in seinem Umfeld behandelt werden.
- Krebs kann ebenso wie ein Herzinfarkt oder ein Unfall zum Tod führen, neue und auch alte Erkenntnisse über den Menschen und die Medizin bringen täglich neue Heilungschancen.
- die Tabuisierung der Krankheit Krebs braucht Gegenmaßnahmen – er ist nicht ansteckend, keine Strafe, schweigen und verdrängen hat noch nie etwas geändert – wir brauchen Veranstaltungen wie diese, von der Aufklärung, Verhaltenshilfen, bis zu den gesamten Medien.
- Ich muß auf mich selbst aufpassen und trage für mich selbst Verantwortung.
- Beachten wir wieder die Signale des Körpers als Teil der verstärkten Krebsvorsorge.
- Offene Gespräche und lückenlose Aufklärung sind notwendig, müssen aber einfühlsam und in der richtigen, der Verfassung angepaßten Dosis erfolgen und öffnen Wege zur Heilung.

- Ermutigung durch die Schulmedizin zur Selbsthilfe und ergänzende Heilungswege: Alternativmedizin, psychische Hilfe, Ernährung, Lebenstil sowie
- Rehabilitation im umfassenden Sinne nach Krebs muß auch in Österreich für jeden zugänglich sein.
- Wir haben nur diesen einen Körper und dieses eine Leben und das ist unseren Kampf wert. Doch dafür brauchen wir Verbündete: Familie, Freunde, Forscher, Ärzte, Schwestern, Kollegen aber auch Aufgaben und Ziele.

Gewidmet von den Anonymen Alkoholikern

# Psychotherapie und Religion

**B. Hellinger**

Die Psychotherapie und die Religionen suchen beide das Heil und die Heilung der Seele, und sie suchen über die Seele das Heil und die Heilung des ganzen Menschen. Das verbindet sie. Doch sie unterscheiden sich auch, denn die Psychotherapie weiß sich von ihren Ursprüngen her der Wissenschaft und der Aufklärung verpflichtet und steht daher der überkommenen Religion kritisch gegenüber. Für die Religion war das in vieler Hinsicht heilsam. Denn die Psychotherapie zwingt durch ihre Einsichten die Religion zu einer Reinigung, das heißt, zur Abkehr von mythischen Bildern, Hoffnungen und Ängsten und zur Rückkehr zu ihren Anfängen und ihren Wurzeln.

## Seele und Ich

Doch stellt sich auch bei der Psychotherapie die Frage, inwieweit sie im Bann archaischer Bilder und Hoffnungen bleibt und selber einer Entmythologisierung bedarf. Es sei nur darauf hingewiesen, daß auch das Ich, so wie es manche Psychotherapeuten fasziniert und beherrscht, ein mythisches Bild ist, das mythische Hoffnungen nährt und Ängste auf eine manchmal fast abergläubisch anmutende Weise zu beschwichtigen sucht.

Auch daß die Seele, sowohl in der Religion als auch in der Psychotherapie als etwas Persönliches angesehen wird, scheint mir ein Mythos zu sein. Denn das unbefangene Hinschauen, wie Seele wirkt, weist eher darauf hin, daß wir *in* einer Seele sind. Daß nicht *wir* eine Seele haben und besitzen, sondern daß eine Seele *uns* hat und *uns* besitzt. Daß nicht *sie* uns zu Diensten ist, sondern daß sie *uns* in ihren Dienst nimmt, einschließlich unseres Ich. Also der Fragen, die sowohl die Religion, als auch die Psychotherapie betreffen, gibt es genug.

## Die Vorgangsweise

Unsere Vorgangsweise ist phänomenologisch. Das heißt, wir sehen ab vom Gewohnten, so gut wir das können, also auch von unseren Theorien oder Überzeugungen, und setzen uns der erfahrbaren Wirklichkeit aus, wie sie sich zeigt, auch wie sie sich wandelt mit der Zeit. Dann warten wir, ob aus dem Verborgenen etwas aufscheint, das uns plötzlich, wie ein Blitz, als wahr und wesentlich trifft und erhellt, etwas, das uns in Einklang bringt mit einer Wirklichkeit, die das Wissen und Planen und Wollen des Ich weit hinter sich läßt, und die sich an ihrer Wirkung bewährt.

## Seele und Ich in der Religion

Ich beginne mit der Religion und frage zuerst: Was geht in jemandem vor, wenn er sich als religiös erlebt?

Wenn wir religiöse Menschen betrachten, sehen wir, daß sie sich bewußt sind, von Kräften abhängig zu sein, die sie nicht verstehen, zum Beispiel daß sie erfahren, daß ihr Leben nicht in ihrer Hand liegt. Im Angesicht solcher Erfahrungen, deren Grund und Wirken für uns geheimnisvoll bleiben, nehmen sie eine Haltung der Ehrfurcht ein oder der Demut oder der Andacht vor etwas Geheimnisvollem, das wir nicht verstehen. Das ist die eigentliche religiöse Haltung. Sie läßt uns eher einen Schritt zurück als vorwärts tun. Und sie ist ohne Anspruch, ist im Einklang und in Frieden. Das ist die Religion der Seele.

Doch ein Bereich der Seele hält diese Zurückhaltung schwer aus. Stattdessen versucht er, die Wirklichkeit hinter den Erscheinungen in den Griff zu bekommen, sie zu beeinflussen und sie sich dienstbar zu machen, zum Beispiel durch Riten, Opfer, Sühne, Gebet. Das ist eine Religion des Ich.

Zwar schwingt in der Religion des Ich die Religion der Seele mit, denn auch hier wird eine Wirklichkeit anerkannt, die über uns hinausgeht. Gleichzeitig aber wird versucht, ihre Verborgenheit aufzuheben und über sie zu verfügen. Das ist eigentlich ein Widerspruch. Daher kommt es zu Entartungen der Religion an dem Punkt, an dem wir, statt daß wir stehen bleiben und ihr Geheimnis achten, es zu lüften und es für uns in Beschlag zu nehmen suchen. Der Reinigungsweg für die Religion und für unseren religiösen Vollzug ist damit vorgezeichnet. Er geht vom Ich zurück zur Seele.

## Die Offenbarungsreligionen

Von besonderer Bedeutung sind für uns die Offenbarungsreligionen, also Religionen, die auf einen Menschen zurückgehen, der anderen gesagt hat, er habe von Gott eine Offenbarung erhalten und der andere auffordert, oft unter Androhung von ewiger Verdammnis, seiner Offenbarung zu glauben. Die Offenbarungsreligionen – für uns vor allem das Christentum – sind gleichsam der Gipfel einer Religion des Ich. Nicht nur ist der Gott, von dem gesagt wird, daß er sich offenbart, ein Ich, mit allen Eigenschaften eines Ich. Auch der Offenbarer spricht als ein Ich, das von anderen verlangt, daß sie ihr Ich seinem Ich unterwerfen.

Doch wenn wir uns auch hier den Vorgang unbefangen anschauen, stellen wir fest, daß jemand nur von *sich* redet und daß der Glaube, den er fordert, letztlich ein Glaube an *ihn* ist. Damit überhebt er sich nicht nur über seine Anhänger, sondern auch über den verkündeten Gott, weil er behauptet, daß Gott niemand anderem eine ähnliche Offenbarung zukommen lassen wird, daß alle anderen daher von einer ähnlichen Offenbarung ausgeschlossen sind und daß Gott selbst sich dieser Offenbarung für alle Zeiten fügt. Es sind daher vor allem die Offenbarungsreligionen, die der Aufklärung und der Reinigung bedürfen.

## Die Religionsgemeinschaft

Wenn wir nun die religiöse Entwicklung des Einzelnen näher betrachten, fällt auf, daß sein religiöses Fühlen, Glauben und Tun mit der Bindung an seine Familie beginnt. Unsere ersten religiösen Vorstellungen sind also von der Familie vorgegeben. Die Religion gehörte früher zu den Bedingungen der Zugehörigkeit zur Familie. Verstöße dagegen wurden wie ein Abfall von der Familie erlebt und entsprechend geahndet. Daher wurde – und wird zum Teil noch heute – der Abfall von der Religion der Familie weniger als Abfall von der Religion, denn als Abfall von der Familie erlebt, verbunden mit der Angst, die Zugehörigkeit zur Familie zu verlieren. Genau betrachtet hat diese Angst nichts mit den religiösen Inhalten zu tun, denn sie zeigt sich in Familien, die verschiedenen Religionen angehören, auf ähnliche Weise, unabhängig von deren Lehren und Praxis. Sie wird stärker oder schwächer erlebt, je nachdem, wie ernst die Familie ihre Religion nimmt. Dasselbe gilt auch für die sogenannte areligiöse Haltung oder für eine atheistische. Auch sie wirken verbindlich je nach dem Maß, in dem sie Bedingungen der Zugehörigkeit sind.

Diese Religionen sind Religionen einer Gruppe. Oft grenzen diese Gruppen sich durch die Religion von anderen Gruppen ab, fühlen sich durch ihre Religion den anderen überlegen und suchen den Einfluß ihrer Religion und Gruppe auf Kosten anderer auszudehnen. Manchmal rechtfertigen sie durch ihre Religion die Unterdrückung anderer Gruppen. Gewisse politische Überzeugungen werden mit ähnlichem religiösen Eifer vertreten und haben ähnliche Wirkungen.

Diese Gruppen sind ein erweitertes Ich und wirken wie ein erweitertes Ich. Daher ist die Gruppenreligion eine Ich-Religion im gesteigerten Sinn. Bei dieser Gruppen-Ich-Religion geht es dann nicht nur darum, eine verborgene Wirklichkeit zu beherrschen, sondern es geht auch um Macht über andere Menschen und Gruppen.

## Die natürliche Religion

Dennoch gibt es innerhalb der verschiedenen Religionen über die Bindung an die Familie und die Gruppe hinaus, eine tiefe, persönliche Frömmigkeit, die zwar die äußeren Formen aus Treue zur eigenen Gruppe achtet, innerlich aber weit über deren Inhalte hinauswächst. Zum Beispiel sind die mystischen Strömungen im Christentum und im Islam einander so nahe, daß die Unterschiede der Religionen, aus denen sie kommen, wie aufgehoben erscheinen.

Es gibt also über das Trennende von Traditionen, Glaubensinhalten und religiösen Riten hinaus eine religiöse Erfahrung und eine religiöse Haltung, die persönlich ist, unabhängig von der Religion der Gruppe. Sie hat zu tun mit der allen Menschen gemeinsamen Erfahrung der Welt und der Grenzen, die sie uns setzt. Und weil diese religiöse Haltung jedem auf gleiche Weise zugänglich ist, könnte man sie die natürliche Religion nennen. Sie braucht weder eine Lehre noch eine Praxis. Im Gegensatz zu den anderen Religionen gibt es hier keine Überlegenheit der einen gegen die anderen, keine Machtansprüche und keine Propaganda. Hier ist jeder einzeln. Deswegen verbindet die natürliche Religion, wo andere Religionen trennen.

Die natürliche Religion ist eine persönliche Leistung, vielleicht die höchste persönliche Leistung. Welcher Art, beschreibe ich am Beispiel der Anfänge der Philosophie. Den ersten Philosophen, von denen wir im Abendland wissen, den sogenannten Vorsokratikern, gelang es, innerlich abzusehen von den überkommenen Vorstellungen über den Menschen und die Natur und sich der Wirklichkeit auszusetzen, so wie sie vor ihnen lag, ohne Vorbehalte und ohne Angst. Was ihnen dabei widerfuhr, war als erstes das Staunen, daß etwas ist. Daß Leben auftaucht aus etwas, das verborgen bleibt, und daß es in dieses Verborgene wieder zurücksinkt.

Dieses Staunen vor der Wirklichkeit, wie sie erscheint, ist Andacht vor dem, was ist, ohne ihm auszuweichen oder es deuten zu wollen. Es ist das Stillehalten vor einem Geheimnis, ohne mehr wissen zu wollen, als es uns von sich aus zeigt. Und es ist die Zustimmung zu den Grenzen, die uns die erfahrbare Wirklichkeit setzt, ohne sie aufzuheben oder überschreiten zu wollen. Das aber ist zutiefst religiös, aber auf eine natürliche und eine demütige Weise.

## Religion als Flucht

Dagegen ist sehr viel der überkommenen Religion ein Versuch, der Wirklichkeit, so wie sie sich zeigt, auszuweichen und Erlösung von ihr zu suchen. Sie ist ein Versuch, die erfahrbare Wirklichkeit zu ändern nach eigenen Bildern und Wünschen. Sie umzudeuten, statt sich ihr zu stellen. Ihr Geheimnis lüften zu wollen, statt es zu achten. Vor allem aber ist sie der Versuch, beharren zu wollen gegen den Fluß des Vergehens. Sie ist ein Versuch des Ich, sich einer unfaßbaren Wirklichkeit zu bemächtigen und sie sich dienstbar zu machen.

Hinter diesen Vorstellungen stehen archaische, magische Hoffnungen und Ängste aus einer Zeit, in der sich der Mensch in jeder Hinsicht noch als abhängig erfuhr und dann versuchte, das Unheimliche und Gefährliche mit magischen Mitteln und Riten zu bannen. Aus dieser archaischen Tiefe der Seele kommt das Bedürfnis nach Opfern, nach Beschwichtigung, nach Sühne, nach Einflußnahme, das sich im Laufe der Zeit durch Gewohnheit zu Überzeugungen verfestigt, ohne daß es in der Umgebung Hinweise gäbe, daß diesen Überzeugungen Wirklichkeit zukommt. Sicherlich sind diese archaischen Bilder weitgehend Übertragungen von menschlichen Erfahrungen auf das Verborgene. Denn dieses Religiöse überträgt ja die Erfahrung von Ausgleich, Beschwichtigung, Sühne und Einflußnahme aus den menschlichen Beziehungen auf ein unbekanntes Anderes.

Gegen diesen Hintergrund hebt sich um so deutlicher ab, welche Leistung die natürliche Religion dem Einzelnen abverlangt und welche Reinigung und welchen Verzicht sie von ihm fordert.

## Philosophie und Psychologie

Es ist zweifellos ein Verdienst der Philosophie und Psychologie, den Weg zur unbefangenen Anschauung der Wirklichkeit und ihrer Grenzen geebnet und so auch der Religion in ihrer natürlichen Form wieder zur Anerkennung verholfen zu haben. In der Psychologie sei auf Freud verwiesen, der viele religiöse Vorstellungen als Projektionen durchschaute. Oder auch auf C. G. Jung, der die Gottesbilder als Ich-Ideale erkannte oder als vorgegebene Archetypen.

Die radikalste Analyse der jüdisch-christlichen Religion und ihrer Grundlagen und Folgen habe ich bei Wolfgang Giegerich gefunden, in seinen Büchern: „Die Atombombe als seelische Wirklichkeit" und „Drachenkampf oder Initiation ins Nuklearzeitalter". Es geht hier um einen tiefschürfenden Versuch über den Geist des christlichen Abendlandes. Er weist zum Beispiel nach, daß die moderne Naturwissenschaft und Technik nur die Fortsetzung der Grundanliegen des Christentums sind und daß sie, weit davon entfernt, es in Frage zu stellen, es in letzer Konsequenz anwenden und vollenden.

Ich selbst habe im Vergleich der Beziehungserfahrungen in der Familie mit religiösen Vorstellungen und Verhaltensweisen sehen können, wie die Beziehungen zum religiösen Geheimnis sich nach vertrauten Bildern und Erfahrungen richten. Schon die Vorstellung von einem Gott als Person erscheint von daher fragwürdig. Dieser Gott wird ausgestattet mit den Eigenschaften, Absichten und Gefühlen, wie sie aus der Erfahrung mit Königen und Herrschern stammen. Daher ist er, zum Beispiel, oben und wir unten, und wir unterstellen ihm, daß er auf seine Ehre bedacht ist und beleidigt werden kann, und daß er zu Gericht sitzt und belohnt und bestraft, je nachdem, wie wir uns zu ihm verhalten. Wie ein idealer Herrscher hat er auch gerecht zu sein und wohltätig und uns zu beschützen gegen Unbilden und gegen unsere Feinde. Daher nennen wir ihn völlig unbefangen auch unseren Gott. Und wie ein König hat er auch einen Hofstaat von Engeln und Heiligen, und viele hoffen, einmal diesem Hofstaat anzugehören.

Andere Muster, die wir aus unserer Erfahrung auf unser Verhältnis zu ihm übertragen sind: Kind zu Eltern, die Gemeinschaft von Auserwählten wie in einer Familie und Sippe, der Ausgleich von Geben und Nehmen wie in Geschäftsverbindungen von gegenseitigem Interesse und die Mann-Frau-Beziehung, zum Beispiel in der Vorstellung der heiligen Hochzeit und der Liebesvereinigung, und, am seltsamsten vielleicht, die

Eltern-Kind-Beziehung, indem wir im vorschreiben, wie Eltern ihren Kindern, was er zu tun hat und wie er sich verhalten muß, damit er unser Gott sein kann.

Auch habe ich beobachtet, daß vielen Gottsuchern der Vater fehlt, und daß ihre Gottsuche aufhört, wenn sie ihren wirklichen Vater gefunden haben. Oder auch, daß vielen religiösen Asketen die Mutter gefehlt hat, zum Beispiel dem Buddha.

Diese Beobachtungen führen zu einer Entmythologisierung der Religionen und insbesondere der Offenbarungsreligionen. Sie zeigen, daß die gängigen religiösen Vorstellungen in erster Linie menschliche Erfahrungen und Bedürfnisse widerspiegeln und eher etwas über uns selbst aussagen statt über Gott oder das Göttliche. Diese Beobachtungen zwingen zu einer Reinigung dieser Vorstellungen und unserer Einstellung ihnen gegenüber. Das heißt aber auch, daß wir wieder auf die ursprüngliche religiöse Erfahrung verwiesen werden und auf die Grenzen, die sie uns aufzeigt und setzt.

Ich erzähle dazu eine kleine Geschichte. Sie heißt:

### Die Leere

Schüler verließen einen Meister,
und als sie wieder heimwärts zogen,
fragten sie ernüchtert:
„Was hatten wir bei ihm zu suchen?"

Dann bemerkte einer:
„Wir stiegen blind in einen Wagen,
den ein blinder Kutscher
mit blinden Pferden
blindlings vorwärts trieb.
Doch würden wir wie Blinde,
selber tastend gehen,
tasten wir vielleicht,
wenn wir am Rand des Abgrunds stehen,
mit unserem Stock
das Nicht."

### Psychotherapie und Offenbarungsreligion

Wenn wir nun auf gleiche Weise unbefangen auf die Psychotherapie schauen, sehen wir, daß manche psychotherapeutische Schulen der Religion, die sie überwinden wollten, selber ähnlich wurden, insbesondere den Offenbarungsreligionen. Da gibt es einen Gründer, und es gibt

Jünger, die sich zu ihm und seiner Lehre bekennen. An dieser Lehre mag vieles richtig sein, doch indem ich mich zu ihr bekenne, verengt sich mein Blick und ich klammere anderes, das damit nicht übereinstimmt, aus, oder bekämpfe es sogar. So entstehen psychotherapeutische Schulen, die sich manchmal zueinander verhalten, wie es die Religionen tun. Innerhalb solcher Schulen gibt es dann eine Orthodoxie, einen rechten Glauben und eine rechte Praxis, und es gibt Institute, welche die rechte Lehre und Praxis überwachen und Abweichler ausschließen.

Andere Ähnlichkeiten zu den Religionen sind offenkundig: zum Beispiel die einführende Schulung, die Prüfung der Zuverlässigkeit und einer der Schule entsprechenden Moral, der Aufnahmeritus, die höheren Weihen, das Bewußtsein der Überlegenheit, das Missionarische und das Streben nach Einfluß und Macht. Zwar beruhen die Methoden dieser Schulen weitgehend auf Einsicht und Erfahrung und sie führen zu unbestreitbaren Erfolgen. Doch es ist der Eifer und das Bekenntnis, die sie auch verdächtig werden lassen, als sei noch mehr im Spiel, ein Interesse, das anderen nicht nur helfen, sondern sie auch bekehren will, ähnlich wie wir das bei vielen Religionen sehen.

Wie innerhalb der Religionen finden wir in diesen Schulen aber auch Anhänger, die aus persönlicher Einsicht von der vorgeschriebenen Lehre und Praxis abweichen, sich aber scheuen, es im Kreise ihrer Kollegen auch zuzugeben, aus Angst vor Zurechtweisung und Ausschluß.

## Das Können

Im wesentlichen beruht die Psychotherapie auf Techniken, die aus genauer Beobachtung und Erfahrung gewonnen wurden und die sich aus Einsicht und Erfahrung laufend verfeinern und weiterentwickeln. Von daher gibt es auch eine Bewegung weg von Überzeugungen und Theorien, hin zum Handwerk, das gelernt, gewußt, geübt und gekonnt sein muß. Dabei wird es der Vielfalt der Einsichten und der Bedürfnisse nicht mehr gerecht, nur *eine* Methode zu beherrschen. So kommt es zu einem Austausch und einer Annäherung zwischen den Schulen, zu einer Art Ökumene, bei der die Grenzen immer durchlässiger werden. Viele Psychotherapeuten arbeiten sogar rein handwerklich, indem sie, ohne sich an eine Schule zu binden, bei mehreren deren Methoden erlernen und sie in der Praxis je nach Bedarf miteinander verbinden.

## Leib und Seele

Über das Handwerkliche hinaus wird die Psychotherapie auch als Seelsorge verstanden. Das gilt vor allem für die Psychosomatik, also für jene Psychotherapie, die im Zusammenwirken mit der Medizin auch körperliche Krankheiten über die Seele lindern und heilen will.

Wir machen nämlich die Erfahrung, daß sich gewisse Ereignisse, zum Beispiel eine frühe Trennung von der Mutter oder ein früher lebensbedrohlicher Unfall oder Ähnliches später nicht nur auf die Seele auswirken, sondern auch auf den Körper. Dann kann man versuchen, das, was der Seele damals wehgetan hat und sich später auch auf den Körper auswirkt, noch einmal hochzuholen, es anzuschauen, sich damit zu versöhnen, indem man ihm zustimmt, wie es war, und dann aus dem Einklang mit diesem Schicksal auch für den Körper eine Entlastung oder Heilung zu finden.

Ich bringe dazu ein Beispiel.

Während eines Kurses in London erzählte eine Frau im Rollstuhl, sie habe mit zwei Jahren Kinderlähmung gehabt. Sie hat die Krankheit überstanden, doch seit vier Jahren fühlt sie sich behindert und sitzt im Rollstuhl. Ich habe sie gefragt: „Wurde damals für deine Errettung gedankt?" Das war, wie in vielen solchen Fällen, bei ihr nicht geschehen.

Wenn jemand aus einer lebensbedrohlichen Situation errettet wird, dann sagt er oft, er habe sie überwunden oder, noch krasser, er habe sie besiegt. Dann fühlt das Ich sich als Held und in Kontrolle. Doch dann zieht sich das, was wirklich wirkt, die Seele, wieder zurück und überläßt das Schicksal dem Ich, mit der Folge, daß das Größere unser Ich oft schmerzlich eines Besseren belehrt.

Ich habe dieser Frau vorgeschlagen, sie solle die Augen schließen und innerlich sagen: „Wenn meine Behinderung der Preis für mein Überleben ist, zahle ich ihn gerne." Sie wehrte sich dagegen, und ich erzählte ihr von einem jungen Mann, der durch Kinderlähmung so behindert war, daß er nur den Kopf und eine Hand ein wenig bewegen konnte. Als ich ihn fragte, welche Geschichte seine Seele am tiefsten bewege, erzählte er mir eine Zen-Geschichte.

Ein Bergsteiger stürzt, hängt am Seil über einem Abgrund, oben nagen Mäuse an dem Seil. Dann sieht er in Reichweite seiner Hand vor sich am Felsen zwei wilde Erdbeeren. Er pflückt sie, steckt sie in den Mund und sagt: „Wie süß."

Dann fragte ich die Frau: Wenn du dir auf der einen Seite vorstellst, dein Leben sei gesund verlaufen, und du dir auf der anderen Seite dein Leben vorstellst, wie es wirklich war: Which life is more precious? Also: Welches Leben ist kostbarer? Sie wehrte sich lange mit Ausflüchten. Dann weinte sie und sagte: This one is more precious. Also: Dieses hier ist am kostbarsten.

Das war ein religiöser Vollzug, weg vom Ich und seiner Kontrolle, hin zu Hingabe und Einklang. Doch gerade aus diesem Vollzug kommt heilende und lindernde Kraft.

Manchmal will die Seele auch krank sein und sterben aus Einklang mit etwas Größerem, also aus einer religiösen Haltung, die darauf verzichtet hat, etwas zu bewirken. Denn manchmal braucht die Seele eine Krankheit zu ihrer Läuterung, oder sie will sterben, weil sie fühlt, daß ihre Zeit vorbei ist.

Vor kurzem hat uns eine Freundin meiner Frau besucht, die an Krebs erkrankt war. Sie hatte einen seltsamen Traum: sie schaute in den Spiegel und sah sich ohne Kopf. Ich habe ihr den Traum gedeutet und gesagt: „Das ist ein Todestraum". Sie sagte mir: „Ich hatte gar keine Angst dabei." Ich sagte ihr: „Genau. Die Seele hat keine Angst vor dem Tod in der Tiefe."

In der Seele gibt es eine Bewegung von Sehnsucht zurück zum Urgrund. Wenn die rechte Zeit gekommen ist, dann neigt die Seele sich dem Urgrund zu und ist in Frieden. Es ist eine unglaubliche Schönheit in dieser Bewegung, eine unglaubliche Tiefe. Sie ist die tiefste Bewegung überhaupt.

Es gibt aber einige, die machen diese Bewegung zu früh. Sie greifen ein in die natürliche Bewegung. Dann schaden sie der Seele. Solchen Menschen muß man helfen, daß sie anhalten. Denn wer sich vor der Zeit auf diesen Weg macht, der versündigt sich an dieser Bewegung. Denn sie ist ganz still und im Frieden. Doch wer sich dieser Bewegung still überläßt, der erfährt manchmal, daß sie von sich aus anhält.

Auch dazu bringe ich ein Beispiel. Vor kurzem habe ich eine Fernsehsendung über eine Klinik in Nürnberg gesehen, die den Hintergründen von Spontanheilungen bei Krebs nachgeht. In der Sendung wurde ein Patient vorgestellt, der an Krebs operiert worden war, doch als die Ärzte sahen, daß seine Krankheit so weit fortgeschritten war, daß sie nichts mehr machen konnten, haben sie ihn wieder zugenäht und nach Hause entlassen. Dem Mann war klar, daß sein Leben zu Ende ging, und so hat er sich hingesetzt mit seiner Frau und hat sein Testament gemacht. Als er damit fertig war, spürte er so etwas wie einen Ruck in seinem

Körper, und von da an sind die Krebszellen abgestorben. Er wurde wieder völlig gesund.

Was war hier geschehen? Der Mann kam in Einklang mit Tod, mit Schicksal und Ende, mit dem Urgrund sozusagen, aus dem das Leben aufsteigt und in den es wieder hinabsinkt, und aus diesem Einklang kehrte sich für ihn die Bewegung zum Tod um und führte ins Leben zurück.

## Die Schicksalsgemeinschaft

Nun gibt es aber auch Ereignisse und Schicksale in der Herkunftsfamilie von Patienten, die nicht von ihnen persönlich erlebt wurden und die dennoch bei ihnen zu schweren Krankheiten führen. Auch hier ist das Ich mit im Spiel, aber auf eine seltsame Weise. Oft wird zum Beispiel von Patienten versucht, den Tod einer geliebten Person wieder rückgängig zu machen, indem sie ihr innerlich sagen: „Ich folge dir nach." Sie setzen dann diesen Satz auch um, sei es durch eine todbringende Krankheit oder durch einen schweren Unfall oder durch Selbstmord.

Oder es wird versucht, das schlimme Schicksal einer geliebten Person mit magischen Mitteln zu wenden, oft sogar nachträglich, indem man ihr innerlich sagt: „Lieber sterbe ich als du." Auch solch ein Satz wird ausgeführt entweder durch eine Krankheit oder durch einen Unfall oder durch Selbstmord.

Oder es wird versucht, eigene und fremde Schuld durch Krankheit und Tod zu sühnen, als könnte man etwas Schlimmes durch ein anderes Schlimmes ausgleichen oder aufheben und ungeschehen machen.

Auch hier kommen wir mit dem Handwerklichen allein nicht mehr zurecht. Auch hier braucht es eine Psychosomatik, die sich der religiösen Hintergründe von Krankheit und Heilung bewußt ist und sie durchschaut; eine Psychosomatik, die behutsam wegführt von einer religiösen Haltung, welche die Wirklichkeit von Tod, Schuld und Schicksal magisch zu bannen versucht, hin zu einer religiösen Haltung, die sich diesen Wirklichkeiten fügt und gerade dadurch zurück zum Eigenen findet, zur eigenen Größe und Kraft, zum eigenen Leben und zu Gesundheit und Glück. Erst aus dieser Haltung entfaltet auch das Familien-Stellen seine volle versöhnende und heilende Kraft.

## Die leere Mitte

Für die Psychotherapeuten stellt sich nun die Frage, wie finden sie zu dieser Haltung und wie können sie solche Wirkungen auslösen und aushalten. Ich mache mir dabei keine großen Gedanken, weil ich mich an einen alten Freund von mir halte, einen gewissen Laotse, schon sehr lange tot. Er spricht über die Wirkung des Sich-Zurücknehmens und Sich-Zurückziehens in eine leere Mitte.

Wer sich in die leere Mitte zurückzieht, ist ohne Absicht und ohne Furcht. Wie von selbst ordnet sich das Viele um ihn herum, ohne daß er sich bewegt. Das ist die Haltung, die der Therapeut im Angesicht von schweren Schicksalen und schwerer Krankheit einnehmen kann: daß er sich zurückzieht auf die leere Mitte. Er braucht nicht die Augen zuzumachen dabei, denn die leere Mitte ist nicht abgekapselt. Sie ist verbunden. Denn gleichzeitig setzt sich der Therapeut dem Schicksal und der Krankheit aus, gleichsam mit seiner größten Fläche und ohne Furcht. Ohne Furcht, das ist besonders wichtig, denn wer Angst hat, was alles passieren könnte, der hat seine Kraft und seine Wachheit verloren. Und der Therapeut bleibt gesammelt und ausgesetzt ohne Absicht, auch ohne die Absicht zu heilen.

In der leeren Mitte – das ist natürlich auch nur ein Bild – ist man verbunden mit Kräften, die über das Ich und seine Planung weit hinausreichen. Wenn man sich darauf einläßt, tauchen plötzlich Lösungsbilder oder Lösungssätze oder Handlungshinweise auf, und denen folgt man dann. Dabei gibt es auch Irrtümer. Doch der Irrtum reguliert sich über das Echo, das folgt. Der Therapeut braucht also in dieser Haltung nicht vollkommen zu sein. Er maßt sich nichts an. Er ist nur still in dieser Mitte. Dann gelingt diese Art von Therapie.

Diese absichtslose Haltung, die dem Kranken zustimmt, wie er ist, die seiner Krankheit zustimmt, wie sie ist, und seinem Schicksal zustimmt, wie es ist, nenne ich Demut. Sie ist eine Haltung der Seele, nicht des Ich. Deswegen kann man sie auch nicht wollen. Sie ergibt sich aus dem Einklang und ist der eigentliche religiöse Vollzug.

Zum Schluß erzähle ich dazu noch eine Geschichte. Es ist eine philosophische Geschichte oder eine religiöse oder eine therapeutische, denn in ihr sind diese Unterschiede aufgehoben. Die Geschichte heißt:

## Der Kreis

Ein Betroffener bat einen, der mit ihm ein Stück des gleichen Weges ging:
„Sage mir, was für uns zählt."

Der andere gab ihm zur Antwort:
„Als erstes zählt, daß wir am Leben sind für eine Zeit,
so daß es einen Anfang hat, vor dem schon vieles war,
und daß es, wenn es endet, zurück ins Viele vor ihm fällt.
Denn wie bei einem Kreis, wenn er sich schließt,
sein Ende und sein Anfang ein und dasselbe werden,
so schließt das Nachher unseres Lebens sich nahtlos seinem Vorher an,
als wäre zwischen ihnen keine Zeit gewesen.
Zeit haben wir daher nur jetzt.

Als nächstes zählt, daß, was wir in der Zeit bewirken,
sich uns mit ihr entzieht,
als würde es zu einer anderen Zeit gehören,
und würden wir, wo wir zu wirken meinen,
nur wie ein Werkzeug aufgehoben,
für etwas über uns hinaus benutzt
und wieder weggelegt.
Entlassen werden wir vollendet."

Der Betroffene fragte:
„Wenn wir und was wir wirken, jedes zu seiner Zeit besteht und endet,
was zählt, wenn unsere Zeit sich schließt?"

Der andere sprach:
„Es zählt das Vorher und das Nachher
als ein Gleiches."

Dann trennten ihre Wege sich
und ihre Zeit,
und beide hielten an
und inne.

## Hinweise für Autoren des wissenschaftlichen Teils

Manuskripteinsendungen bitte an die Adresse der Österreichischen Gesellschaft für Psychoonkologie, Berggasse 20/25, A-1090 Wien.

Manuskripte sind in 3facher Ausfertigung, 1,5zeilig, maschingeschrieben einzureichen (wenn am IBM-kompatiblen PC erstellt [DOS-Betriebssystem], 3,5″-Diskette und Ausdrucke wie oben mitzusenden).

Die Manuskripte dürfen nicht anderswo publiziert oder zur Publikation eingereicht worden sein. Ein Exemplar verbleibt bei der Redaktion.

Die Manuskripte sollen kurz und präzise abgefaßt und möglichst durch Zwischenüberschriften gegliedert sein. Die Gliederung des gesamten Manuskriptes immer in dieser Reihenfolge: Titel, Autor(en)namen, Kurzfassung, Schlüsselwörter, abstract, keywords, Text, zitierte Literatur (alphabetisch geordnet), eine Korrespondenzadresse mit vollständigem Namen aller Autoren sowie Institutionen bzw. beruflicher Tätigkeit.

Zitierte Literatur in üblicher Form: sämtliche Autorennamen und Vornamen, Jahreszahl, Titel, Zeitschrift, Band, Seiten.

Wörtliche Zitate sind mit Seitenangaben zu belegen.

Abbildungen können nur in Ausnahmefällen veröffentlicht werden.

## *Springer-Verlag und Umwelt*

ALS INTERNATIONALER WISSENSCHAFTLICHER VERLAG sind wir uns unserer besonderen Verpflichtung der Umwelt gegenüber bewußt und beziehen umweltorientierte Grundsätze in Unternehmensentscheidungen mit ein.

VON UNSEREN GESCHÄFTSPARTNERN (DRUCKEREIEN, Papierfabriken, Verpackungsherstellern usw.) verlangen wir, daß sie sowohl beim Herstellungsprozeß selbst als auch beim Einsatz der zur Verwendung kommenden Materialien ökologische Gesichtspunkte berücksichtigen.

DAS FÜR DIESES BUCH VERWENDETE PAPIER IST AUS chlorfrei hergestelltem Zellstoff gefertigt und im pH-Wert neutral.

GPSR Compliance

*The European Union's (EU) General Product Safety Regulation (GPSR) is a set of rules that requires consumer products to be safe and our obligations to ensure this.*

*If you have any concerns about our products, you can contact us on ProductSafety@springernature.com*

In case Publisher is established outside the EU, the EU authorized representative is:

Springer Nature Customer Service Center GmbH
Europaplatz 3
69115 Heidelberg, Germany

**Batch number: 10815964**

Printed by Printforce, the Netherlands